诉说衷肠

大肠癌的演变史

主　审　王锡山　袁维堂

主　编　胡军红　刘　正

副主编　孙振强　张军杰　李雪芹　华　龙　唐红娜

编　委（按姓氏笔画排序）

丁杨青　郑州大学第一附属医院
王洪伟　哈尔滨医科大学附属第四医院
白　杨　郑州大学第一附属医院
回广玲　哈尔滨医科大学附属第二医院
华　龙　河南大学淮河医院
刘　正　中国医学科学院肿瘤医院
衣民君　河南大学
关　旭　中国医学科学院肿瘤医院
孙伟鹏　郑州大学第一附属医院
孙振强　郑州大学第一附属医院
李国宾　郑州大学第一附属医院
李艳丽　郑州大学第一附属医院
李晓恬　河南大学
李雪芹　河南神火集团总医院
杨程舒　郑州大学第一附属医院
连玉贵　郑州大学第一附属医院
吴　航　河南大学第一附属医院
张军杰　河南大学淮河医院
林素红　郑州大学第一附属医院
周全博　郑州大学第一附属医院
胡军红　郑州大学第一附属医院
胡晟云　郑州大学第一附属医院
夏坤琨　郑州大学第一附属医院
唐红娜　河南大学淮河医院
常　远　郑州大学第一附属医院

编写秘书　杨帅玺　王玉行

绘　　图　衣民君　李晓恬

人民卫生出版社

·北　京·

图书在版编目（CIP）数据

诉说衷肠：大肠癌的演变史 / 胡军红，刘正主编
. — 北京：人民卫生出版社，2023.11
ISBN 978-7-117-35136-2

Ⅰ. ①诉… Ⅱ. ①胡… ②刘… Ⅲ. ①大肠癌 – 防治
Ⅳ. ①R735.3

中国国家版本馆 CIP 数据核字（2023）第 148641 号

诉说衷肠——大肠癌的演变史
Sushuo Zhongchang——Dachang'ai de Yanbianshi

主　　编：胡军红　刘　正
出版发行：人民卫生出版社（中继线 010-59780011）
地　　址：北京市朝阳区潘家园南里 19 号
邮　　编：100021
E - mail：pmph @ pmph.com
购书热线：010-59787592　010-59787584　010-65264830
印　　刷：北京顶佳世纪印刷有限公司
经　　销：新华书店
开　　本：787 × 1092　1/16　　**印张：**12.5
字　　数：187 千字
版　　次：2023 年 11 月第 1 版
印　　次：2023 年 12 月第 1 次印刷
标准书号：ISBN 978-7-117-35136-2
定　　价：59.80 元
打击盗版举报电话：010-59787491　E-mail：WQ @ pmph.com
质量问题联系电话：010-59787234　E-mail：zhiliang @ pmph.com
数字融合服务电话：4001118166　E-mail：zengzhi @ pmph.com

序

智者天下，善者未来；金黄稻谷千层浪，累累瓜果十里香。在这收获的金秋十月，收到了胡军红教授寄送来的《诉说衷肠——大肠癌的演变史》一书的手稿，阅毕心情舒畅，胡军红教授在完成繁忙的医疗工作的同时，仍然笔耕不辍，不断撰写科普文章，普及医学科普知识，传播健康的生活方式和生活理念，甚感欣慰。这本富有创作特色的科普书籍的出版，为我国医学科普之路又增加了一份肠道的科普力量和科普路径，为我国人民群众健康科普意识的提高增砖添瓦、增辉添彩。

一杯茶，一本书，细读之，掩卷沉思，该书有以下特点。

1. 风趣幽默，图文并茂。该书以漫画的形式来表述大肠癌的长期演变过程，通过浅显易懂的漫画来展现抽象枯燥的医学知识，翻阅该书，显现在读者面前的是一幅幅活灵活现、惟妙惟肖的人物图画，使读者阅读起来津津有味，乐在其中，增加了知识的可读性、趣味性，不但掌握了医学常识，而且增加了肠道的健康保健意识，同时也探究了肠道生命的起源及奥秘。

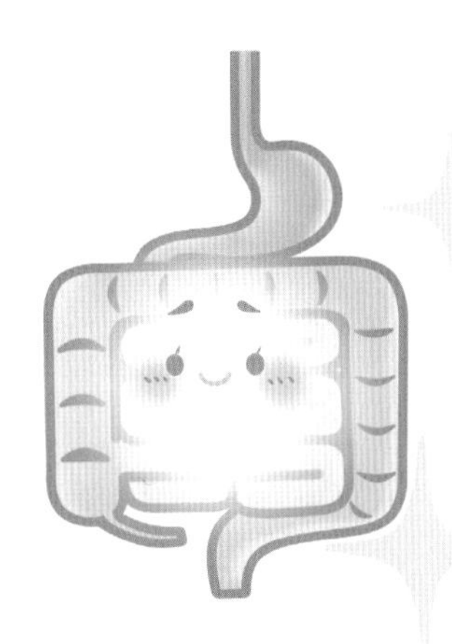

2. 围绕主线，有始有终。该书以第一人称的形式来讲述肠道从诞生到童年、少年、壮年、暮年等整个肠道的生命历程变化，总结了在每个阶段肠道常

见病的特点及不同年龄段我们的肠道需要什么，注意什么，保健什么。同时，该书也提出了每种疾病的最新诊断与治疗方法，治疗思路及未来医学发展的趋势。该科普作品语言深入浅出，通俗易懂，具有一定的科学性、普及性、可读性、严谨性。

各位朋友，我国的大肠癌的发病率近些年来呈上升趋势，总体生存率还低于欧美发达国家，提高人民群众的健康意识，刻不容缓。作为一名医务工作者，也深感责任重大，医学科普任务艰巨，为了国家民族的发展和百姓的健康幸福生活，我们不忘初心、牢记使命，砥砺前行。在这里，我们倡导要快乐工作，健康生活，从现在做起，掌握健康知识，树立健康理念，形成健康行为，每一个人都是自己健康的第一责任人。

健康之路你我共建，生命之花你我共筑，愿我们大家携起手来，为健康中国加油。

敬心尊道是为序。

王锡山

中国医学科学院肿瘤医院山西医院总院长

中国医师协会结直肠肿瘤专业委员会主任委员

中国抗癌协会大肠癌专业委员会主任委员

2023 年金秋于北京

前言

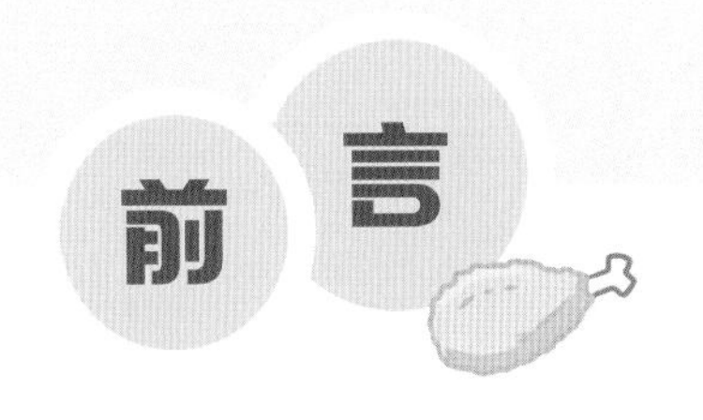

众所周知，结直肠癌（俗称“大肠癌”）是常见的消化道恶性肿瘤之一，世界卫生组织国际癌症研究机构发布的 2020 年全球最新癌症数据显示：结直肠癌成为全球第三大常见癌症，每年全世界有超过 193 万人被新确诊为结直肠癌，占全球新确诊癌症人数的 9.7%，相当于每 10 个新病例中就有 1 人是结直肠癌。在我国，据 2020 年国家癌症中心的数据显示，结直肠癌发病率和死亡率在全部恶性肿瘤中分别位居第 2 位和第 5 位，每年新增大肠癌病人为 56 万人次，约占全世界的四分之一，而且发现时大部分已属中晚期，错过了肿瘤的最佳治疗时期，预后大打折扣。同时值得关注的是，大肠癌已不再是老年人的专属，近些年来，大肠癌发病年龄呈现年轻化趋势。我国的大肠癌发病率逐年升高，虽然在大肠癌的早诊早治方面我们做了很多工作，但到目前为止效果还没有彰显出来，究其原因，可能与我国幅员辽阔、人口众多、人民的健康科普意识不强等因素有关。因此，帮助我国广大群众提高对该疾病的认识是医务工作者义不容辞的责任和义务。

临床中观察到，随着生活水平的提高，人民的健康意识已经逐渐增强，常规体检的人数及项目逐年增多，但是很少有人主动做肠道的健康体检，可能是因为肠镜等相关肠道检查项目操作起来相对麻烦，费时费力，故很多人不愿意做肠道的体检项目。大肠癌是一种可防可治的恶性肿瘤，我们只要做好预防措施及对大众的健康教

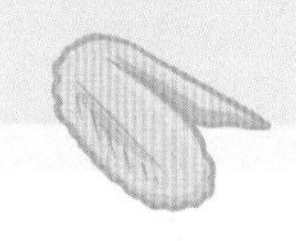

育，降低我国大肠癌的发病率和死亡率指日可待。

由于大肠癌的症状比较隐匿，在疾病的早期阶段，病人可能没有明显的局部症状和临床体征，以至于许多病人就诊时已处于疾病发展的中晚期，错过了最佳的治疗时期，病人及家属遗憾终身。因此，肠道的健康体检显得尤为重要，我们要树立“肠来肠往”“肠健康”的理念，增强肠道的健康保健意识，预防肠道肿瘤的发生。

本书共分十八个部分，以“大肠的倾诉”为出发点、“大肠的生命历程”为主线，运用文字和漫画的形式讲述其整个生命发展历程的点点滴滴，每个“肠景”中肠道的所思、所想、所为。本书写的都是“肠”中事、“肠”中情，充分展现“肠”的内心世界，语言生动幽默，通俗易懂，图文并茂，读起来朗朗上口，看起来爱不释手，既有可读性又有趣味性，并在书中引入临床工作中的实际案例，以此来提高广大群众对大肠癌的警惕性、认知性。

胡军红　刘正

2023 年初秋于北京

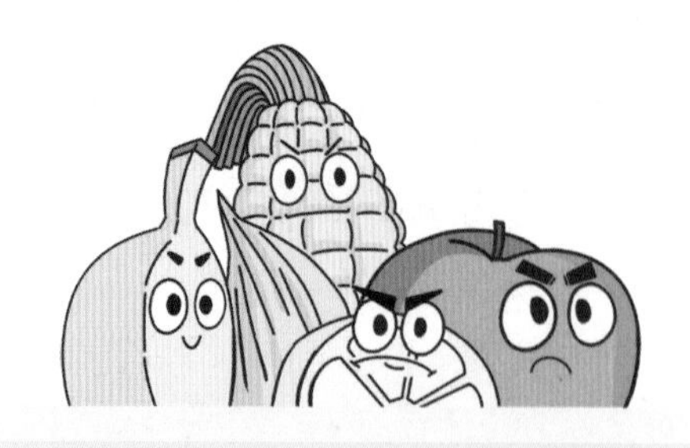

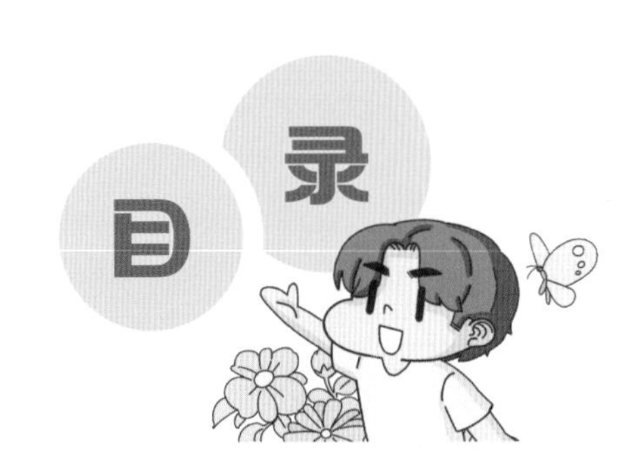
目
录

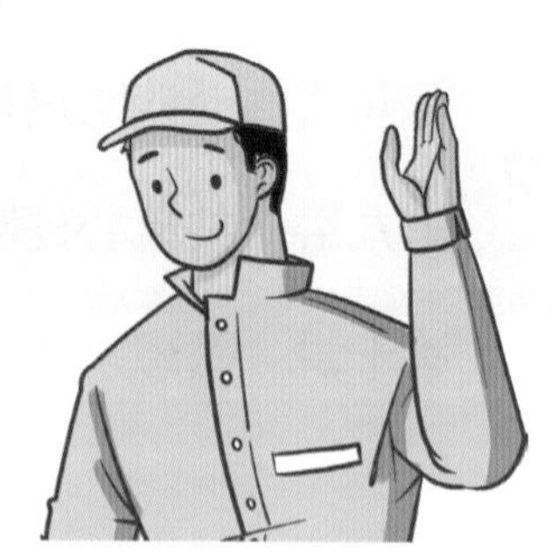

第一讲 肠道的诞生之谜

提起肠道，你首先会想到什么？

很多人对于肠道的第一印象就是一团弯弯曲曲的管道，负责人体营养物质的吸收和大便的生成与排泄，除此之外却知之甚少。

“别拿豆包不当干粮”，其实肠道不仅是身体重要的营养吸收器官，还是免疫器官，与多种癌症的发生也有着密切关系。想要全面了解一件事物，就要从它的源头开始说起，对于我们体内的器官也一样，各位看官，你知道肠道是如何诞生的吗？

我们形容一个人性格直爽的时候，通常会叫他“直肠子”，我们姑且把这种称呼当作一种美誉吧。其实人在未出生的时候，也就是当我们还是一个受精卵，处在胚胎发育的早期，肠道确实长得很简单，这位老实憨厚的“君子”没有任何歪七扭八的心思，仅仅是一个简单的直管。但人总要慢慢学会长大，肠道也是如此。

原始消化管又被叫作“原肠”，包括前肠、中肠、后肠三个部分。随着胚胎的生长，在发育到第5周时，由于肠管增长比较迅速，肠管越来越长，但发育中的胚胎“肚子”就那么大的地方，怎么办呢？这时肠的中段会弯向“肚皮”一侧，使整个肠管从身体侧面看呈“C”字形，这样一来“肚子”里就能装得下更多的肠子了。“C”形肠袢的顶点和卵黄囊蒂相连，将肠袢分为两支，即头端和尾端。

肠袢头端会慢慢演化为小肠，而在胚胎发育第5周末，肠袢尾端上会悄悄长出一囊状膨大，称为盲肠突，也就是盲肠和阑尾的前身，同时盲肠突又是大肠和小肠分界的标志。

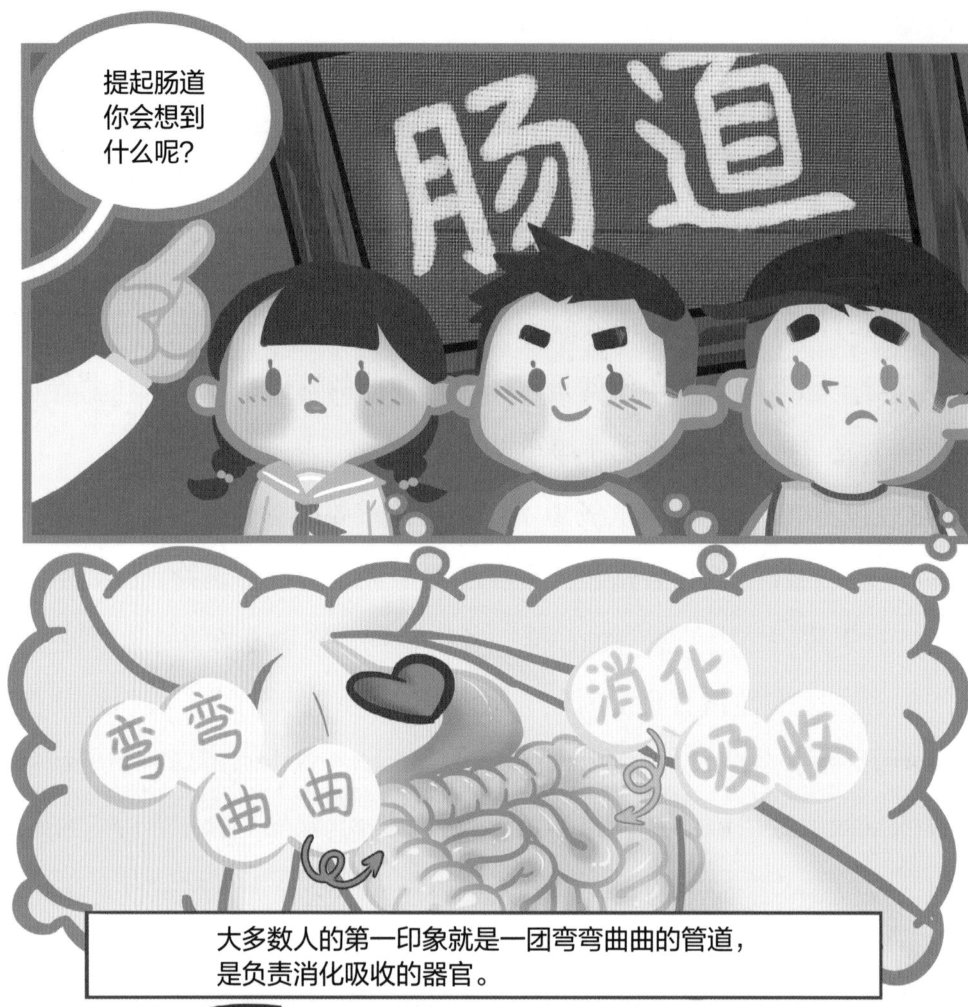
提起肠道你会想到什么呢？
肠道
弯弯
曲曲
消化
吸收
大多数人的第一印象就是一团弯弯曲曲的管道，是负责消化吸收的器官。

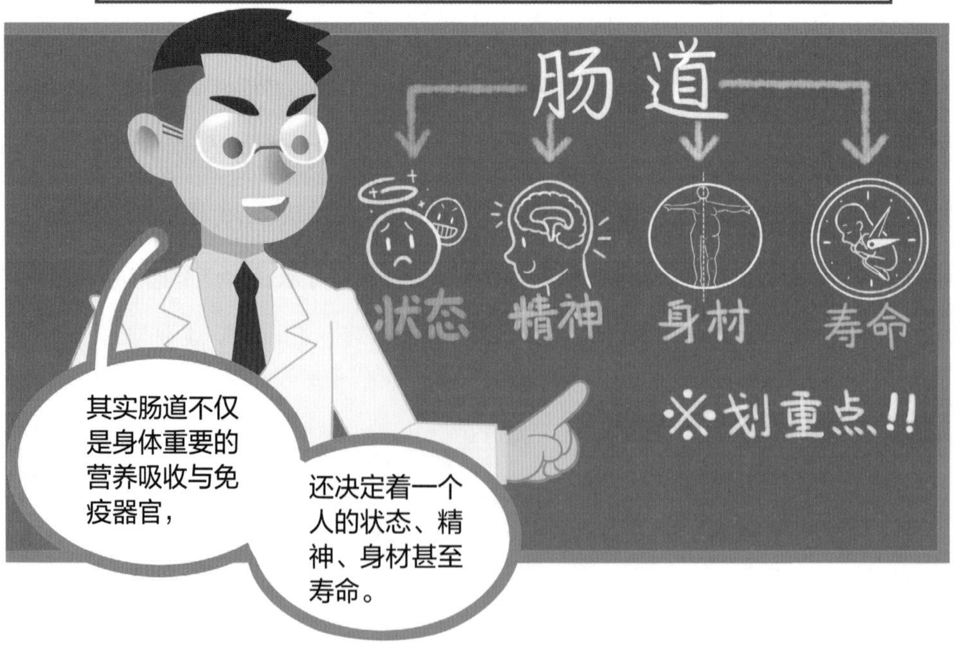
肠道
状态
精神
身材
寿命
※划重点!!
其实肠道不仅是身体重要的营养吸收与免疫器官，
还决定着一个人的状态、精神、身材甚至寿命。

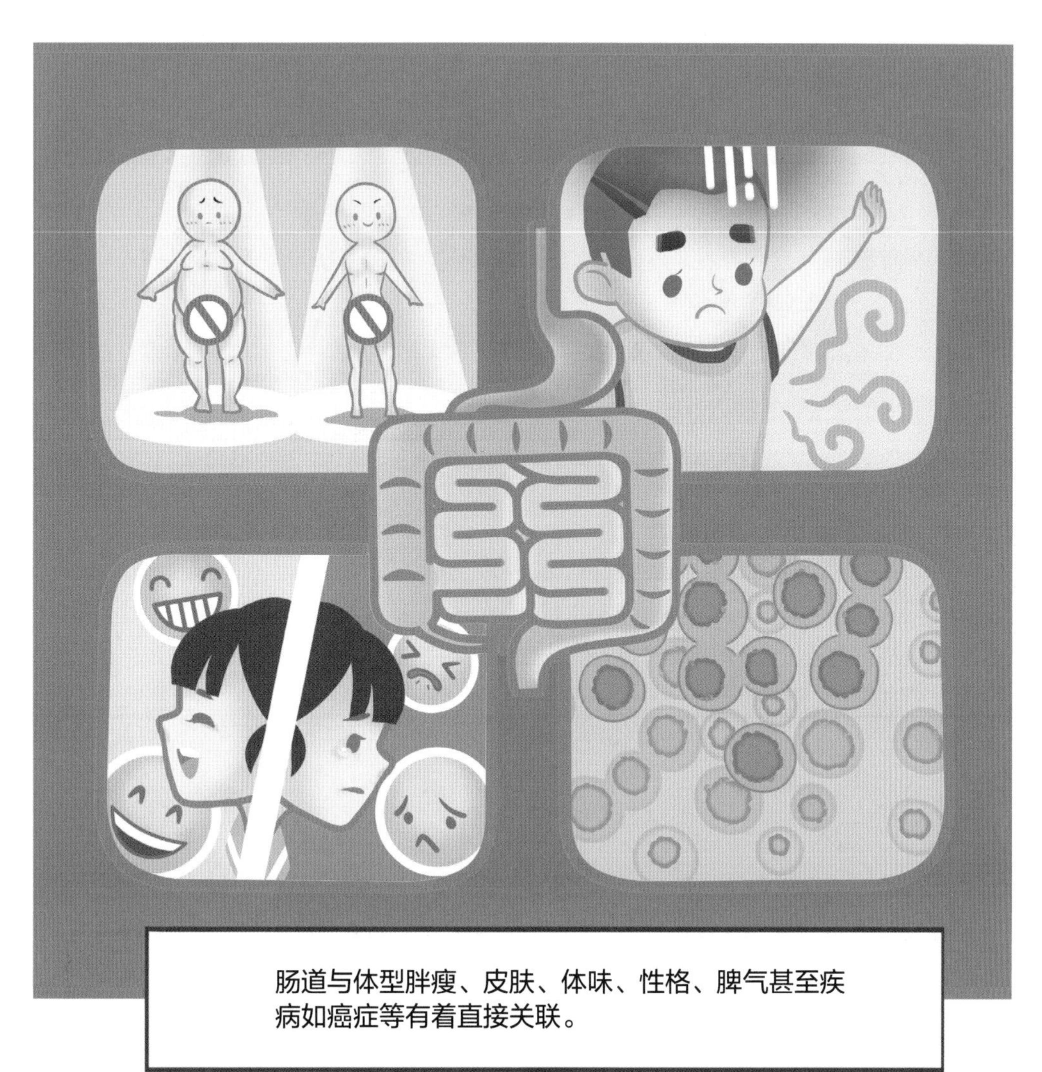

肠道与体型胖瘦、皮肤、体味、性格、脾气甚至疾病如癌症等有着直接关联。

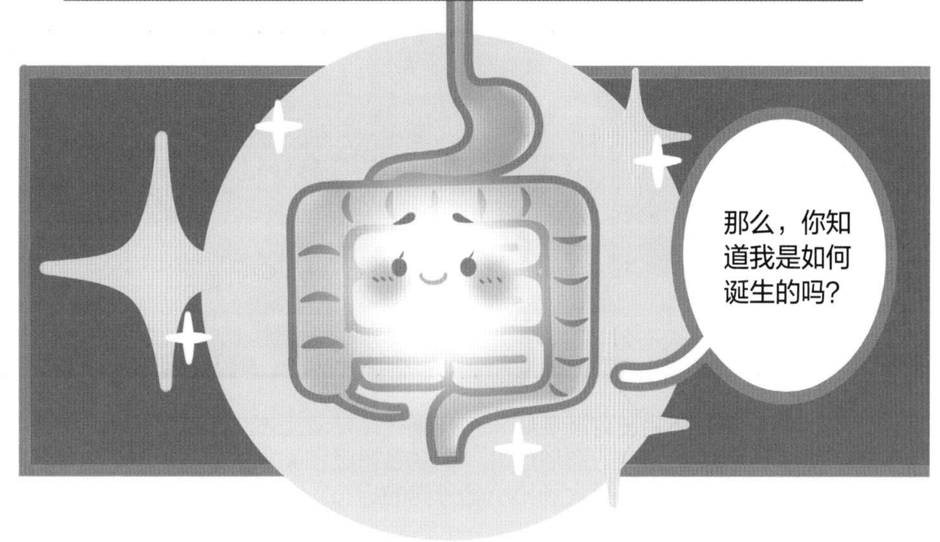

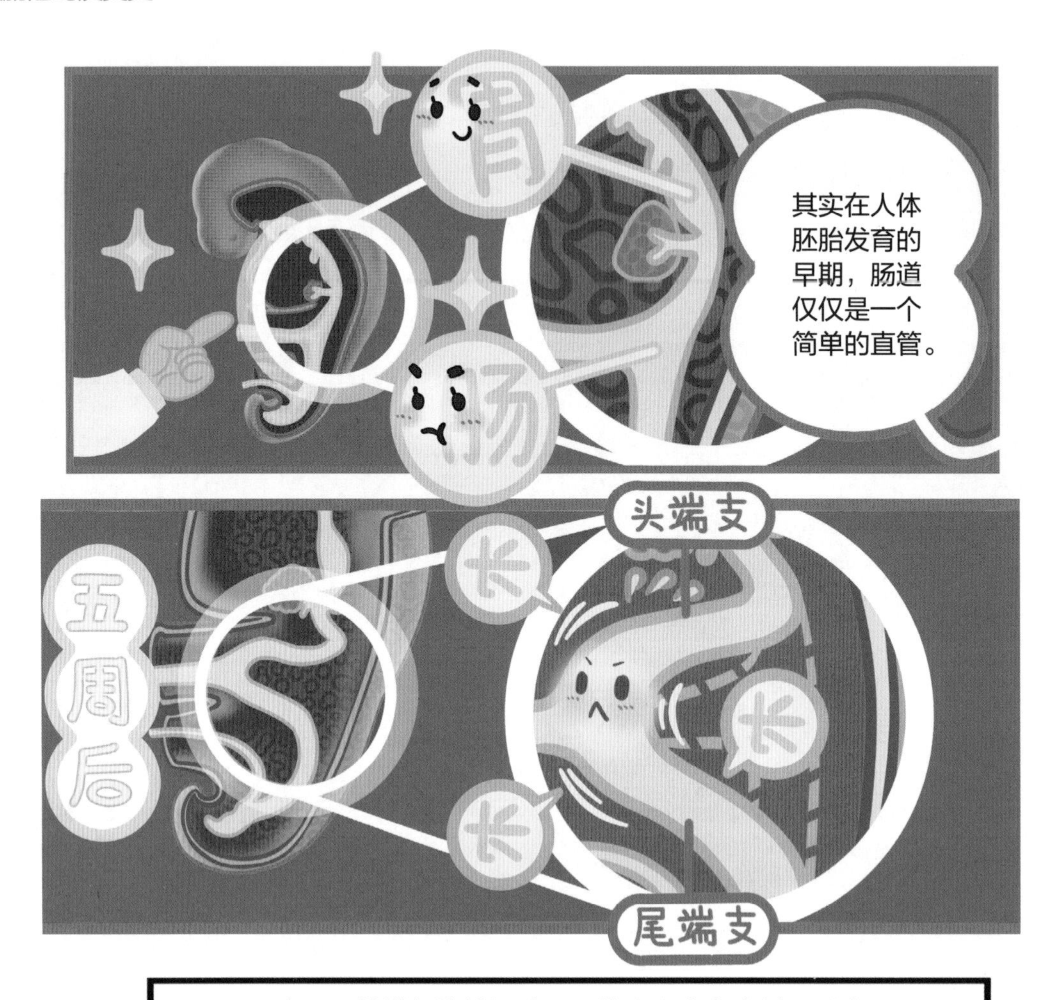

由于肠管增长比较迅速，肠的中段弯向腹侧，形成一袢，使整个肠管从身体侧面看呈“C”字形，“C”形肠袢的顶点连接于卵黄囊蒂，使肠袢分为两支，即头端支和尾端支。

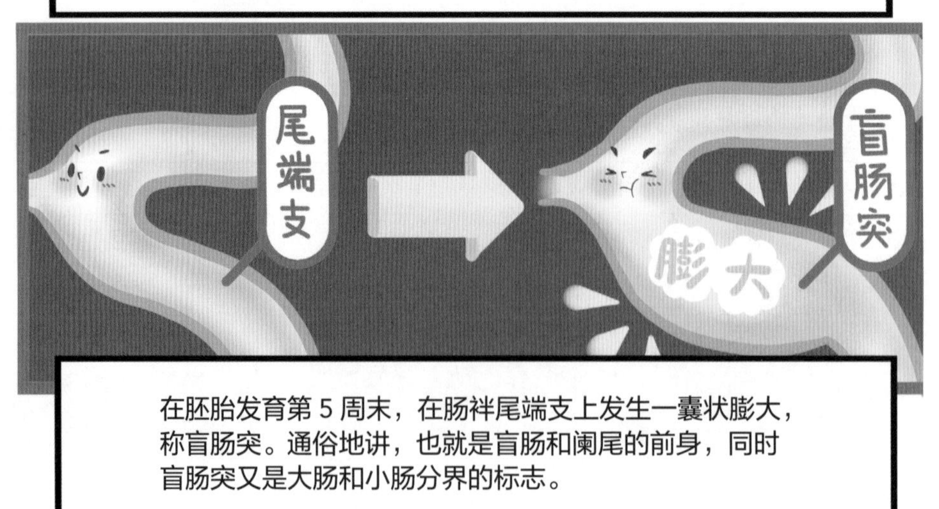

在胚胎发育第 5 周末，在肠袢尾端支上发生一囊状膨大，称盲肠突。通俗地讲，也就是盲肠和阑尾的前身，同时盲肠突又是大肠和小肠分界的标志。

此后，肠道在发育过程中还会发生两次旋转，第一次是在胚胎第 6 周时发生，由于肠的迅速生长和肝、肾的迅速发育，肠袢被挤入脐带腔。同时，肠袢以肠系膜上动脉为轴作逆时针旋转 90°，“C”形肠袢头端从上方转为右方，尾端从下方转为左方。

至第 10 周时，肠道会发生第二次旋转，由于发育中的腹腔增大，肠道重新回到腹腔，脐带腔会慢慢闭锁。和上次一样，从腹面进行观察的话，这时肠袢会逆时针旋转 180°，头端从右侧移动到左侧，尾端从左侧移动到右侧，相当于换了一下“座位”。

旋转后的结果就是，小肠退回腹腔后盘曲在腹腔中部，原来在腹腔中的结肠被推向腹腔左侧，成为降结肠。盲肠退入腹腔后，从右上方降至右髂窝处，逐步发育为升结肠和横结肠。降结肠尾端向中线移动形成乙状结肠。盲肠突的远端发育慢，演化为细小蚯蚓状肠管，也就是我们熟悉的阑尾；近端发育快，形成较膨大的盲肠，与结肠连接且粗细相仿。

除此之外，关于直肠和肛门的形成，胚胎早期后肠末端有一个膨大部分，称为泄殖腔，顾名思义，就是人体排泄废物的器官。

胚胎第 7 周时，尿直肠隔形成，将泄殖腔分隔为背侧的直肠和腹侧的尿生殖窦，泄殖腔膜也被分为肛膜与尿生殖窦膜。肛膜外周形成结节状隆起，中央凹陷，称原肛。直肠末端部分为肛管，肛管来源于两部分，上部由直肠末端形成，下部由原肛形成。

胚胎发育到第 8 周时肛膜破裂，肠管与外界相通，就形成了肛门。

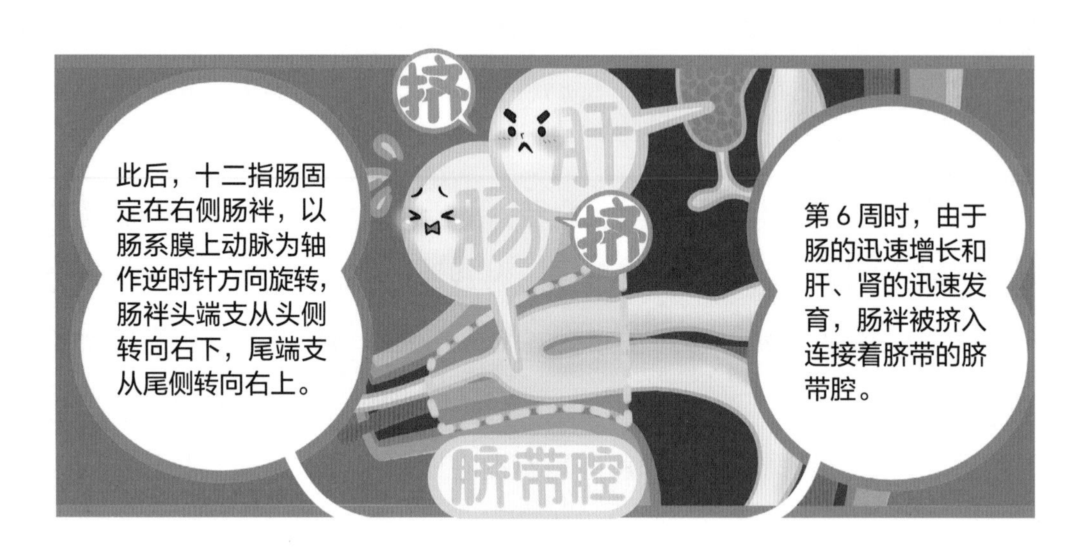

随着肠道的不断发育分化为小肠和大肠，
位置渐渐发生了变化……

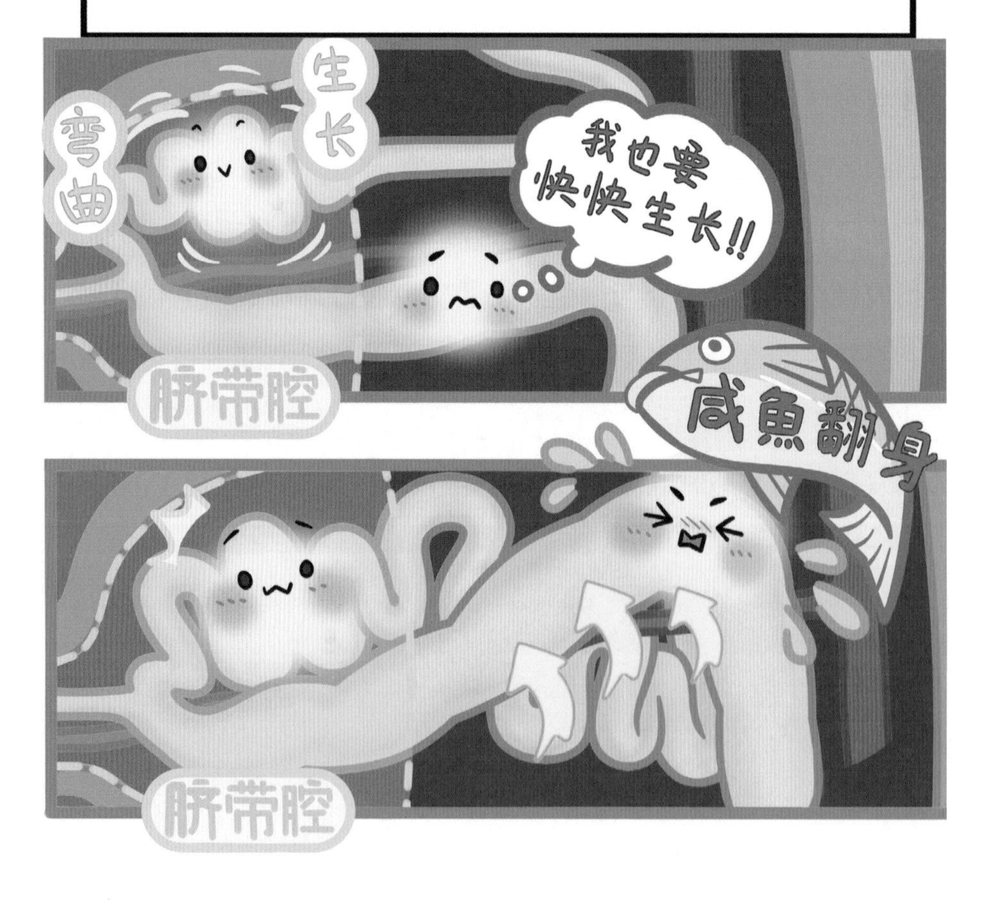

终于咸鱼
翻身啦!!
至第 10 周时腹腔增大，肠道重新回到腹腔，小肠在先，大肠随后。
终于回到
腹腔了~
腹腔

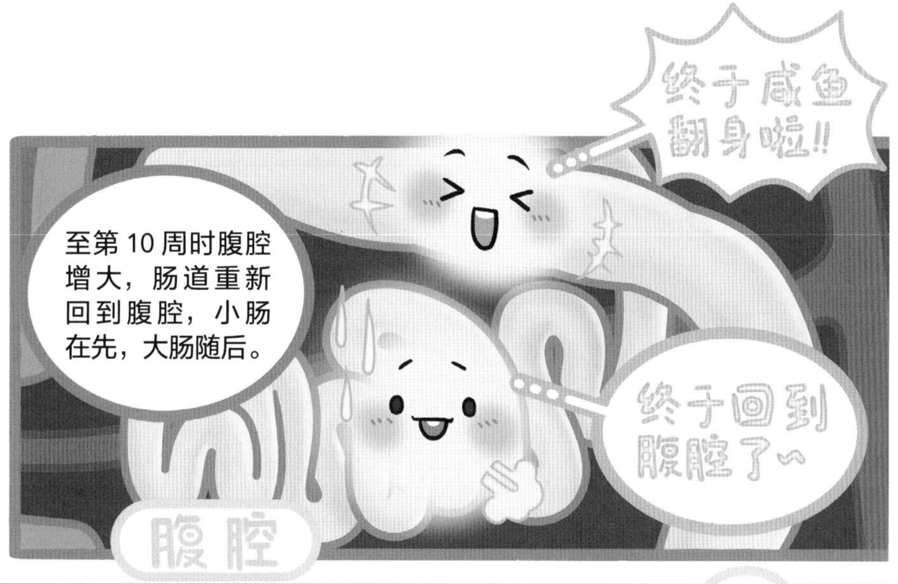

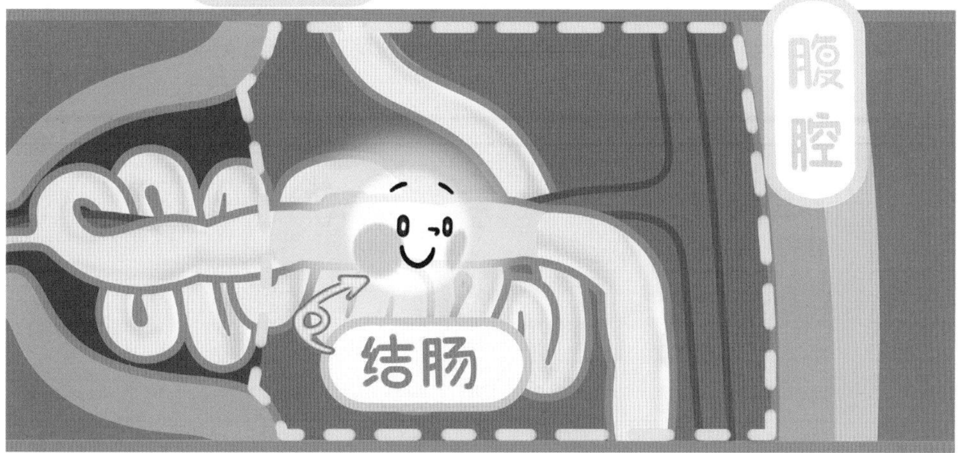

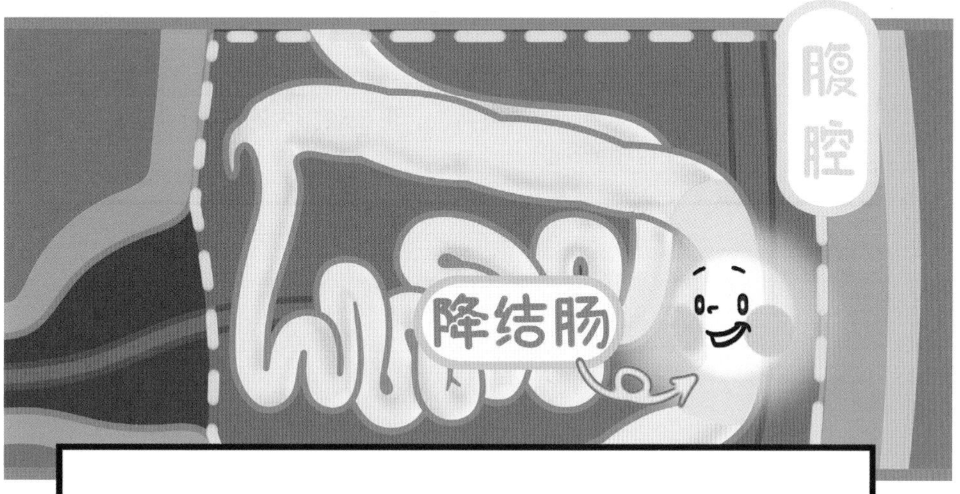

小肠退回腹腔后盘曲在腹腔中部，原来在腹腔中的结肠被推向腹腔左侧，成为降结肠。

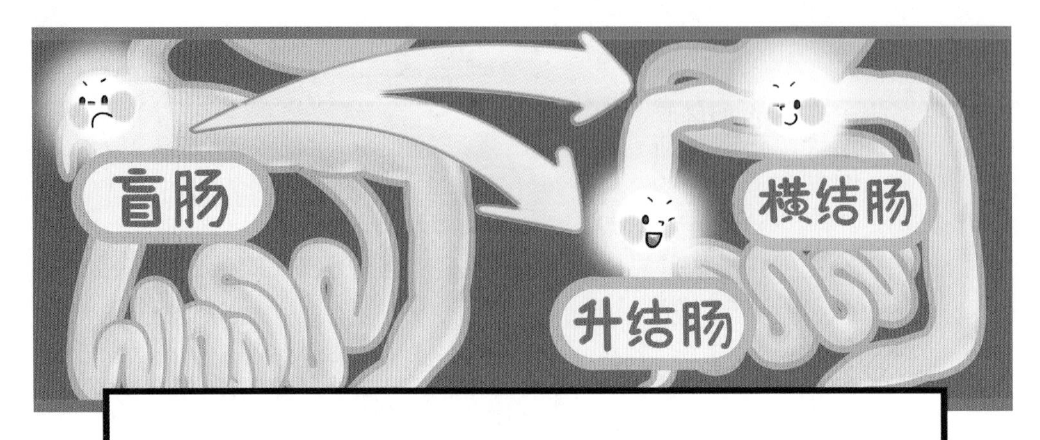

盲肠退入腹腔后，从右上方降至右髂窝处，逐步发育为升结肠和横结肠。降结肠尾端向中线移动形成乙状结肠。

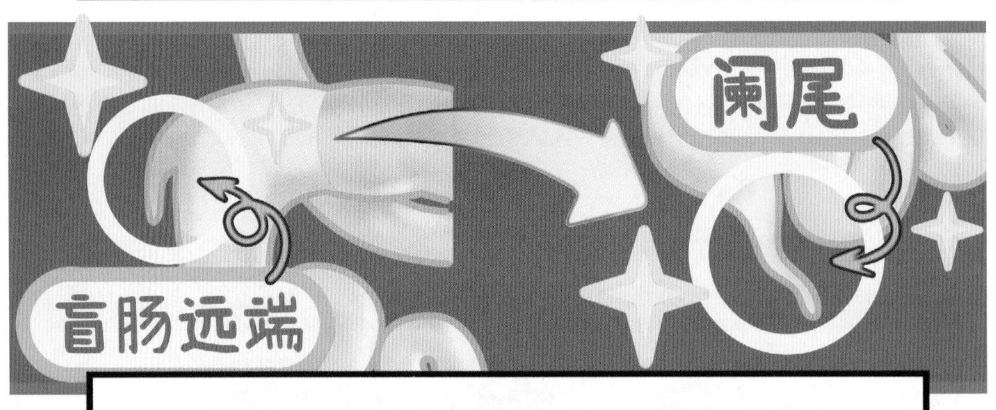

盲肠突的远端发育慢，演化为细小蚯蚓状肠管，也就是我们熟悉的阑尾。近端发育快，形成较膨大的盲肠，与结肠连接且粗细相仿。

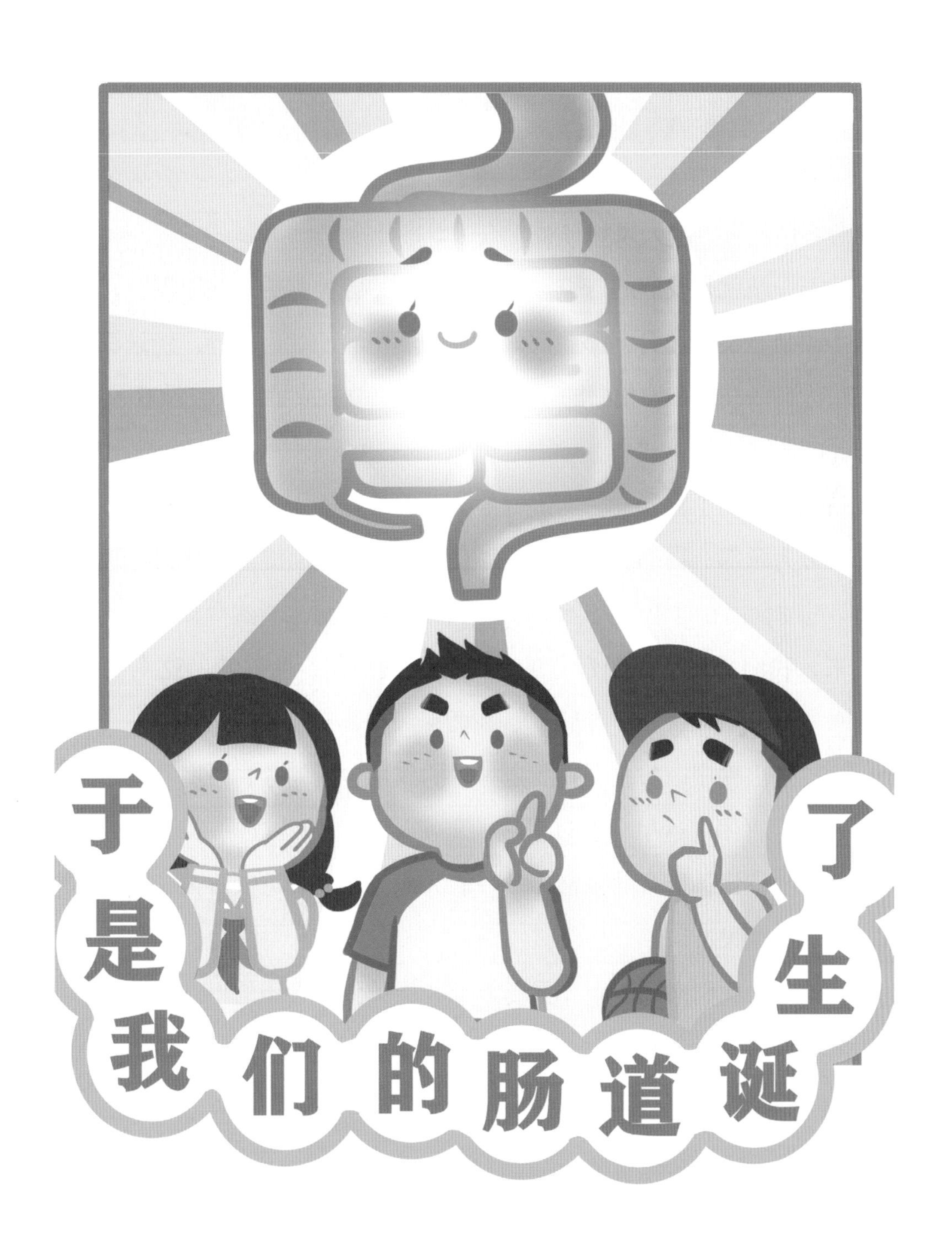
于是我们的肠道诞生了

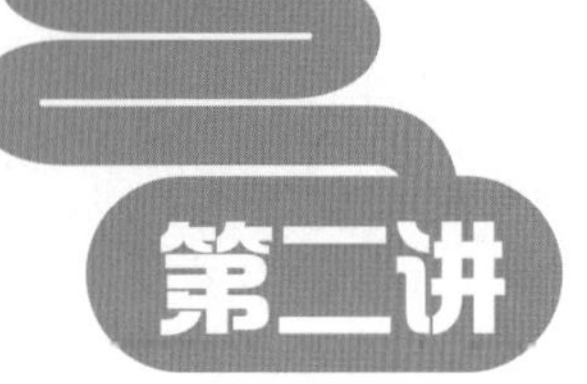

第二讲 带你逛逛神秘的消化道

各位游客请注意，今天风和日丽，旅行即将开始！

参观的第一站就是我们的口腔。口腔是我们品尝食物的第一个器官，在这里无论是清淡小菜还是美味佳肴，都会被如石头一般坚固的牙齿切碎。经过反复咀嚼，再配合一些佐料——含有消化酶的唾液，食物往往被碾成了团块，没有了“棱角”，只得乖乖“随波逐流”。

第二站我们来到了食管，它上接咽部，下连于胃的入口贲门。根据在体表的投射，食管被分为颈部、胸部和腹部三段。食管的黏膜表面湿润而光滑，那些在口腔被“蹂躏”过的食团在这里终究会成为“匆匆过客”，进入胃囊等候下一步的处理。

接下来，我们来到了一个弯弯的呈月牙状的房间，叫作胃。这个房间有两扇门，前门叫“贲门”，后门叫“幽门”。在两扇门处都有“门卫大爷”——括约肌，控制着食物的进出秩序，防止食物溜走。胃的作用包括储存、研磨和输送。一些经食管传送过来的食团在这里会经过胃液的再次“洗礼”，被进一步打磨分解。神奇的是，这所房子就像孙悟空的金箍棒——能大能小，随着进入胃内食物的增多，它就会发生容受性舒张。

继续往前走，我们来到了十二指肠。十二指肠位于小肠的上游，这个名字的由来是它相当于人的十二个横指的长度，全长约25厘米。虽然路途不长但作用关键，在这里食团要接受两个“兵工厂”输送的弹药进行补给：一个叫作肝脏，一个叫作胰腺。肝脏向食团输送的“武器”叫作胆汁，胰腺向食团输送的“武器”叫作胰液。来到这里的食团会被淋上这两种“助燃剂”，食团中的营养物质也就被轻松地分离出来，归肠道所有。

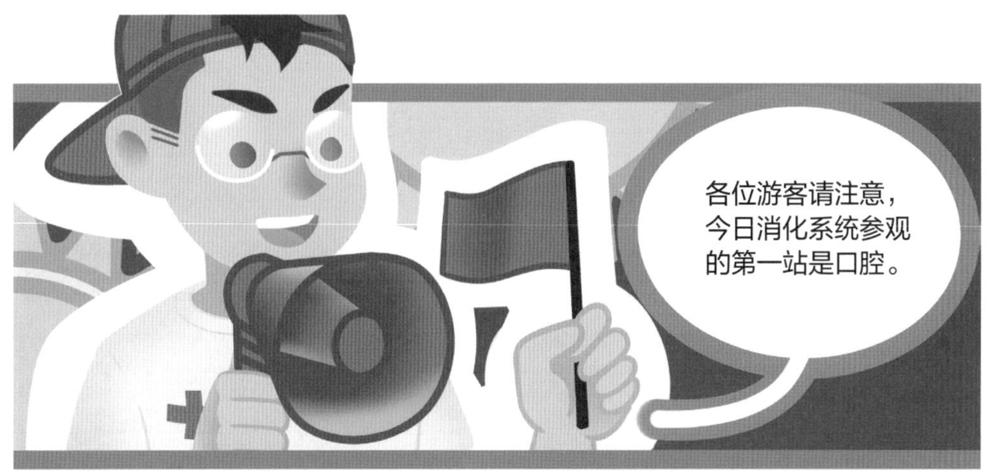
各位游客请注意，
今日消化系统参观
的第一站是口腔。

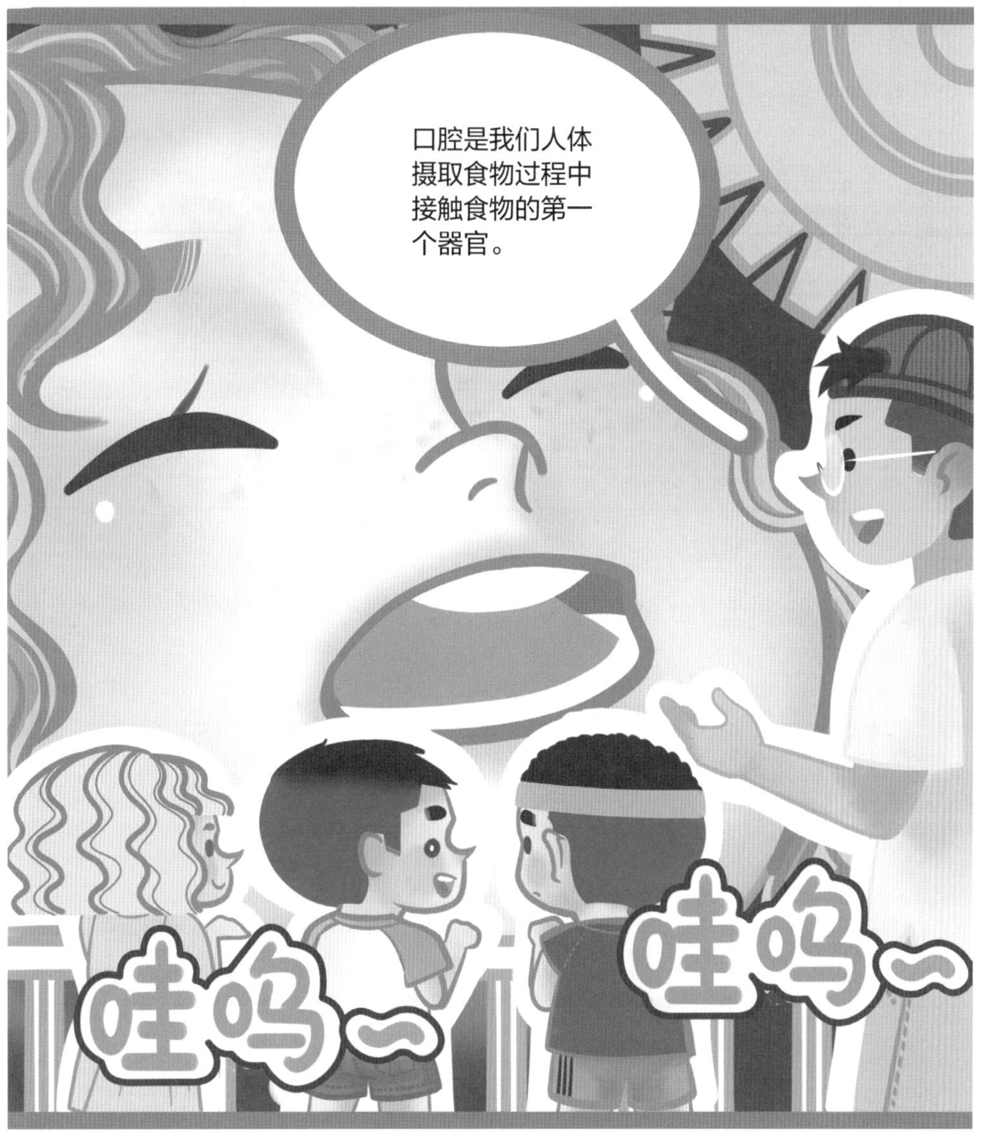
口腔是我们人体
摄取食物过程中
接触食物的第一
个器官。
哇呜～
哇呜～

各部门请注意！
即将准备进食！

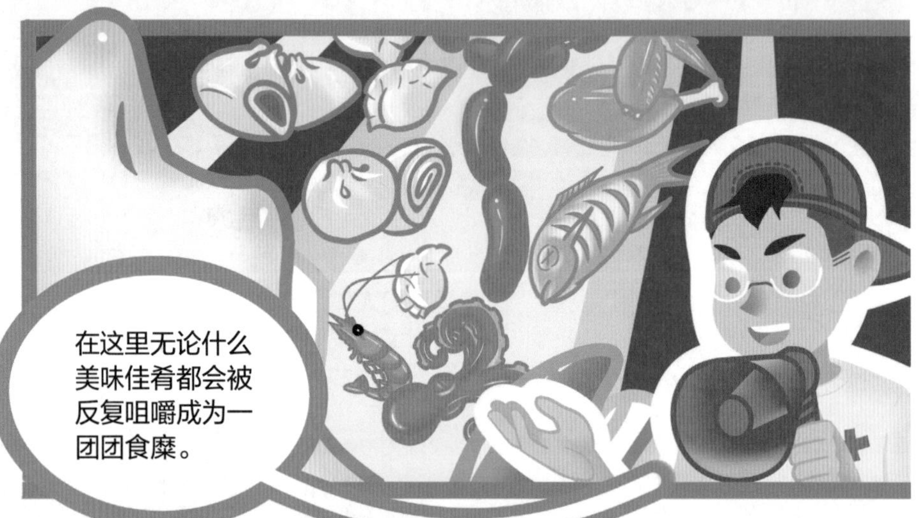
在这里无论什么美味佳肴都会被反复咀嚼成为一团团食糜。

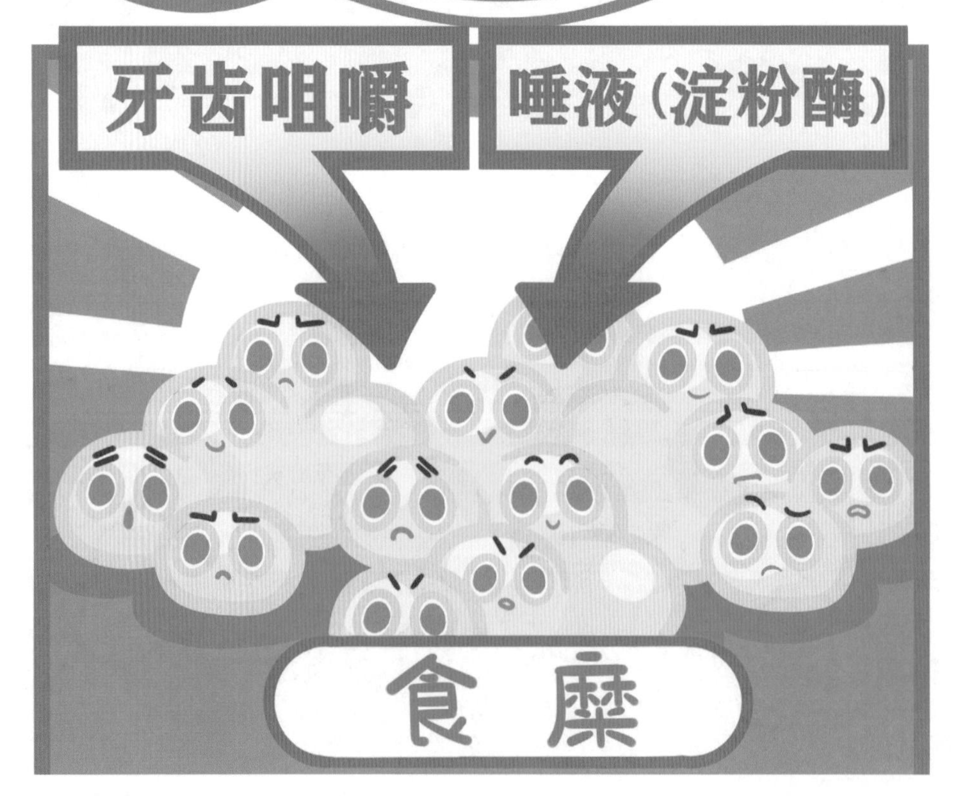
牙齿咀嚼
唾液（淀粉酶）
食糜

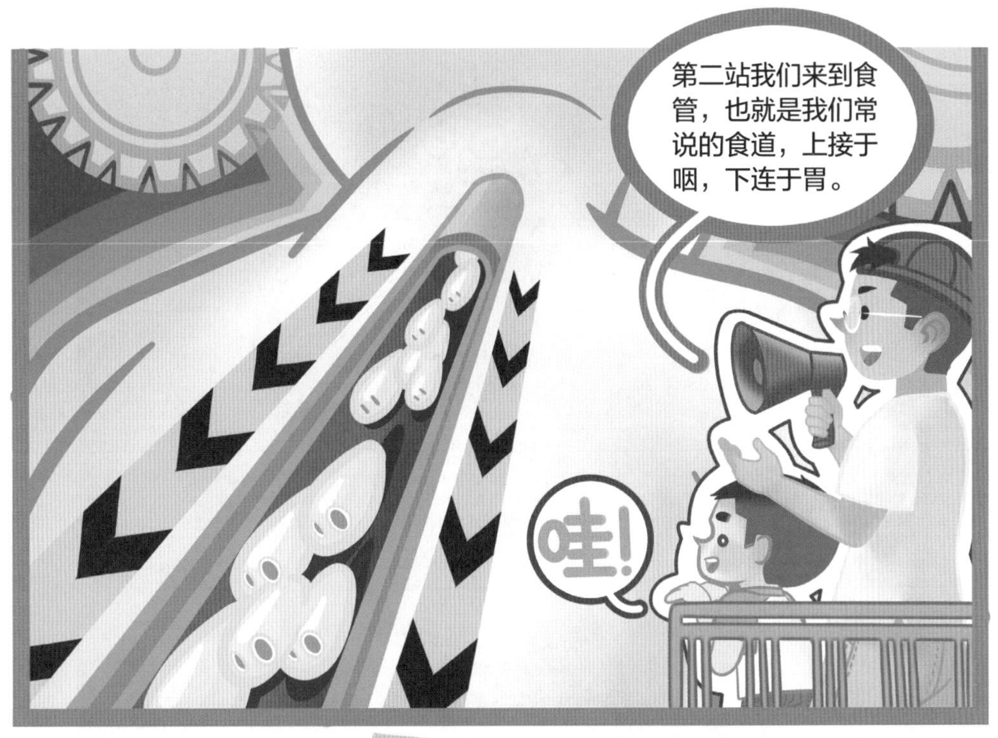
第二站我们来到食管，也就是我们常说的食道，上接于咽，下连于胃。
哇！

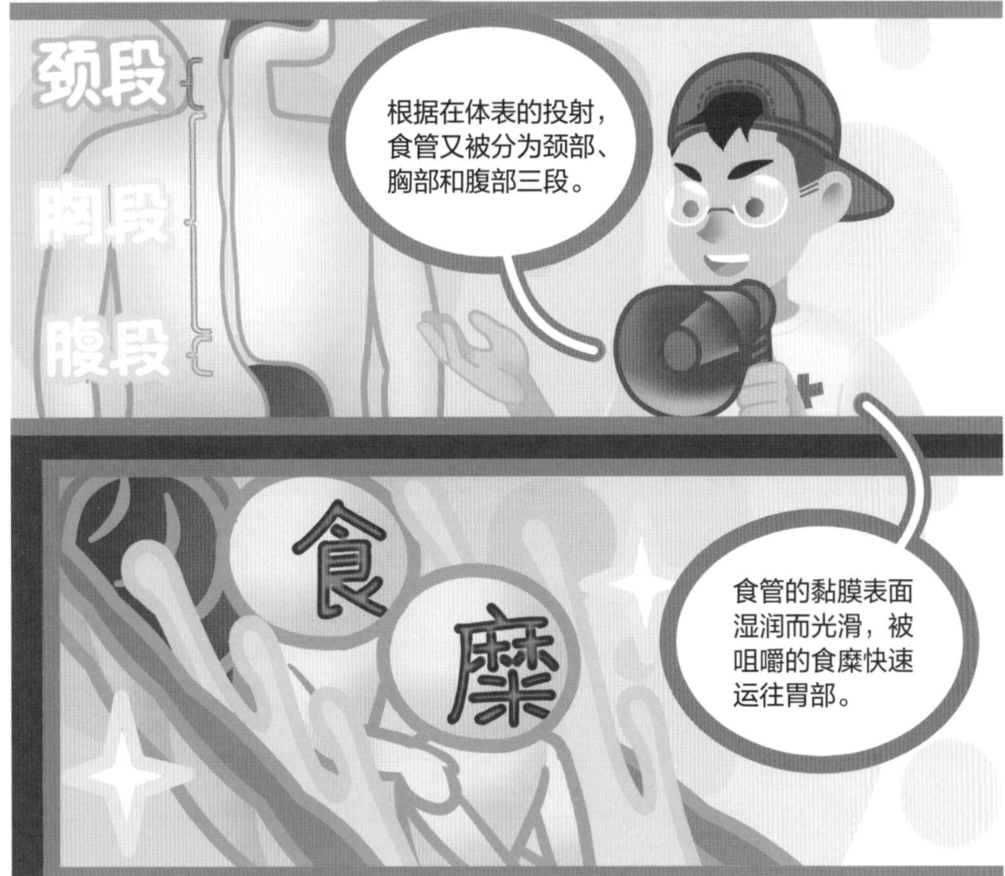
颈段
胸段
腹段
根据在体表的投射，食管又被分为颈部、胸部和腹部三段。
食
糜
食管的黏膜表面湿润而光滑，被咀嚼的食糜快速运往胃部。

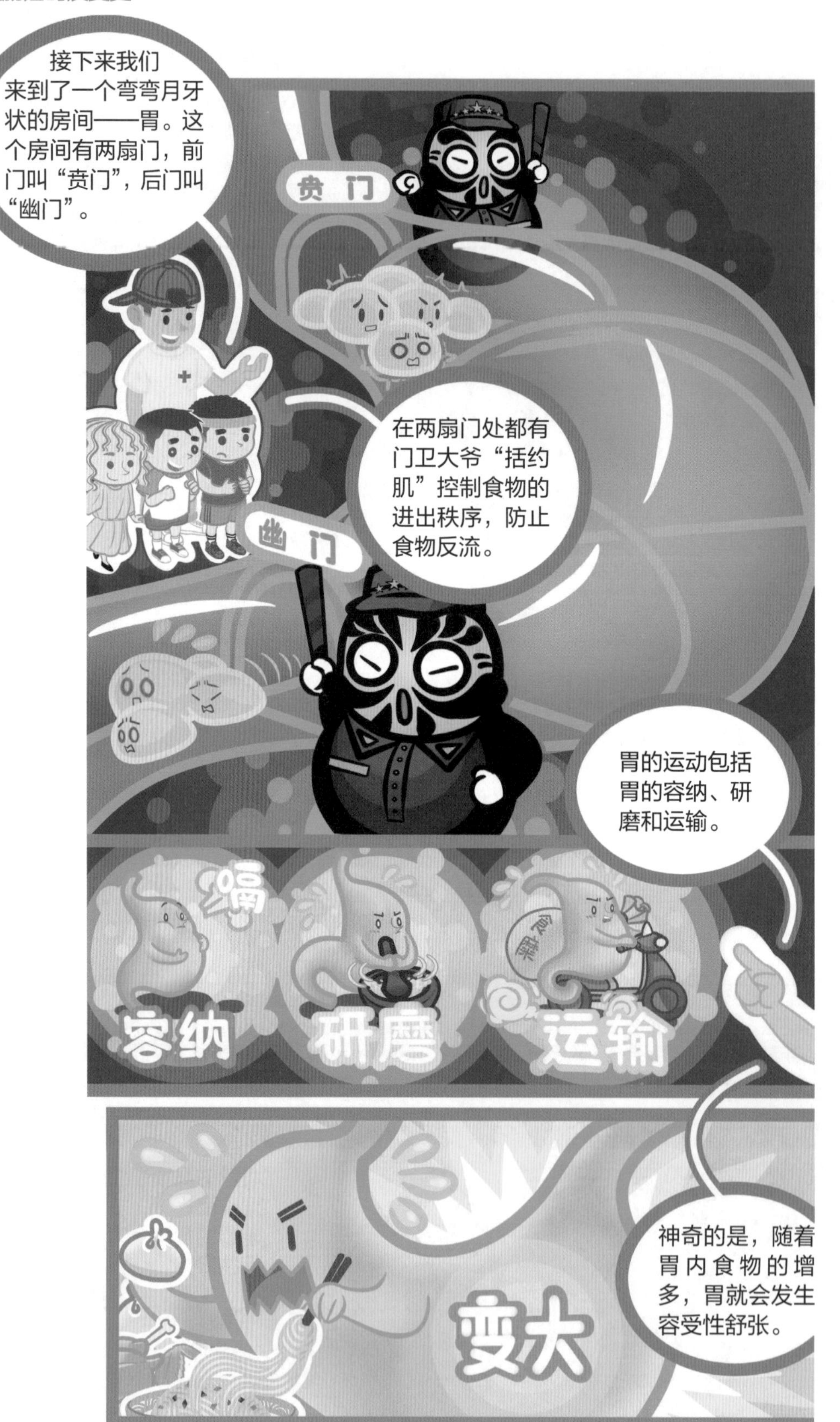
接下来我们来到了一个弯弯月牙状的房间——胃。这个房间有两扇门，前门叫“贲门”，后门叫“幽门”。
贲门
在两扇门处都有门卫大爷“括约肌”控制食物的进出秩序，防止食物反流。
幽门
胃的运动包括胃的容纳、研磨和运输。
容纳
研磨
运输
变大
神奇的是，随着胃内食物的增多，胃就会发生容受性舒张。

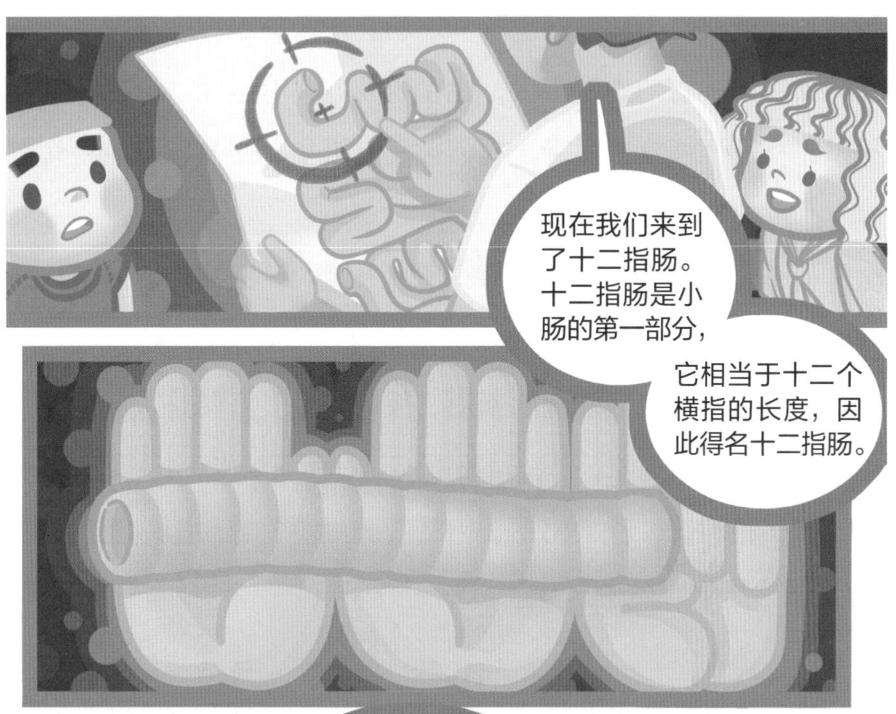
现在我们来到了十二指肠。十二指肠是小肠的第一部分，
它相当于十二个横指的长度，因此得名十二指肠。

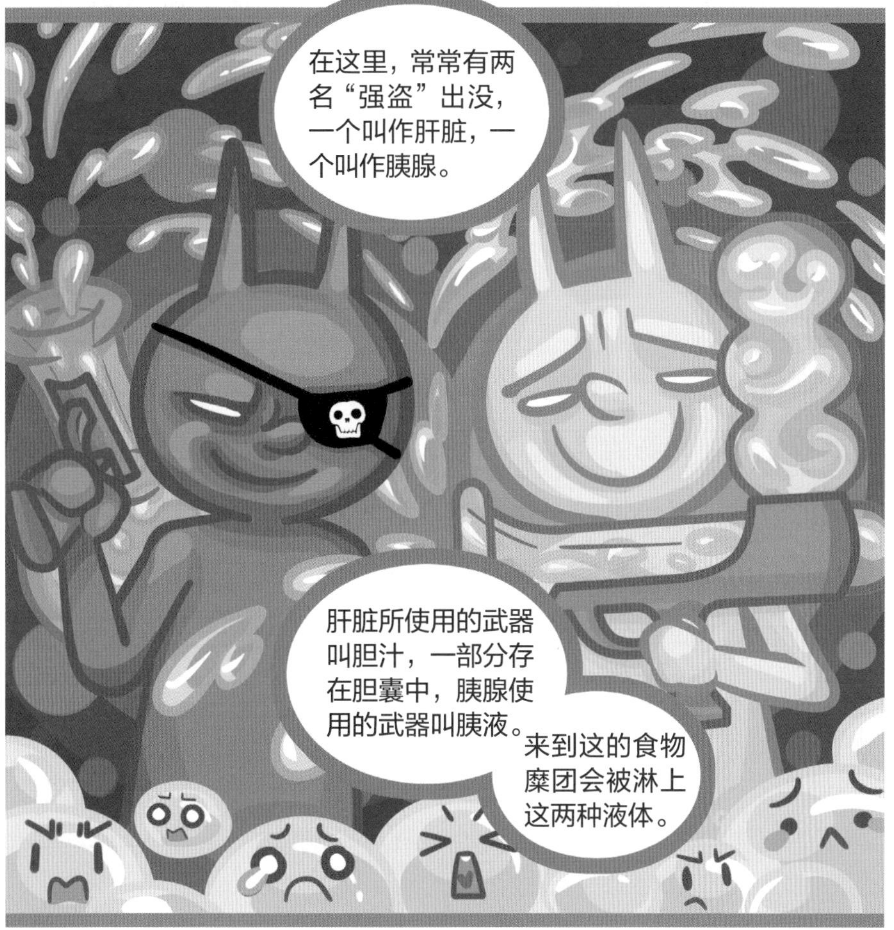
在这里，常常有两名“强盗”出没，一个叫作肝脏，一个叫作胰腺。
肝脏所使用的武器叫胆汁，一部分存在胆囊中，胰腺使用的武器叫胰液。
来到这的食物糜团会被淋上这两种液体。

现在我们来到的就是小肠中的空肠和回肠，小肠的组织结构特点为小肠的吸收创造了良好的条件，小肠的本领很大，也很重要，具有运动、分泌、消化及吸收等功能。在这里，食团会再次被蹂躏，它们被反复推搡、搜身，身上一切有价值的营养都会被榨干并没收上交国库。

我们循道而行，经历了山路十八弯，通过一道叫“回盲瓣”的闸门之后，豁然开朗，映入眼帘的就是大肠了，首先我们能看到一个盲袋状结构叫“盲肠”，它是大肠的起始段，呈袋状，其远端闭塞不通，故称盲肠。盲肠是大肠中最短的一段，长为 6 ~ 8 厘米，位于腹腔右下部。回盲瓣有防止大肠内容物逆流入小肠的作用。在盲肠远端伸出一根小管，称为阑尾，因其管腔细小，容易阻塞而发炎，就成了我们常见的阑尾炎，俗称盲肠炎。

循盲肠继续往前走就是结肠了，它像古代的城墙一样分布在腹腔的周边以保护我们的小肠，根据所处的位置分为升结肠、横结肠、降结肠和乙状结肠四个部分。结肠的排列就像英文字母“M”，将小肠包绕在内。升结肠下端接盲肠，上端在肝下缘与横结肠相连，横结肠是结肠最长、活动性最大的部分，肝曲与升结肠相连，脾曲与降结肠相连。接着就是乙状结肠，它在盆腔内，位于降结肠和直肠之间，因肠管呈“乙”字形弯曲而得名。

我们参观的最后一站就是直肠了，它是肠管最末的一段，上与乙状结肠相连，下与肛门相连。虽然叫直肠，但它其实并不太直，而是有两个明显的弯曲来帮助储存粪便和协助排便。在大肠的地盘里，可怜的食团在生命的尽头也仍逃不掉被压榨的命运，它们的最后一点价值——水分，在这里被大肠瓜分干净。就这样，原本光鲜亮丽的食物在经历一番曲折的道路之后，终于变成了相对干巴巴的大便，最终来到肛门处，在这里饱受欺辱的它纵身一跃，结束了自己的生命……

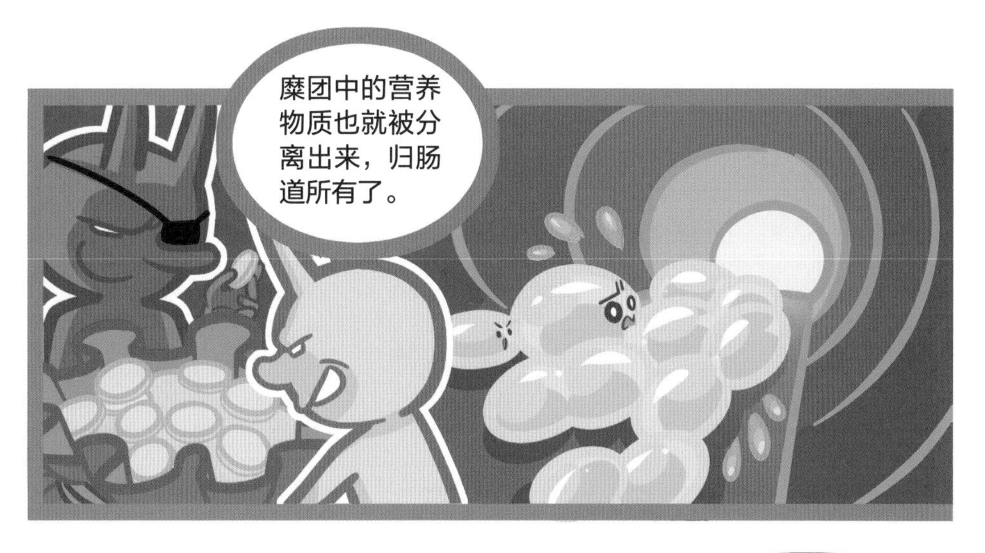
糜团中的营养
物质也就被分
离出来，归肠
道所有了。

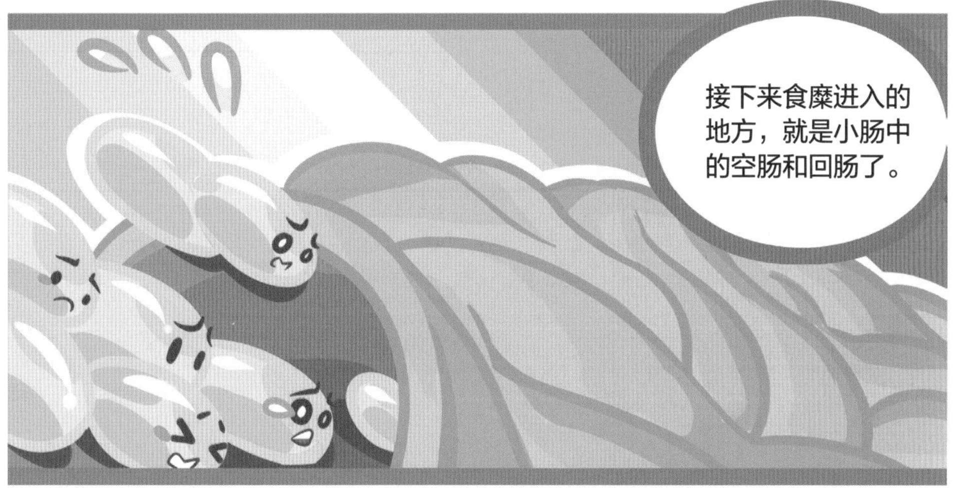
接下来食糜进入的
地方，就是小肠中
的空肠和回肠了。

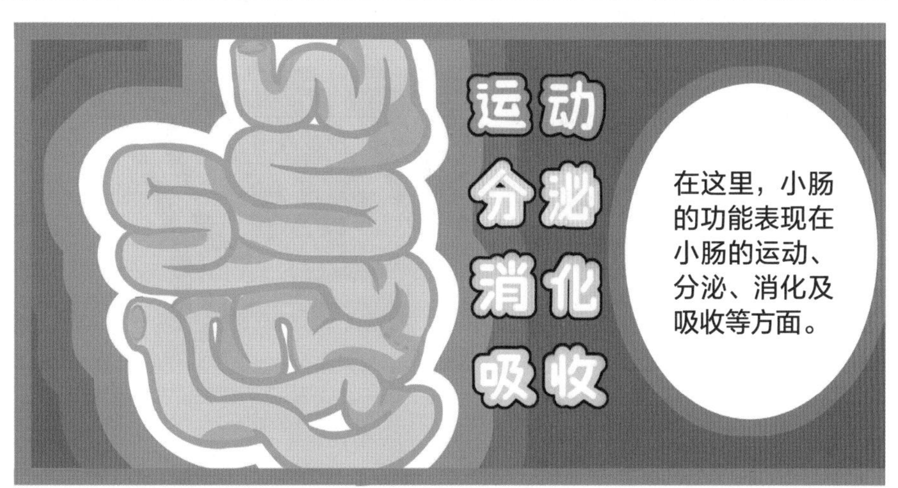
运动
分泌
消化
吸收
在这里，小肠
的功能表现在
小肠的运动、
分泌、消化及
吸收等方面。

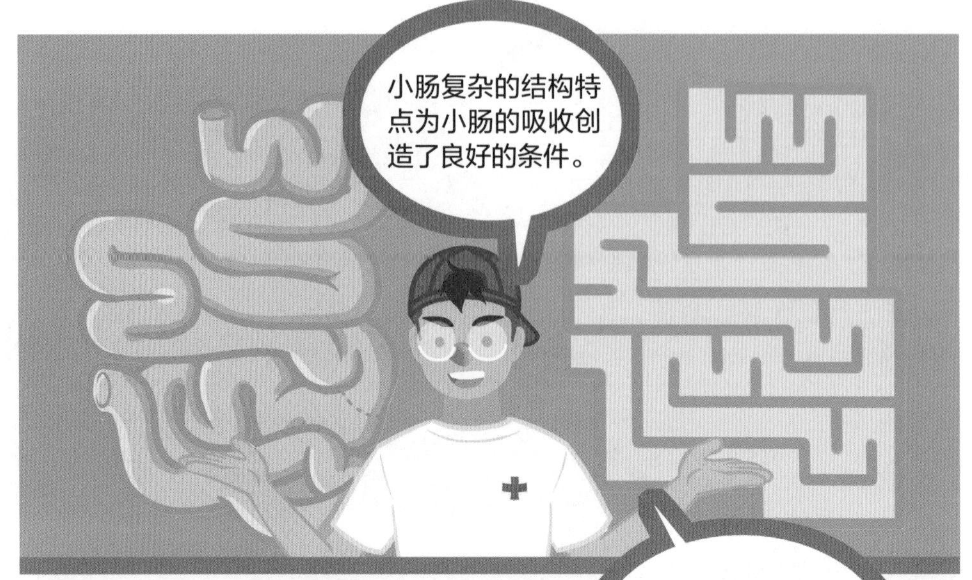
小肠复杂的结构特点为小肠的吸收创造了良好的条件。

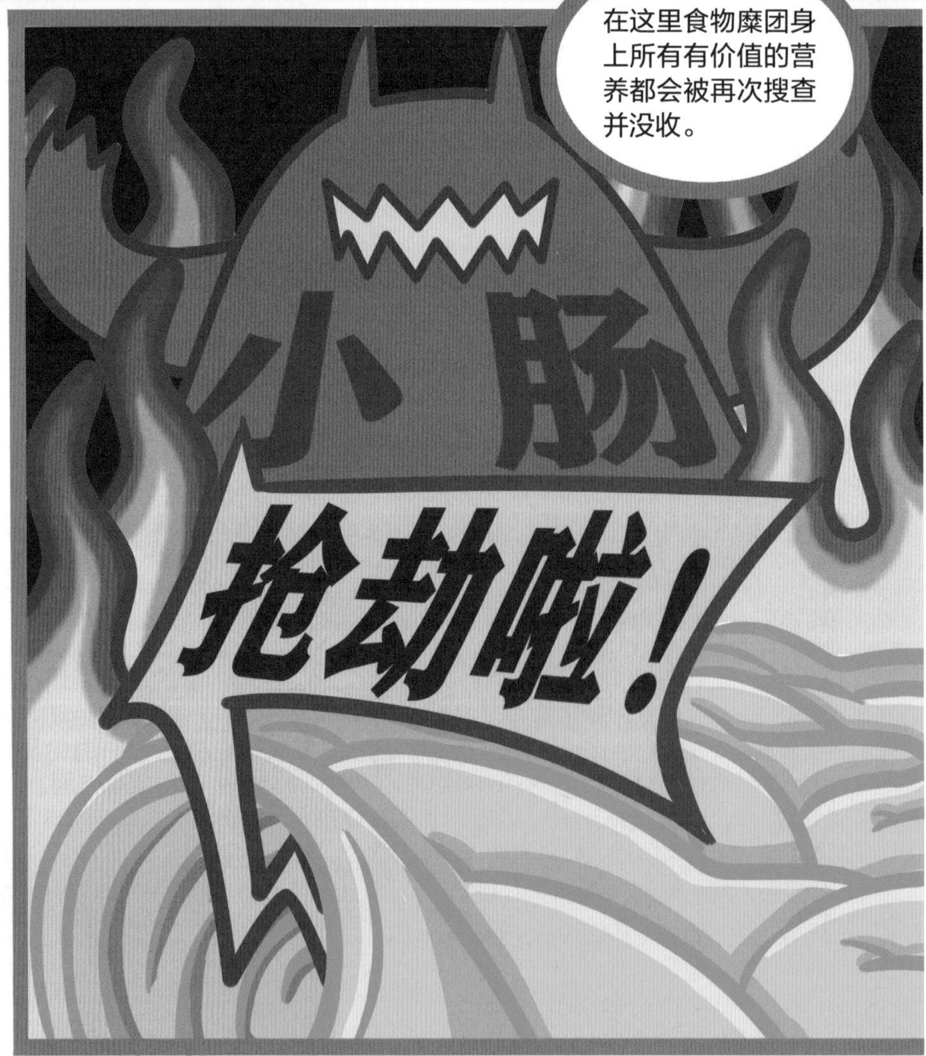
在这里食物糜团身上所有有价值的营养都会被再次搜查并没收。
小肠
抢劫啦！

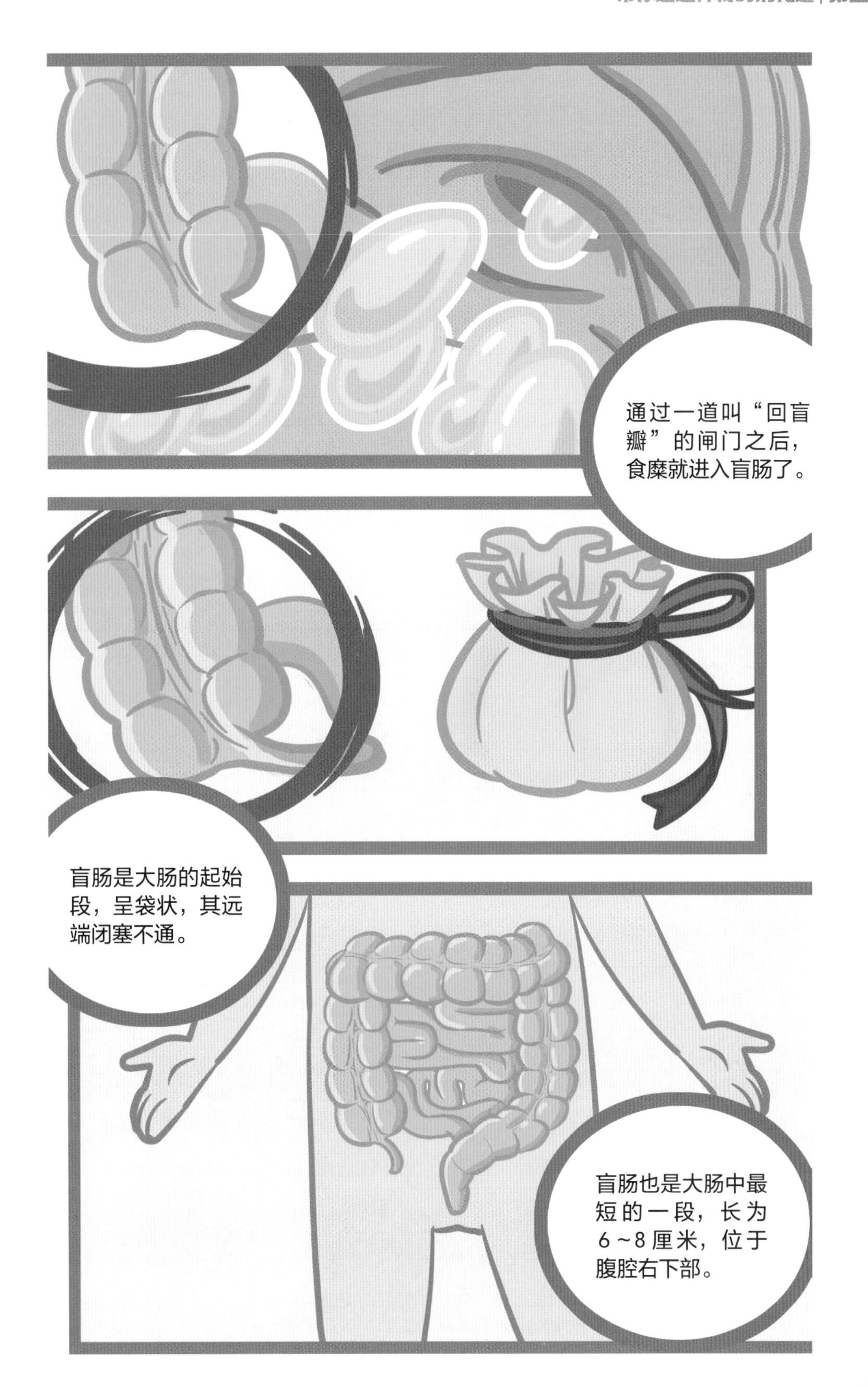
通过一道叫“回盲瓣”的闸门之后，食糜就进入盲肠了。
盲肠是大肠的起始段，呈袋状，其远端闭塞不通。
盲肠也是大肠中最短的一段，长为6~8厘米，位于腹腔右下部。

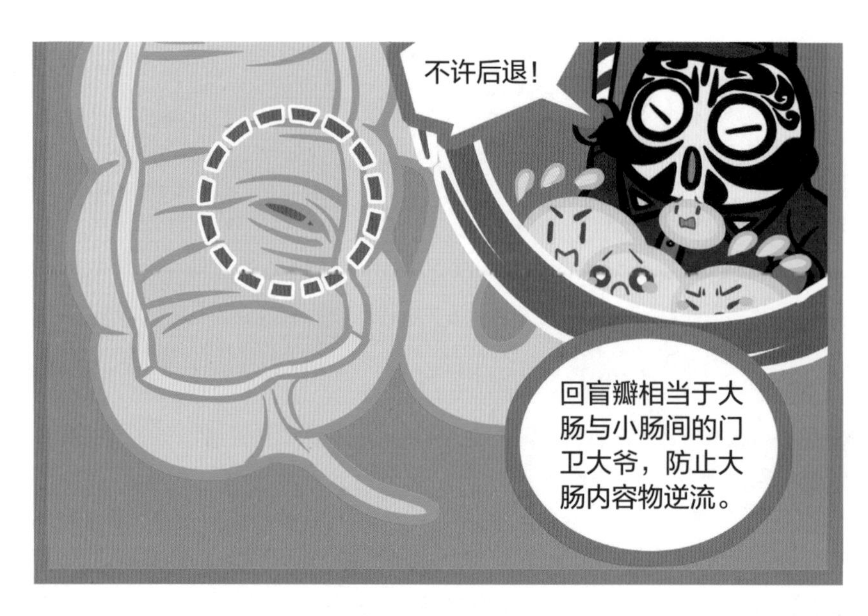
不许后退!
回盲瓣相当于大肠与小肠间的门卫大爷，防止大肠内容物逆流。

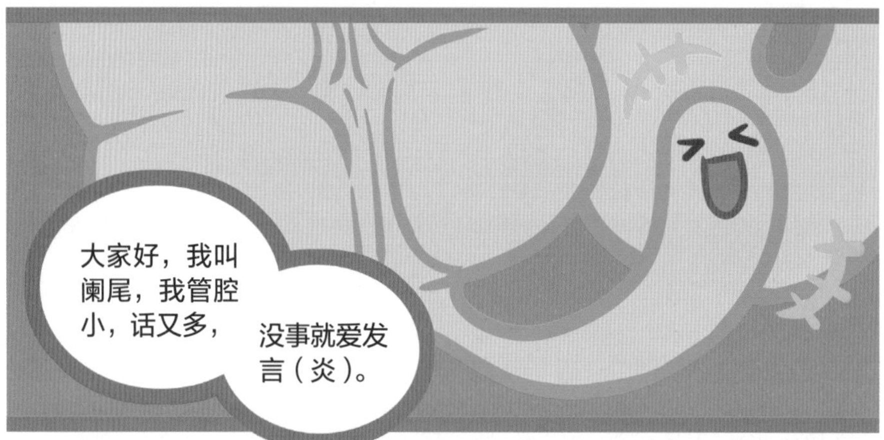
大家好，我叫阑尾，我管腔小，话又多，
没事就爱发言（炎）。

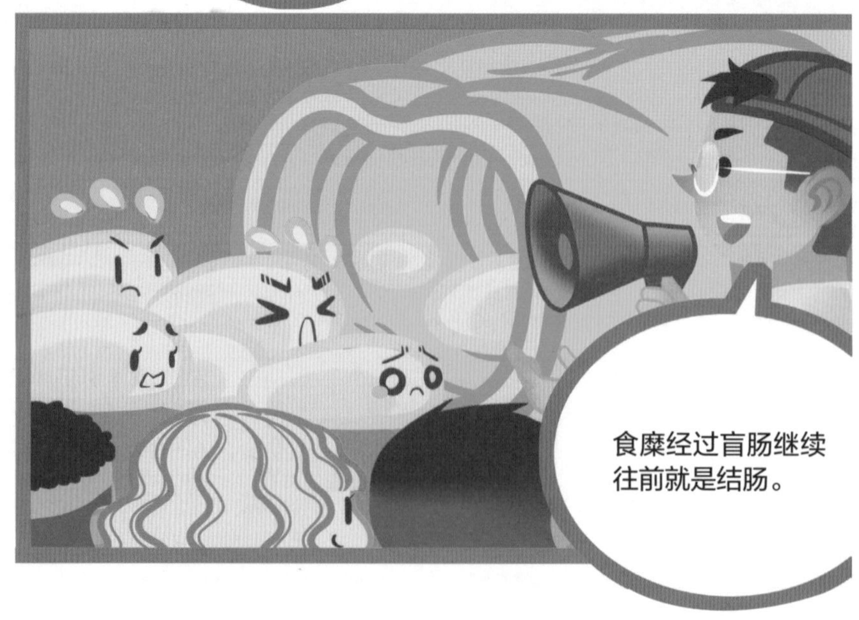
食糜经过盲肠继续往前就是结肠。

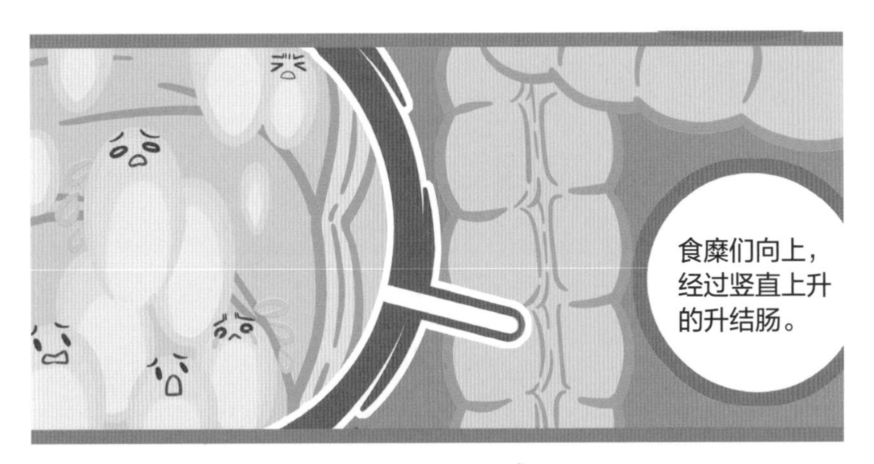
食糜们向上，
经过竖直上升
的升结肠。

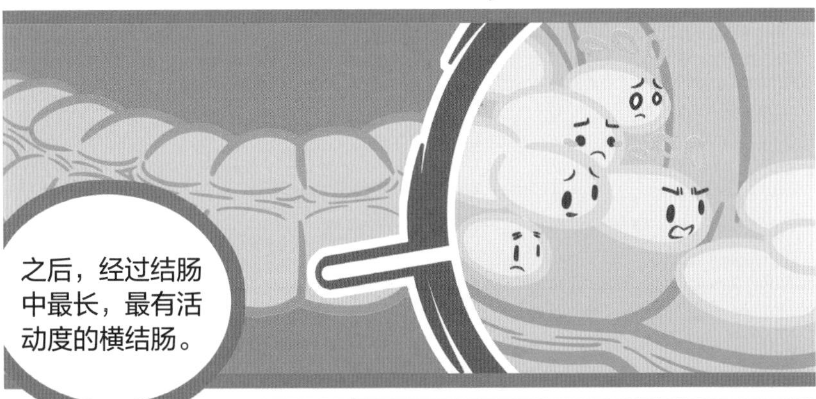
之后，经过结肠
中最长，最有活
动度的横结肠。

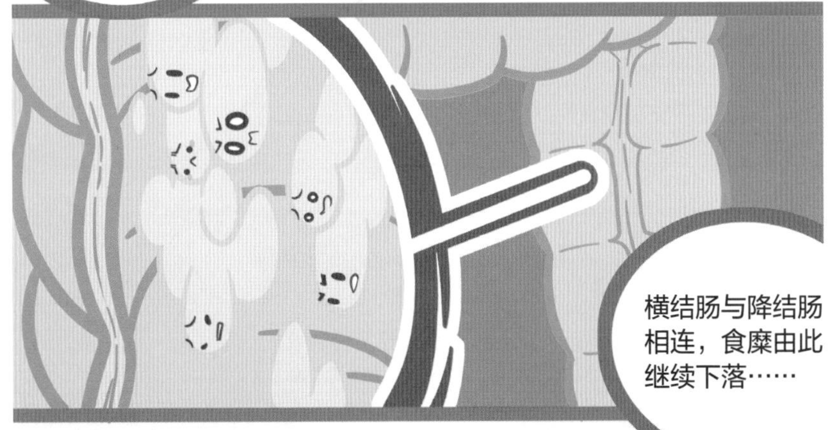
横结肠与降结肠
相连，食糜由此
继续下落……

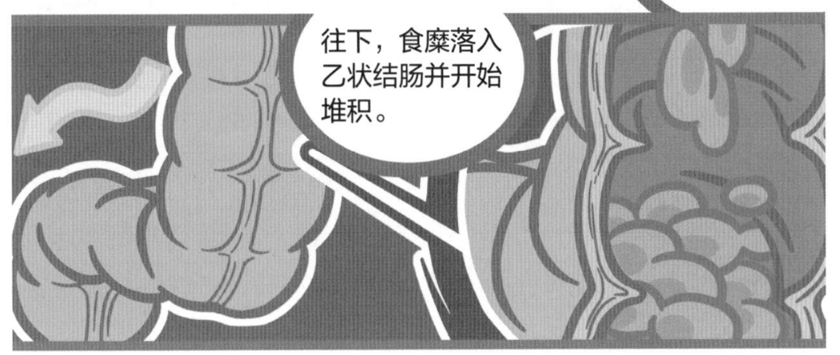
往下，食糜落入
乙状结肠并开始
堆积。

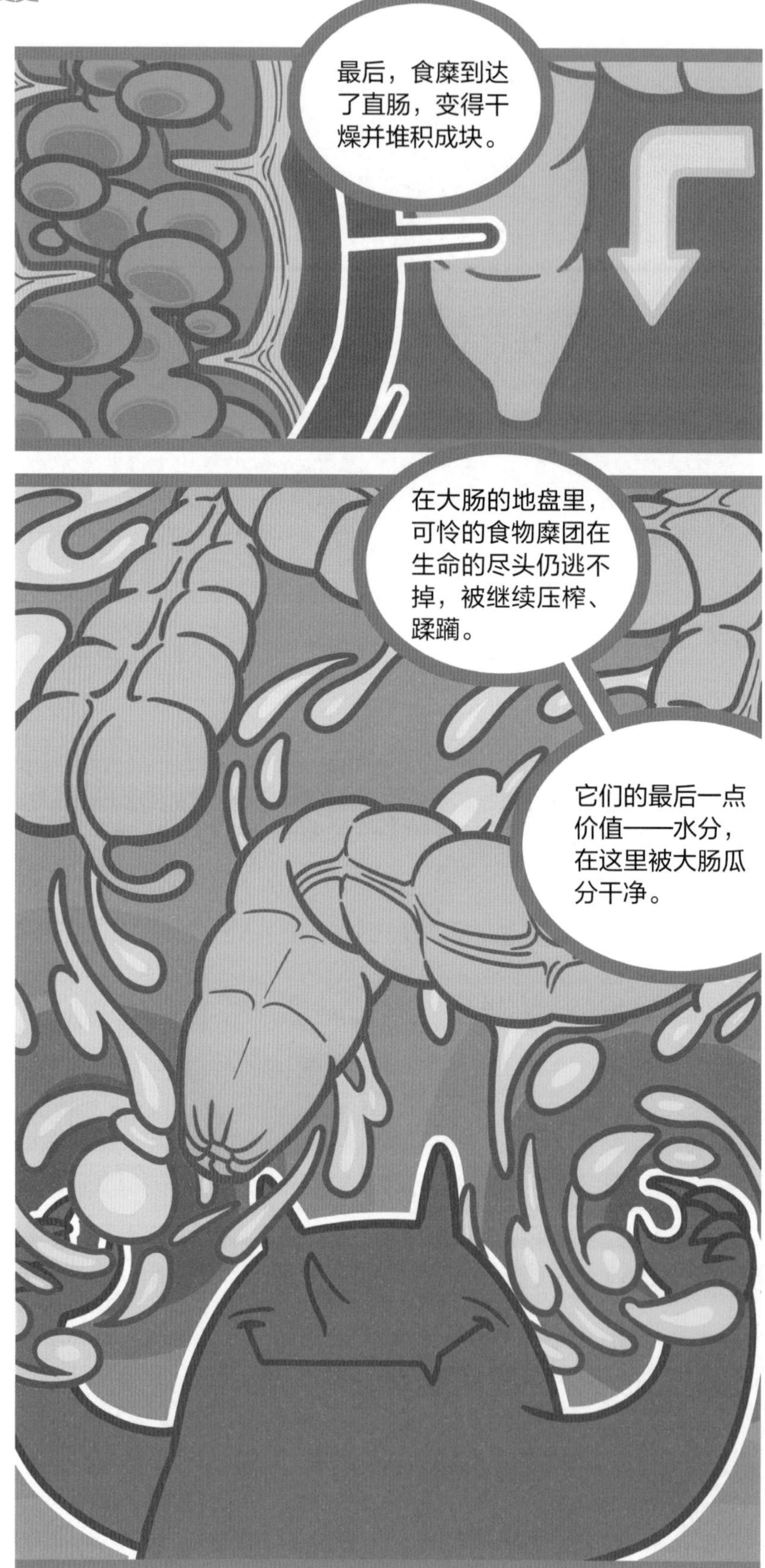
最后，食糜到达了直肠，变得干燥并堆积成块。
在大肠的地盘里，可怜的食物糜团在生命的尽头仍逃不掉，被继续压榨、蹂躏。
它们的最后一点价值——水分，在这里被大肠瓜分干净。

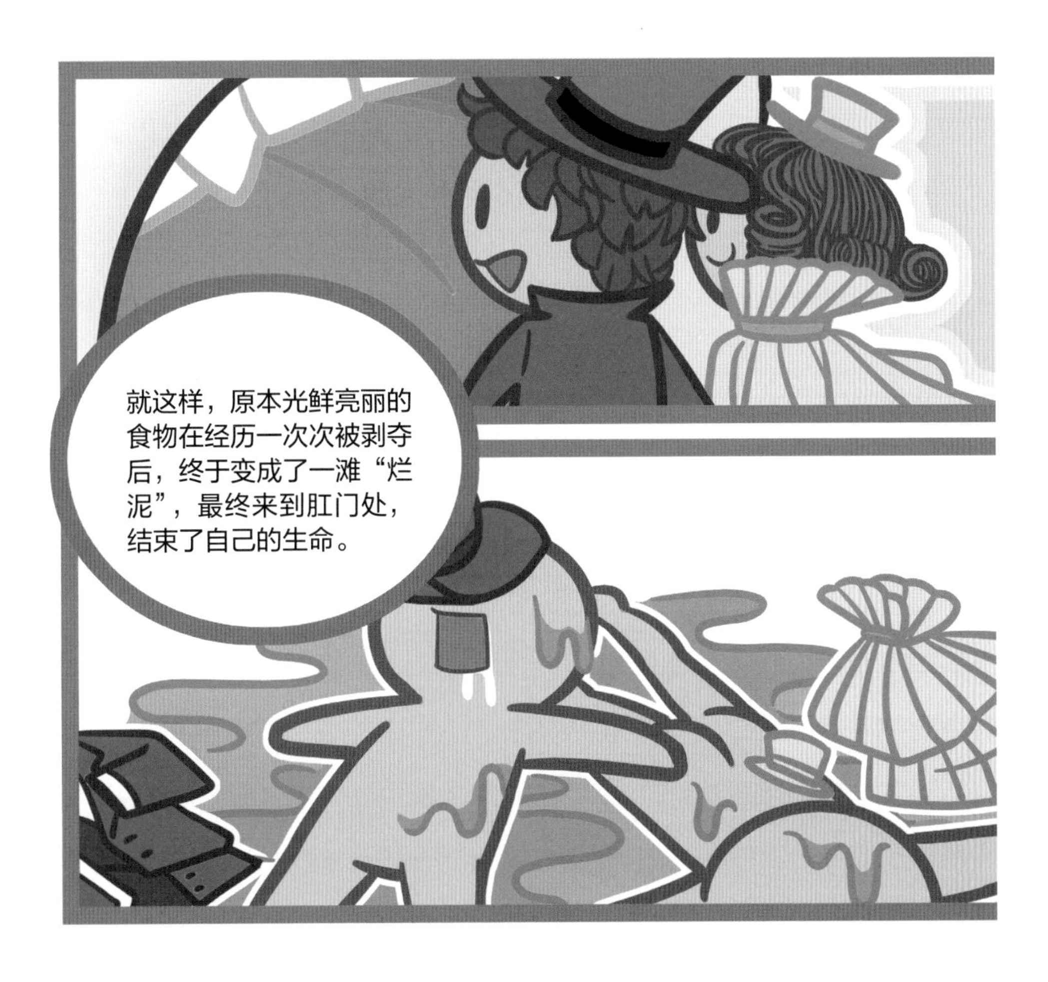
就这样，原本光鲜亮丽的食物在经历一次次被剥夺后，终于变成了一滩“烂泥”，最终来到肛门处，结束了自己的生命。

第三讲 肠道的办公日常

披星戴月、忙忙碌碌是现代城市上班族的真实写照，日子就这样在充实和忙碌中度过。在人体内，同样有这样一对上班打卡的孪生兄弟，它们命运相连，兢兢业业，随时待命，远比朝九晚五的我们还要辛苦，哪怕稍微出一点纰漏，就可能为“老板”带来不可估量的损失，它们就是小肠和大肠。

一、小肠的工作日常

小肠弟弟像孙悟空，虽然身材纤长不如哥哥粗壮，但它有着认真细心的工作态度，活脱脱是一位“万人迷”。参加过上次旅行的游客可能知道，小肠上端起于十二指肠，下端止于回盲瓣，是消化管中最长的一部分，在成人体内全长可达 5 ~ 7 米，根据位置与形态，分为空肠和回肠两部分，是食物消化与吸收的主要场所。

小肠并不像我们想象的像一根塑料管那样简单，它长得精致且很有心思，它的内壁有小肠绒毛和皱襞，这些皱襞可以增加小肠内的表面积，充分和食物接触，从而更有利于食物的消化吸收。小肠是化学消化发生的主要场所，小肠中发挥作用的消化酶多由胰腺和肝脏产生，并通过胰管和胆总管进入小肠。在经过口腔的咀嚼和胃的研磨与搅拌后，大约 90% 的食物消化和吸收在小肠完成，另外约 10% 的消化和吸收发生在小肠吸收之前的胃以及它之后的孪生哥哥大肠中。

上班族都知道，职场的竞争十分激烈，无一技之长岂能长久安身。小肠也算博学多才，它善于制造和使用工具，堪称器官界的“鲁班大师”。小肠黏膜中存在许多内分泌细胞，可分泌多种消化道激素，比如促胰液素、胆囊收缩素、抑胃肽和胃动素等，这些工具对胃肠运动和分泌有着重要的调节作用。

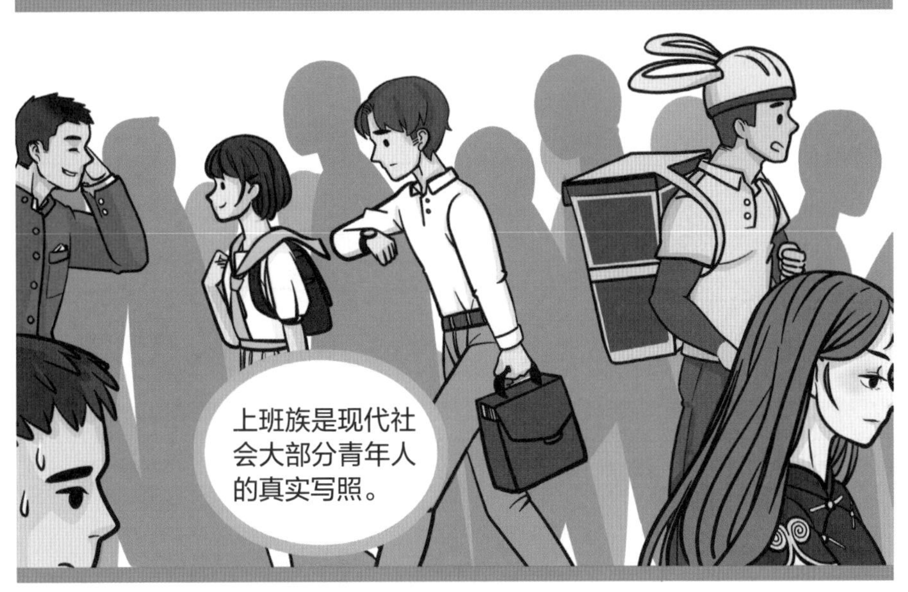
上班族是现代社会大部分青年人的真实写照。

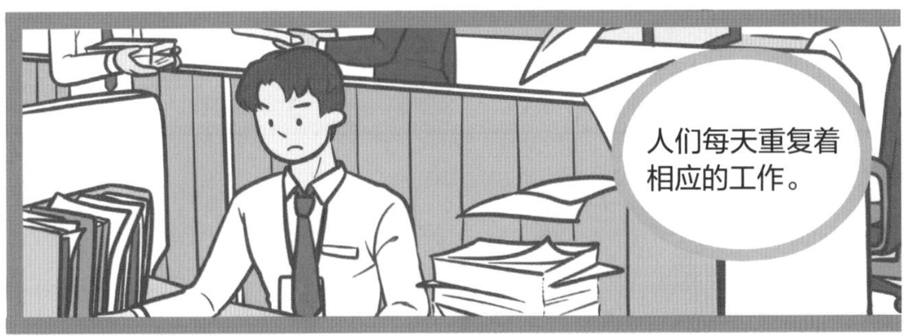
人们每天重复着相应的工作。

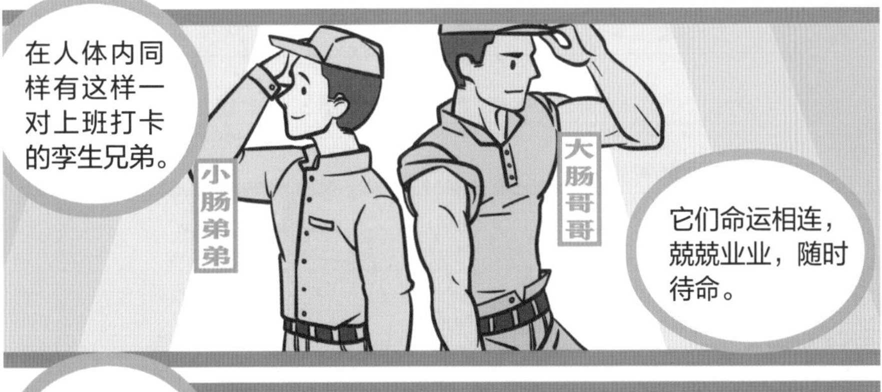
在人体内同样有这样一对上班打卡的孪生兄弟。
小肠弟弟
大肠哥哥
它们命运相连，兢兢业业，随时待命。

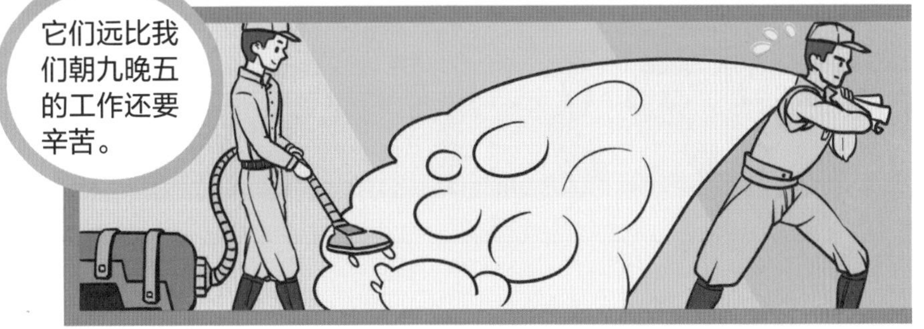
它们远比我们朝九晚五的工作还要辛苦。

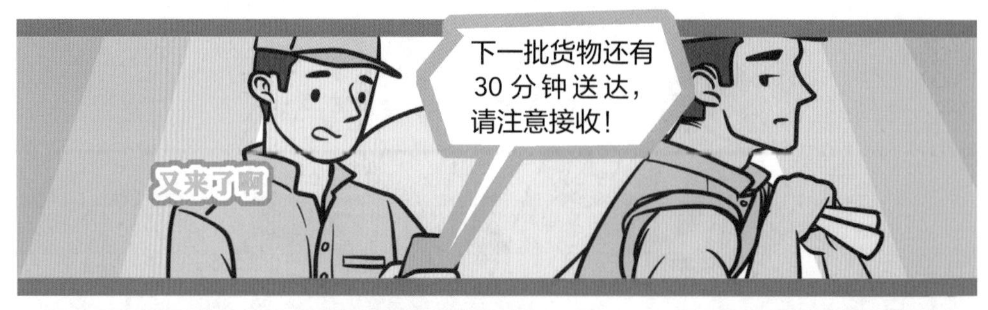
下一批货物还有
30 分钟送达，
请注意接收！
又来了啊

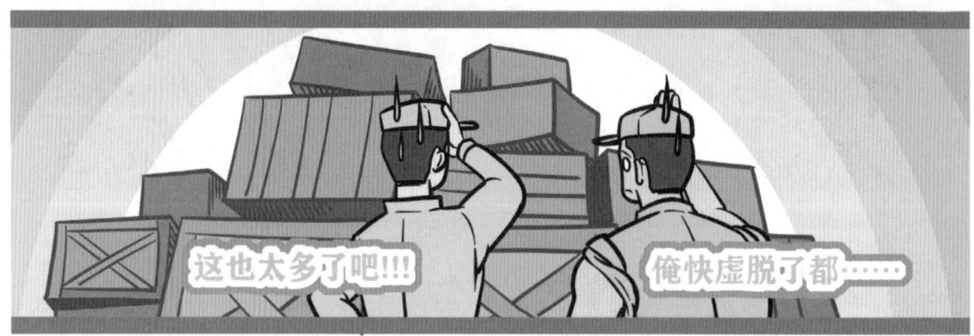
这也太多了吧!!!
俺快虚脱了都……

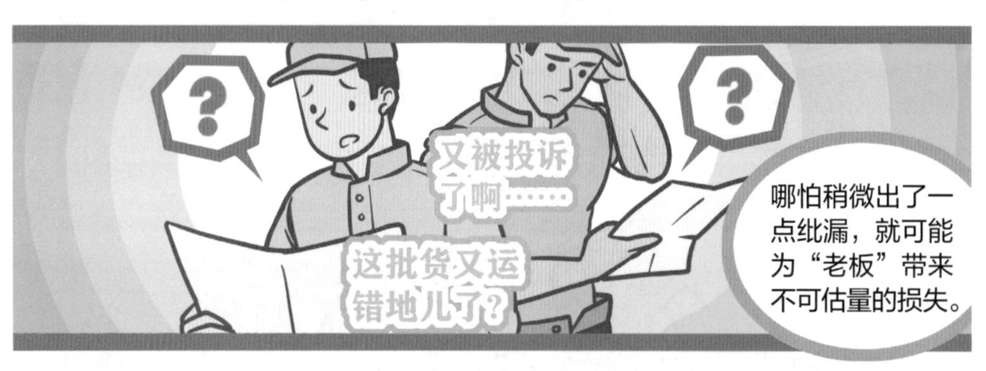
?
?
又被投诉
了啊……
这批货又运
错地儿了？
哪怕稍微出了一
点纰漏，就可能
为“老板”带来
不可估量的损失。

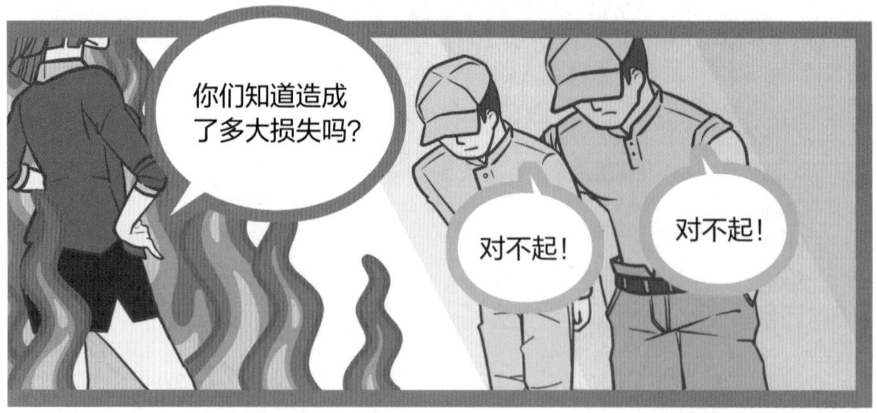
你们知道造成
了多大损失吗？
对不起！
对不起！

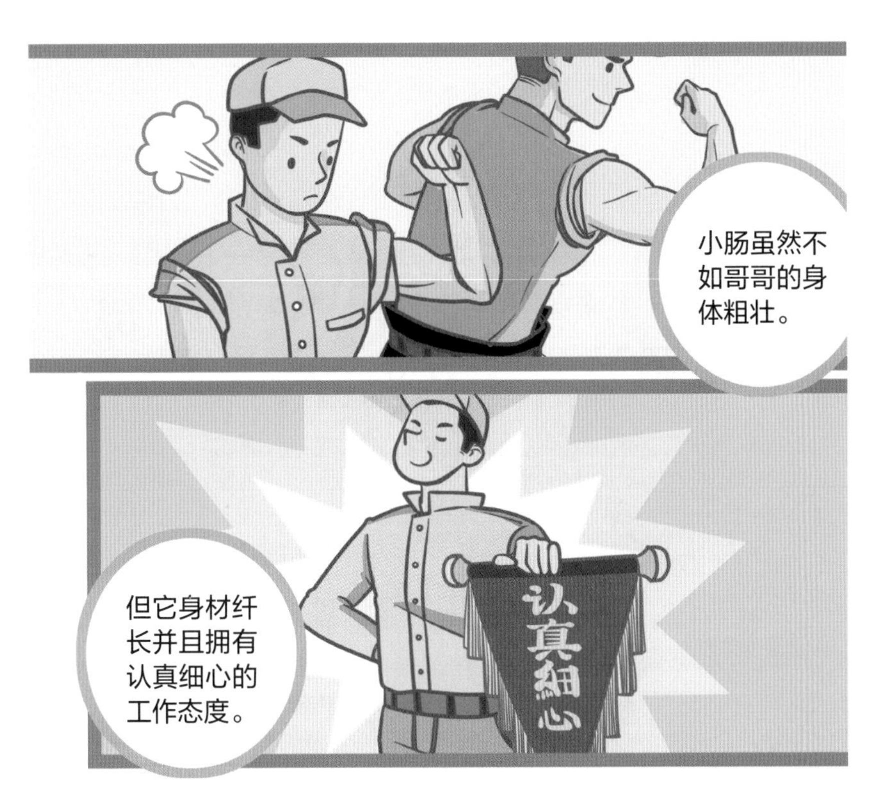
小肠虽然不
如哥哥的身
体粗壮。
但它身材纤
长并且拥有
认真细心的
工作态度。
认真细心

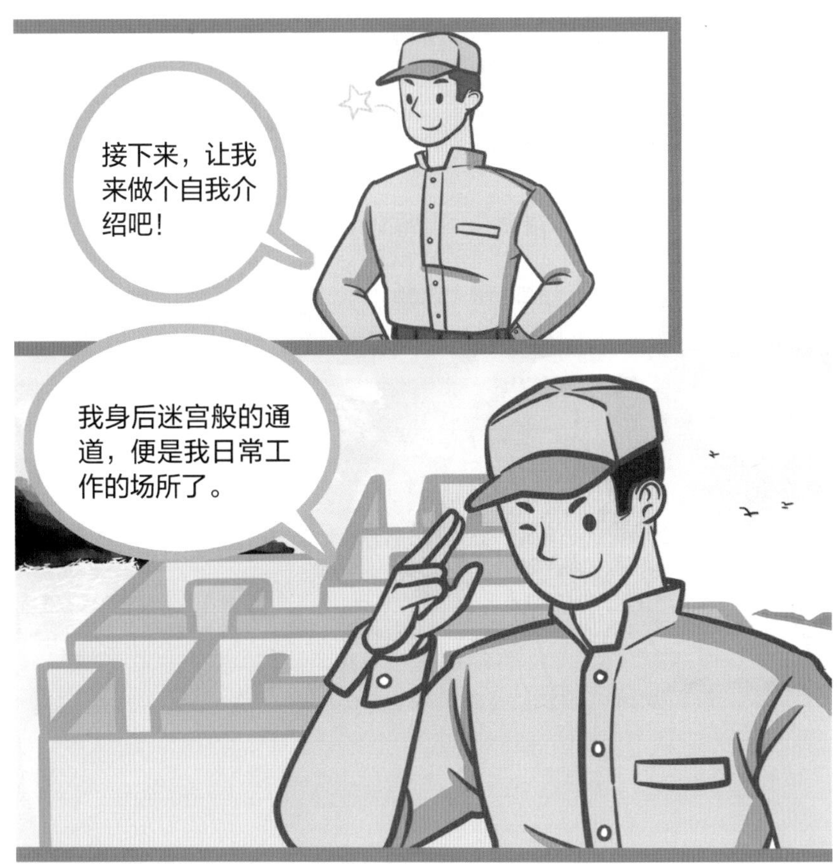
接下来，让我
来做个自我介
绍吧！
我身后迷宫般的通
道，便是我日常工
作的场所了。

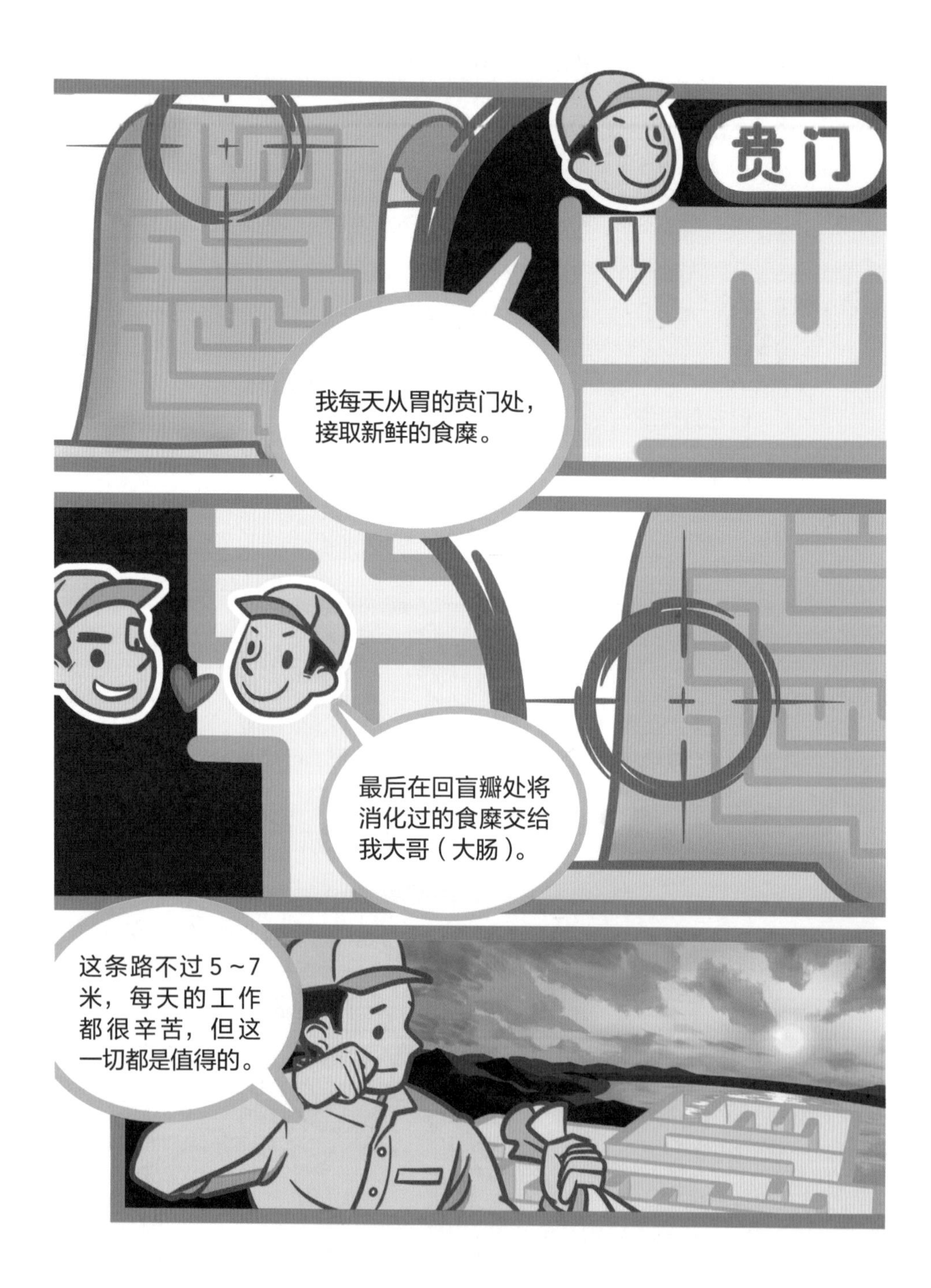
贲门
我每天从胃的贲门处，接取新鲜的食糜。
最后在回盲瓣处将消化过的食糜交给我大哥（大肠）。
这条路不过 5 ~7 米，每天的工作都很辛苦，但这一切都是值得的。

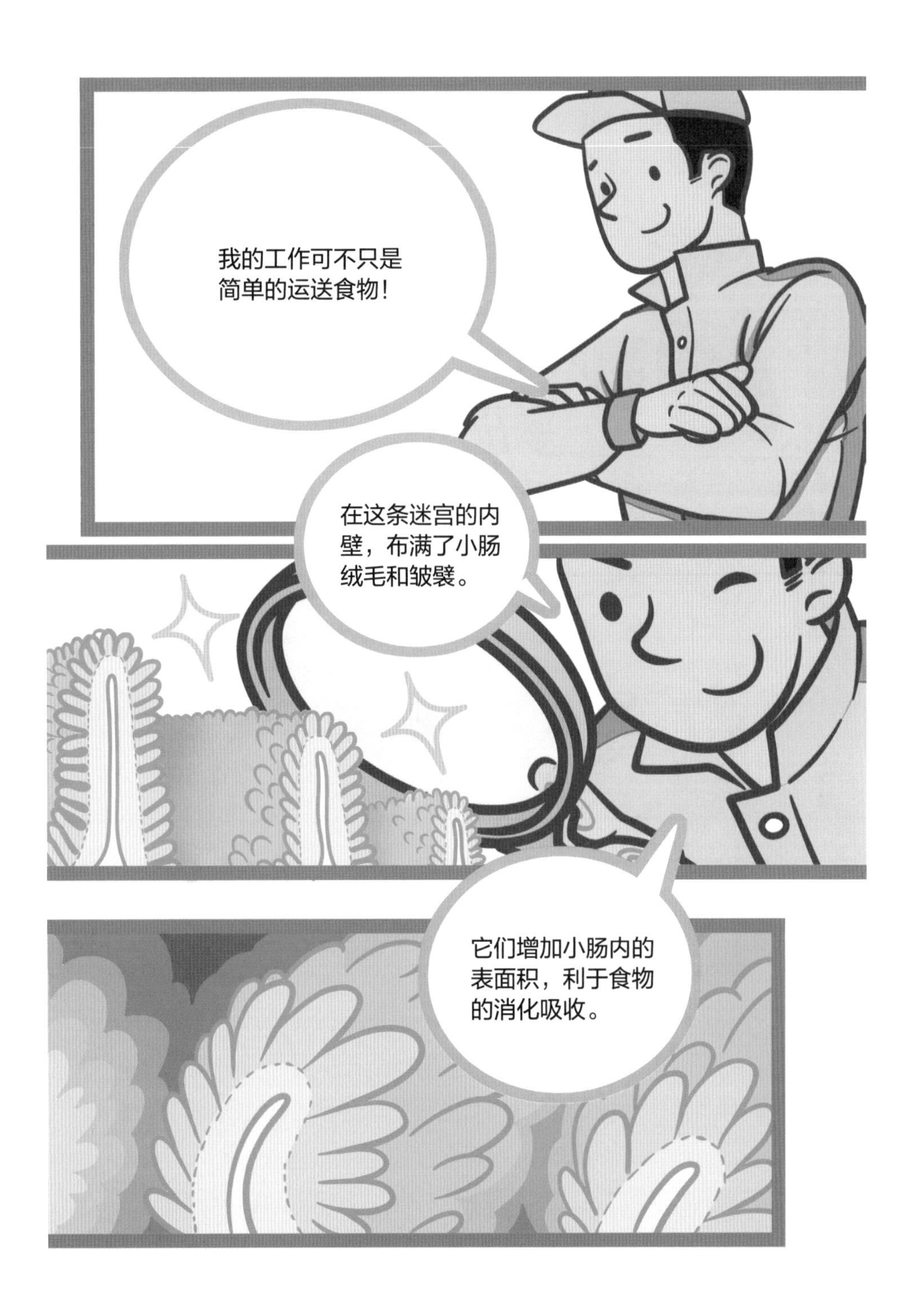
我的工作可不只是
简单的运送食物！
在这条迷宫的内
壁，布满了小肠
绒毛和皱襞。
它们增加小肠内的
表面积，利于食物
的消化吸收。

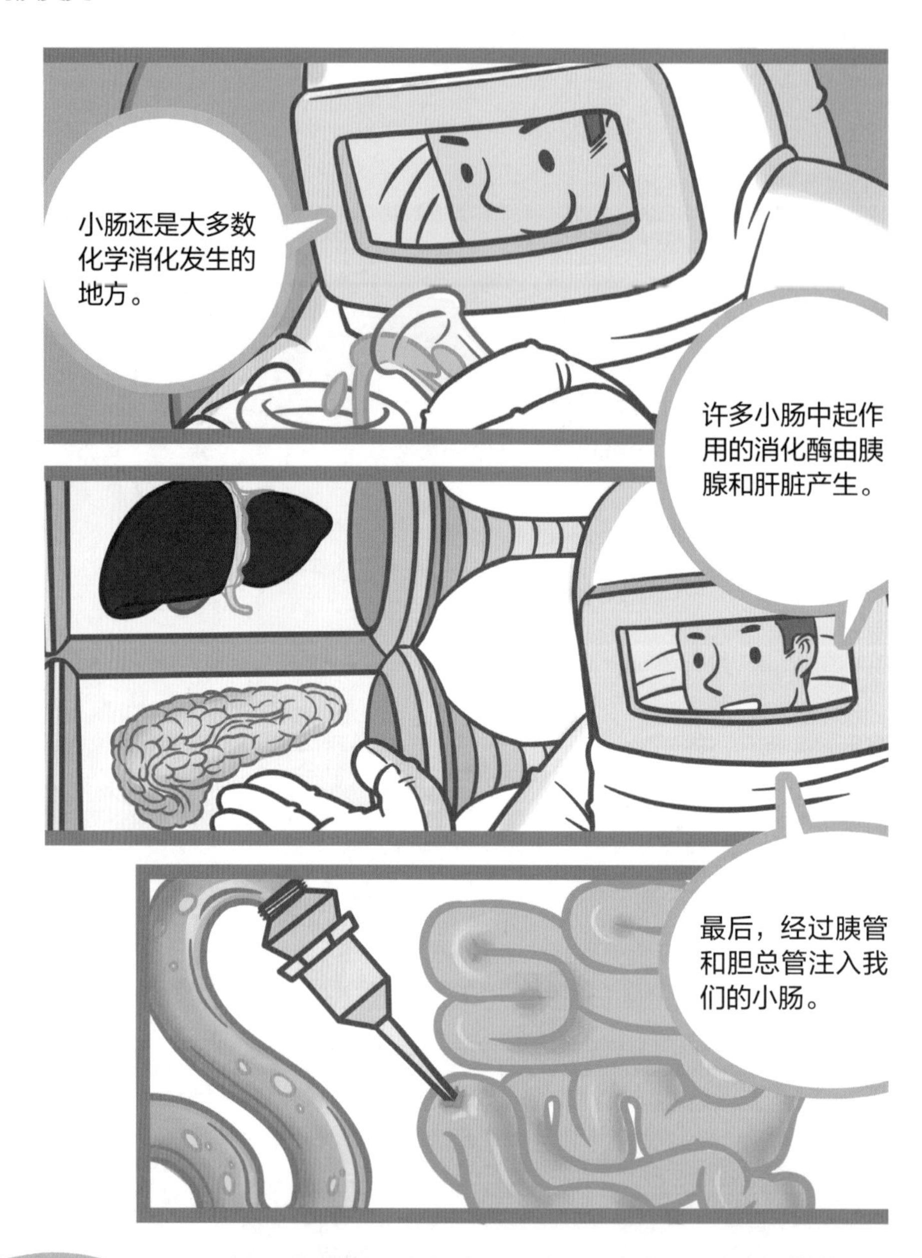
小肠还是大多数化学消化发生的地方。
许多小肠中起作用的消化酶由胰腺和肝脏产生。
最后，经过胰管和胆总管注入我们的小肠。

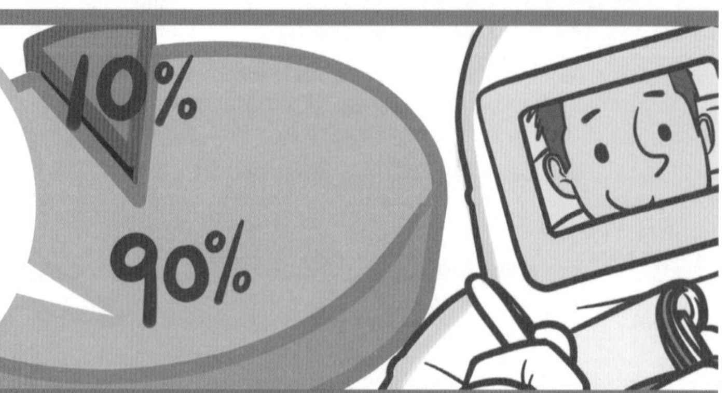
在经过口腔和胃的咀嚼、研磨以及搅拌后，90%的食物消化和吸收在小肠就已经完成，另外 10%的消化和吸收发生在它之前的胃中，和它之后的孪生哥哥大肠中。
10%
90%

生性活泼的小肠特别爱动，一般具有以下几种运动方式。

1. 紧张性收缩

紧张性收缩是小肠其他运动形式的基础，进食后这种收缩更强烈，主要是让小肠保持一定形状、紧张度和压力，有利于食物和消化液更好地融合，从而被更好地消化和吸收。

2. 分节运动

这是小肠的“独门绝技”，因为只有小肠具有这种运动形式，进行交替性收缩和舒张使食糜和消化液充分混合，为吸收创造良好条件；除此之外，它还能挤压供应肠壁的血管，有利于血液和淋巴回流。

3. 蠕动

小肠的蠕动通常重叠在节律性分节运动之上，两者相互配合。蠕动的意义在于使分节运动作用后的食糜向前推进，使它到达一个新肠段，再开始分节运动。

4. 蠕动冲

这是一种特殊的蠕动，小肠蠕动的速度一般很慢，据推算每秒为 1～2 厘米，蠕动只把食糜推进一段短距离（约数厘米）后即消失。但是蠕动冲可以在几分钟内快速将食糜从小肠始端推到末端，甚至大肠。

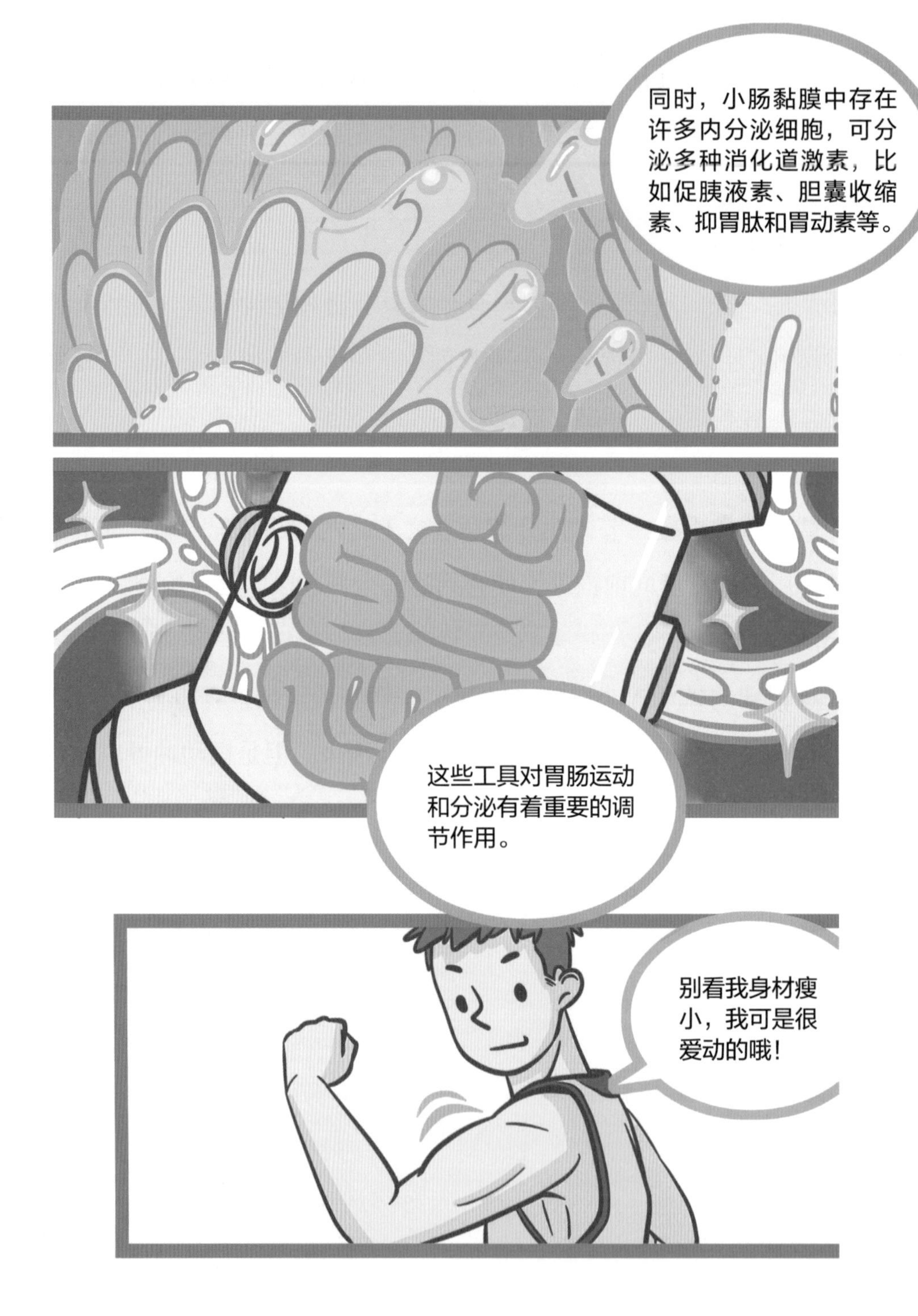
同时，小肠黏膜中存在许多内分泌细胞，可分泌多种消化道激素，比如促胰液素、胆囊收缩素、抑胃肽和胃动素等。
这些工具对胃肠运动和分泌有着重要的调节作用。
别看我身材瘦小，我可是很爱动的哦！

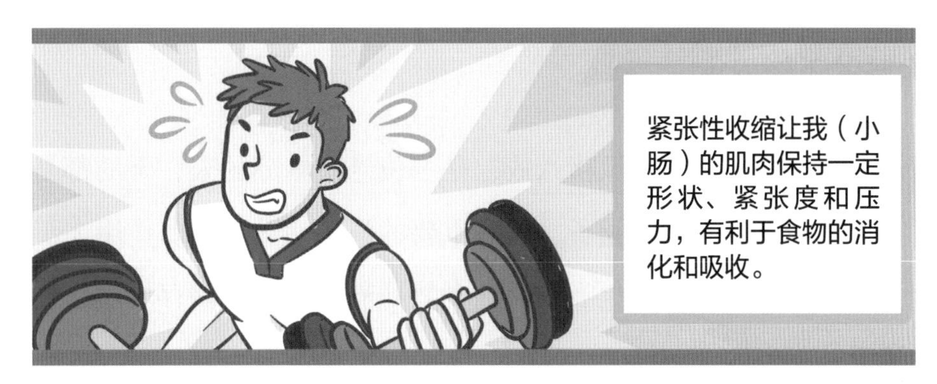
紧张性收缩让我（小
肠）的肌肉保持一定
形状、紧张度和压
力，有利于食物的消
化和吸收。

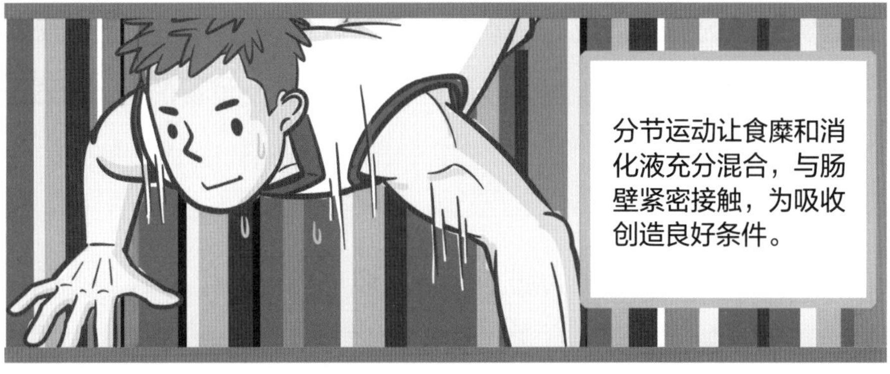
分节运动让食糜和消
化液充分混合，与肠
壁紧密接触，为吸收
创造良好条件。

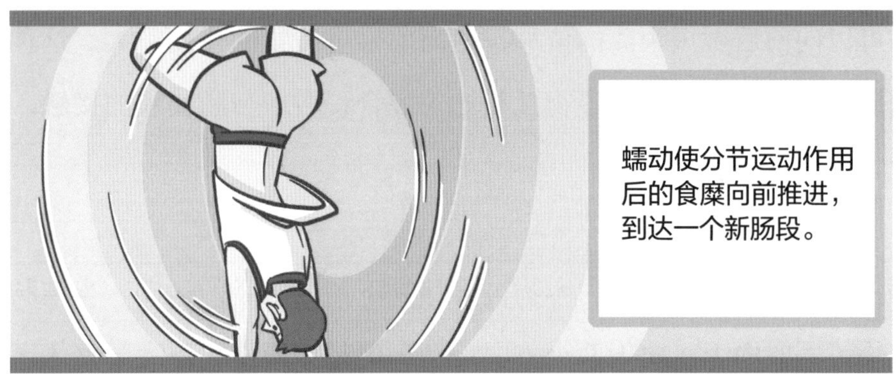
蠕动使分节运动作用
后的食糜向前推进，
到达一个新肠段。

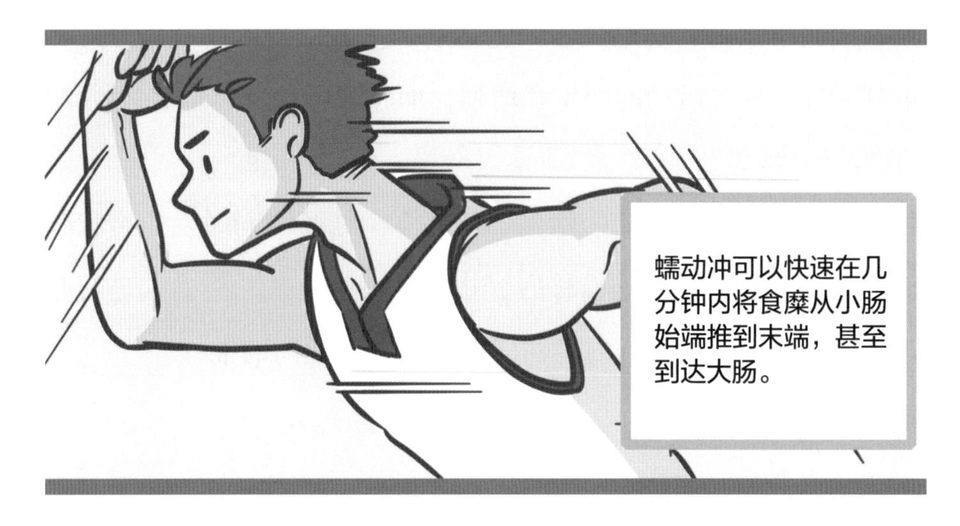
蠕动冲可以快速在几
分钟内将食糜从小肠
始端推到末端，甚至
到达大肠。

二、大肠的工作日常

相较而言，哥哥大肠就像猪八戒，是一位老实本分的人，干的都是一些脏活、累活。它没有那么多的花花肠子，没有重要的消化活动，主要作用在于吸收水分和无机盐，为经过小肠弟弟消化吸收后的食物残渣提供暂时储存场所，并将食物残渣转变为粪便。

大肠老实憨厚的性格造成它运动量少而且较慢，对刺激反应也较迟钝，不过这有利于粪便的储存，也让它更能够胜任这份工作。大肠的运动形式主要有以下几种。

1. 袋状往返运动

在空腹和安静时常见，由大肠壁的环形肌进行无规律收缩，使肠管各个部位的黏膜向肠腔褶皱，肠管呈袋状外观，称为结肠袋。收缩时结肠内压力升高，结肠袋内容物可以向前后做短距离的位移，但向前推进食物的作用不大。这种作用类似于缓慢的揉搓，能促进肠腔内容物互相均匀混合，增加与肠黏膜的接触，从而促进大肠的吸收作用。

2. 分节推进运动

即一个结肠袋收缩，其内容物被推移到下一结肠袋的运动。当结肠袋收缩时，其内容物可同时向上、向下两个方向运动，但是一般情况下大肠整体运动趋势是向肛门方向，故向下运动要远远大于向上运动，使粪便得以向肛门方向移动。散步和进食均可刺激分节推进运动的产生和增强，而睡眠可使分节推进运动减弱或消失。

3. 多袋推进运动

这种运动是分节推进运动的增强，相邻多个结肠段同时发生袋状收缩，将肠内容物推移到下段肠腔内，接受推移内容物的肠段也可以同样方式进行收缩，称为多袋推进运动。这种运动可使肠内容物向前进行更长距离的推移。

4. 蠕动

这里所说的蠕动是由一些稳定向前的收缩波所组成。收缩波前方的肌肉舒张，往往充有气体；收缩波的后面则保持在收缩状态，这样会产生压力差，使这段肠管闭合并排空。

5. 集团蠕动

多见于进食后，是由于胃充盈而引发的胃肠反射。集团蠕动可使肠内容物很快进入乙状结肠和直肠，从而引起排便感。纤维素可以促进集团蠕动，从而使大便顺利、通畅，膳食中适量的纤维素有助于大肠正常运动。另外，睡眠时集团蠕动消失。因此，长期卧床病人易出现便秘。

虽然工作环境不如弟弟，但大肠并不气馁，它会产生大肠液。大肠液由肠黏膜表面的柱状上皮细胞和杯状细胞分泌，消化吸收作用不大，主要是其中的黏液蛋白可以保护肠黏膜和润滑粪便。食物残渣在结肠内的停留时间较长，一般在 10 小时以上，在这一过程中食物残渣中的一部分水分被结肠黏膜吸收，剩余部分经结肠内细菌的发酵和腐败作用后形成粪便。粪便中除食物残渣还包括脱落的肠上皮细胞和大量细菌。

俗话说“能者多劳”，默默付出的大肠不仅负责将食物残渣转变为粪便，而且还负责粪便排出体外的工作。正常情况下，直肠内是没有粪便的，当肠蠕动将粪便推入直肠时，可扩张刺激直肠壁内的感受器，冲动沿盆神经和腹下神经传导至腰、骶段脊髓的初级排便中枢，然后上传到大脑皮层引起便意，若条件许可，便可以发生排便运动。

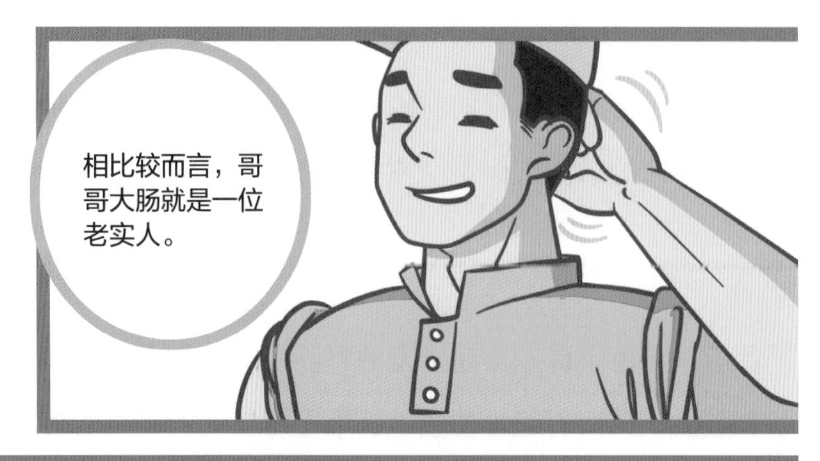
相比较而言，哥哥大肠就是一位老实人。

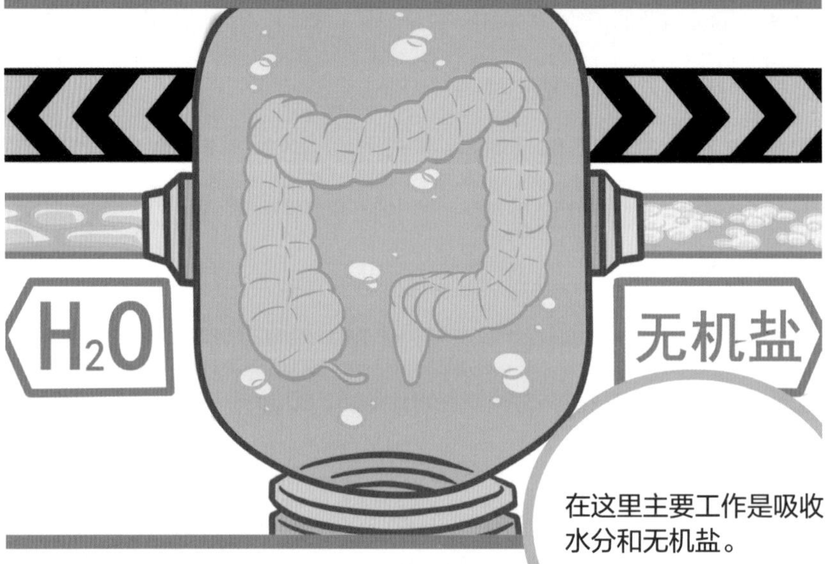
H2O
无机盐
在这里主要工作是吸收水分和无机盐。

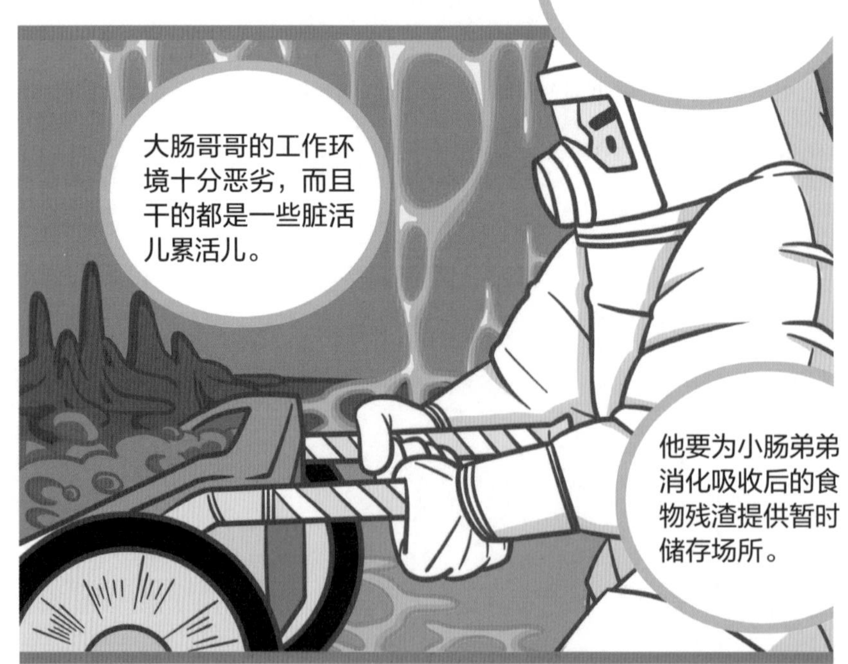
大肠哥哥的工作环境十分恶劣，而且干的都是一些脏活儿累活儿。
他要为小肠弟弟消化吸收后的食物残渣提供暂时储存场所。

还要将消化吸收后的食物残渣转化为粪便。

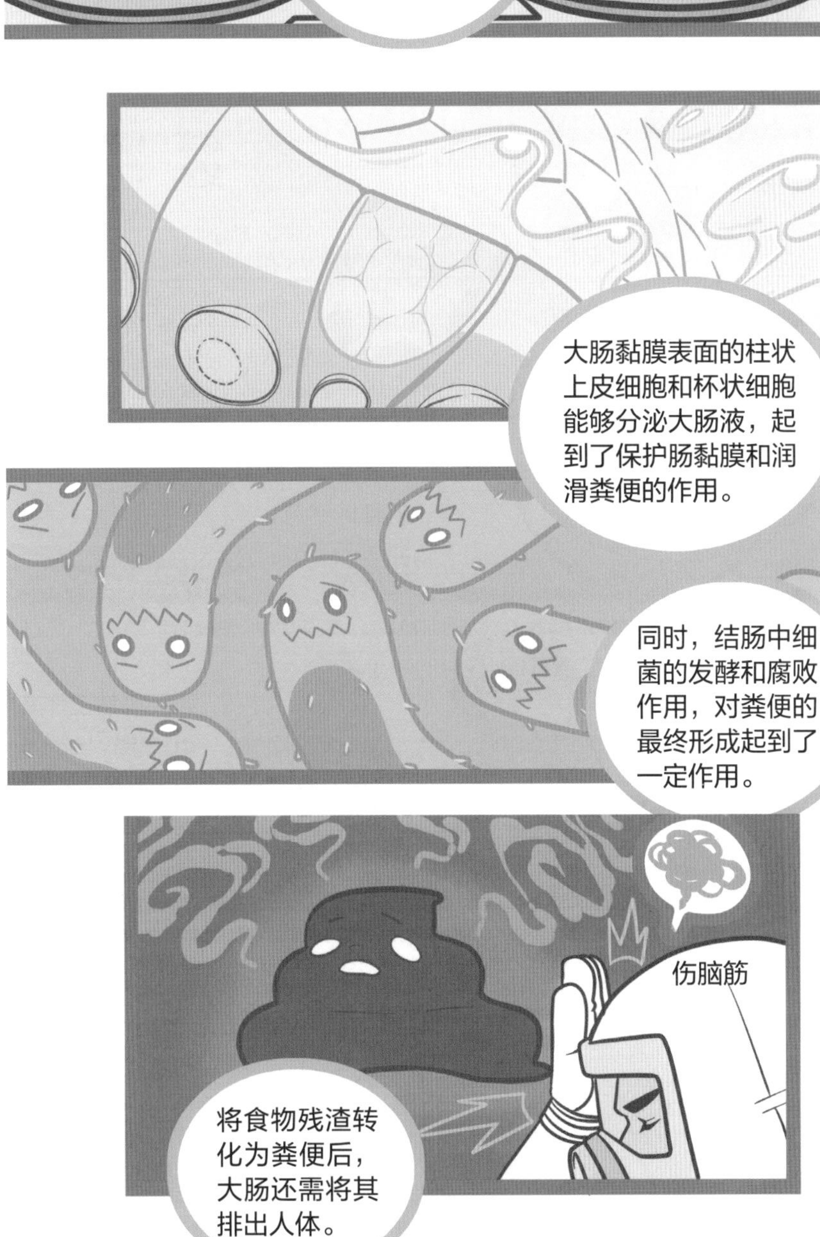
大肠黏膜表面的柱状上皮细胞和杯状细胞能够分泌大肠液，起到了保护肠黏膜和润滑粪便的作用。
同时，结肠中细菌的发酵和腐败作用，对粪便的最终形成起到了一定作用。
伤脑筋
将食物残渣转化为粪便后，大肠还需将其排出人体。

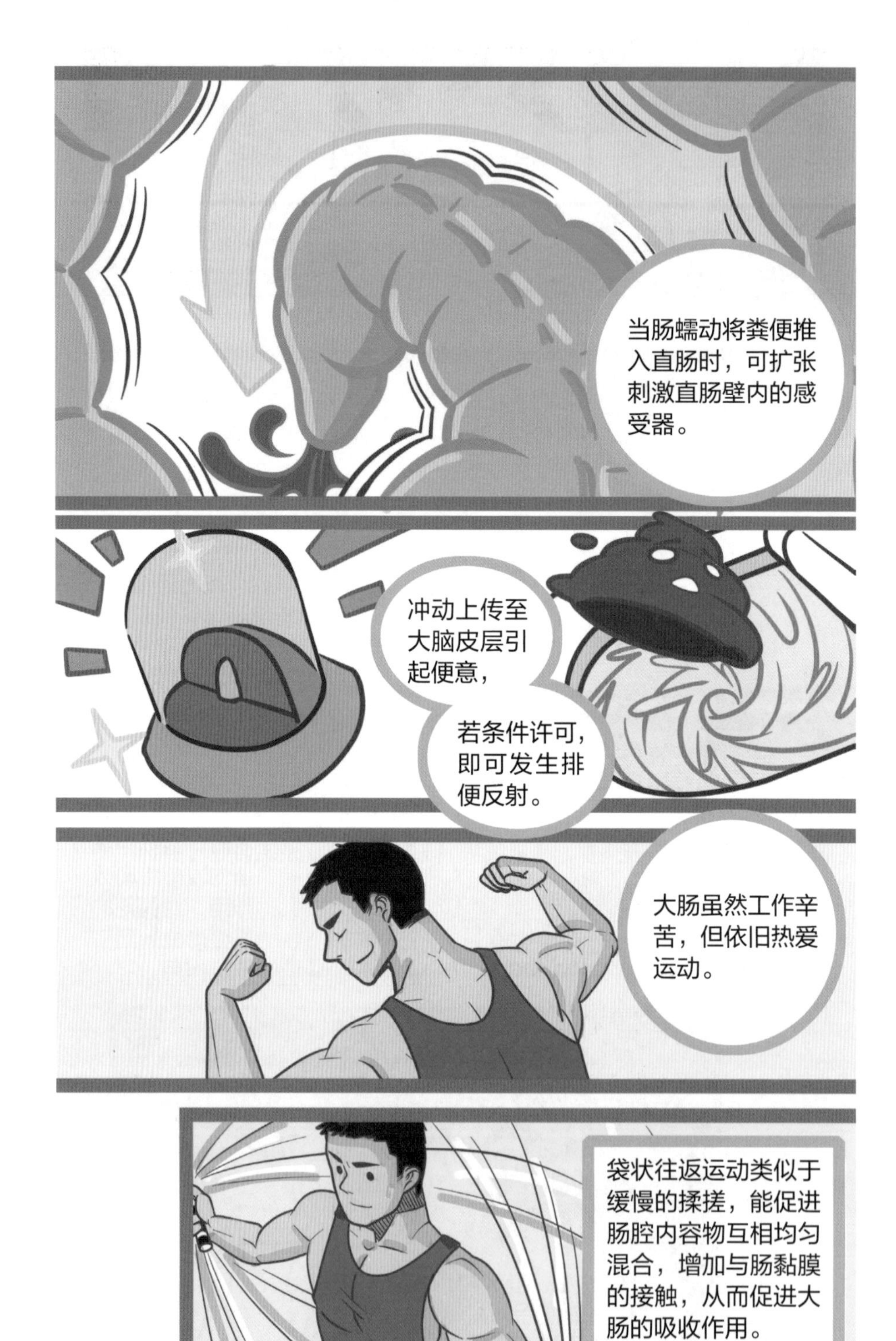
当肠蠕动将粪便推入直肠时，可扩张刺激直肠壁内的感受器。
冲动上传至大脑皮层引起便意，
若条件许可，即可发生排便反射。
大肠虽然工作辛苦，但依旧热爱运动。
袋状往返运动类似于缓慢的揉搓，能促进肠腔内容物互相均匀混合，增加与肠黏膜的接触，从而促进大肠的吸收作用。

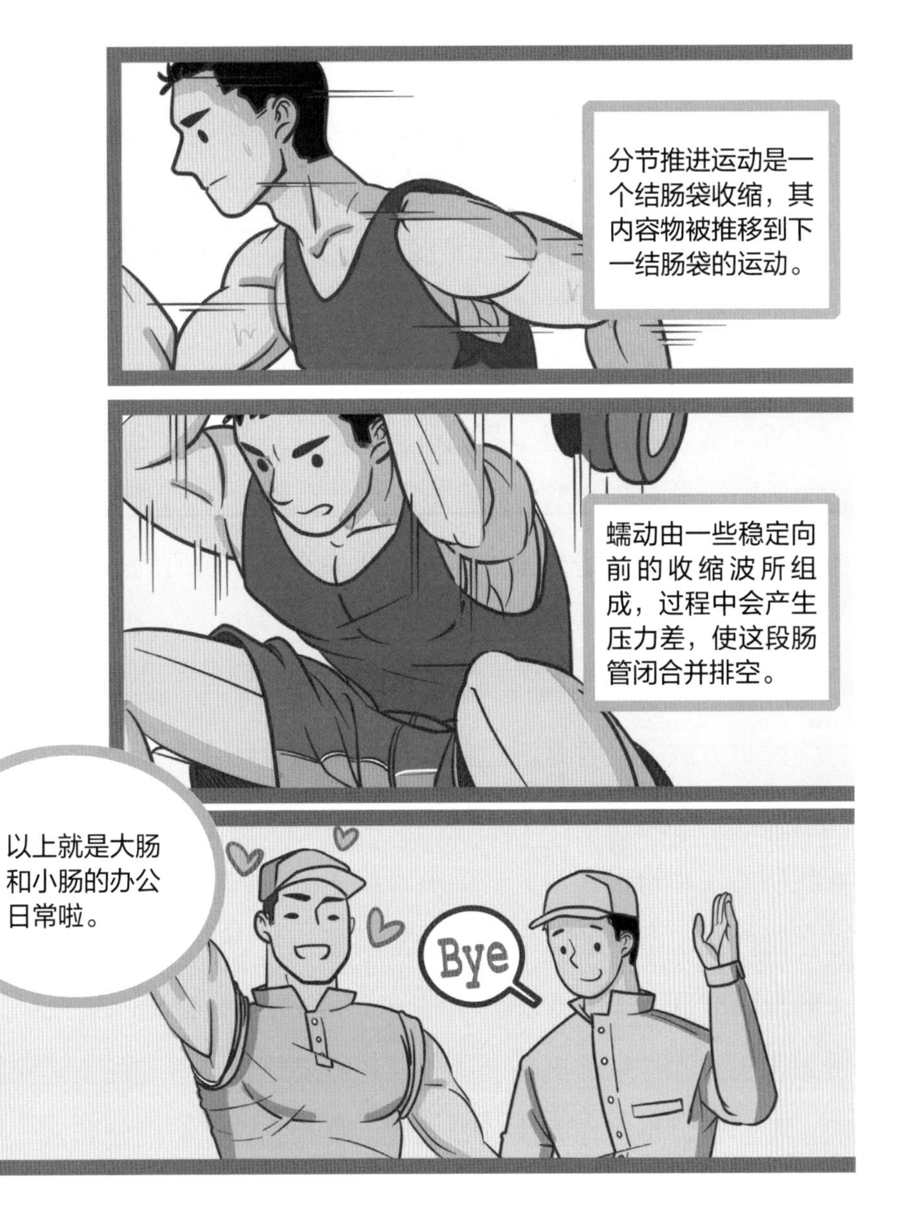
分节推进运动是一个结肠袋收缩，其内容物被推移到下一结肠袋的运动。
蠕动由一些稳定向前的收缩波所组成，过程中会产生压力差，使这段肠管闭合并排空。
以上就是大肠和小肠的办公日常啦。
Bye

第四讲 吃货的“肠”识

在这个“吃货”遍布的年代里，面对各式各样的美食，人们很容易被诱惑。生活在地球上的我们，每人每天平均会吃掉 1 ~ 2 千克的食物，如果按 1.5 千克计算的话，每人每年会消耗超过 500 千克的食物，一生大概吃掉超过 40 吨的食物，所以每个人被叫一声“吃货”可以说是理所当然的。

人体的肠道就像下水道，每天都有食物进出，这里的运输物种类繁多、数量惊人。各位“吃货”应该也都知道，我们每天吃的食物会由消化系统进行消化吸收。但是你知道吗？消化和吸收并不是同一个概念。

人体摄入的食物在消化道内被加工处理成为小分子物质的过程称为消化。食物经消化后，形成的小分子营养物质通过消化道进入血液或淋巴液的过程，称为吸收。

消化分为两种方式：一种是通过机械作用，把食物由大块变成小块，称为机械消化；另一种是在消化酶的作用下，把大分子变成小分子，称为化学消化。不可思议的是，消化功能在食物进入口腔之前就开始了。当我们预期到食物即将到来时，无论是看到还是闻到，嘴里的腺体就会分泌唾液，其中的酶可以分解大部分淀粉，为食物进入肠道做准备。这也可以解释“吃货”们为什么会流口水。

除了感谢舌头给你带来的美味刺激外，还需要你精心对待的就是肠道。小肠是食物消化的主要器官，每当你大快朵颐之后，食物在这里会受到胰液、胆汁和小肠液的化学性消化。

胰液是无色无味的弱碱性液体，其作用是中和进入肠道的胃酸，保护肠黏膜免受强酸侵蚀；同时也为小肠内其他消化酶提供合适的“战斗”环境。

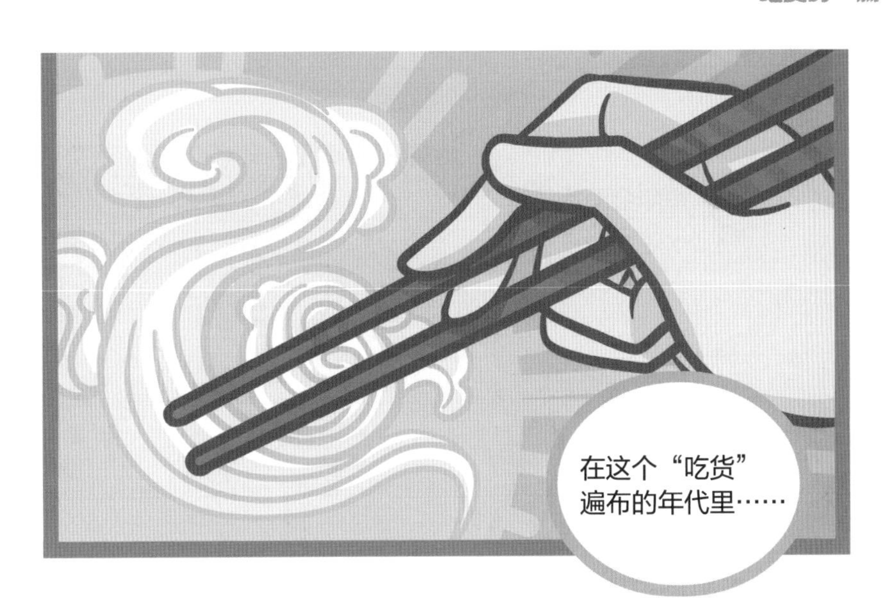
在这个“吃货”
遍布的年代里……

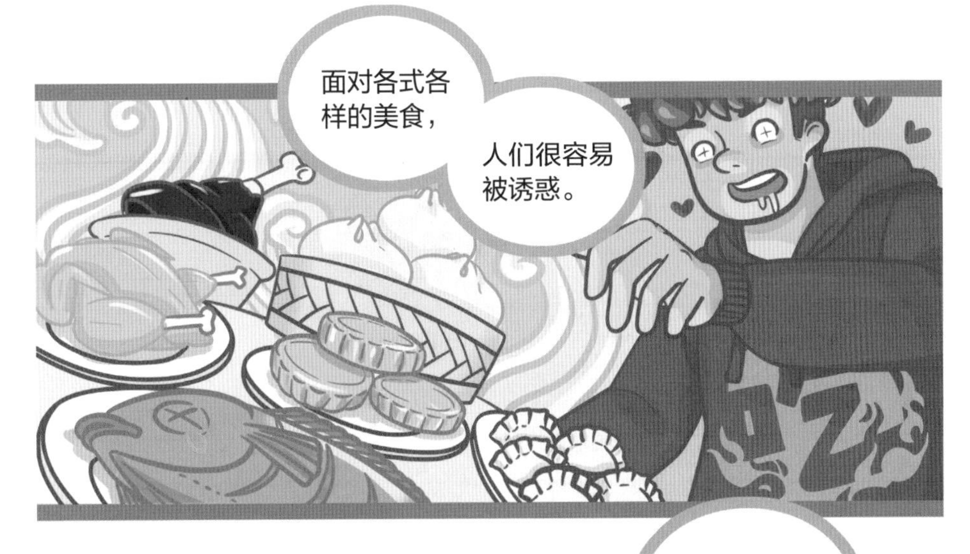
面对各式各
样的美食，
人们很容易
被诱惑。

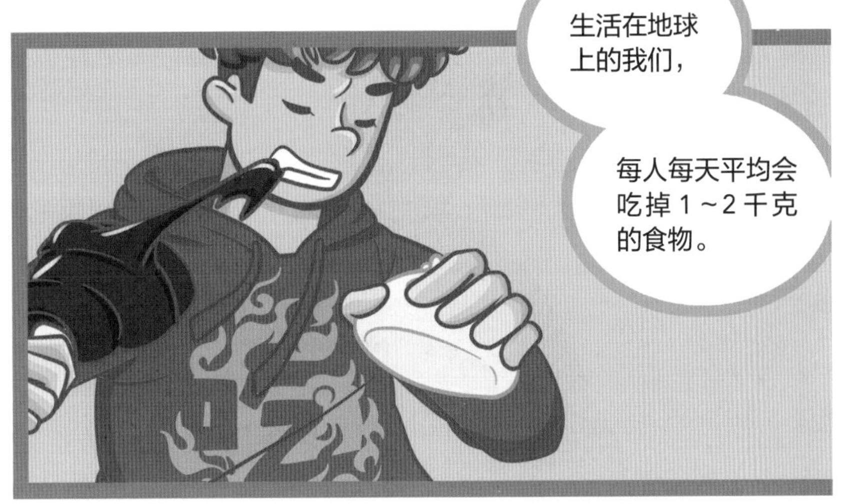
生活在地球
上的我们，
每人每天平均会
吃掉 1 ~2 千克
的食物。

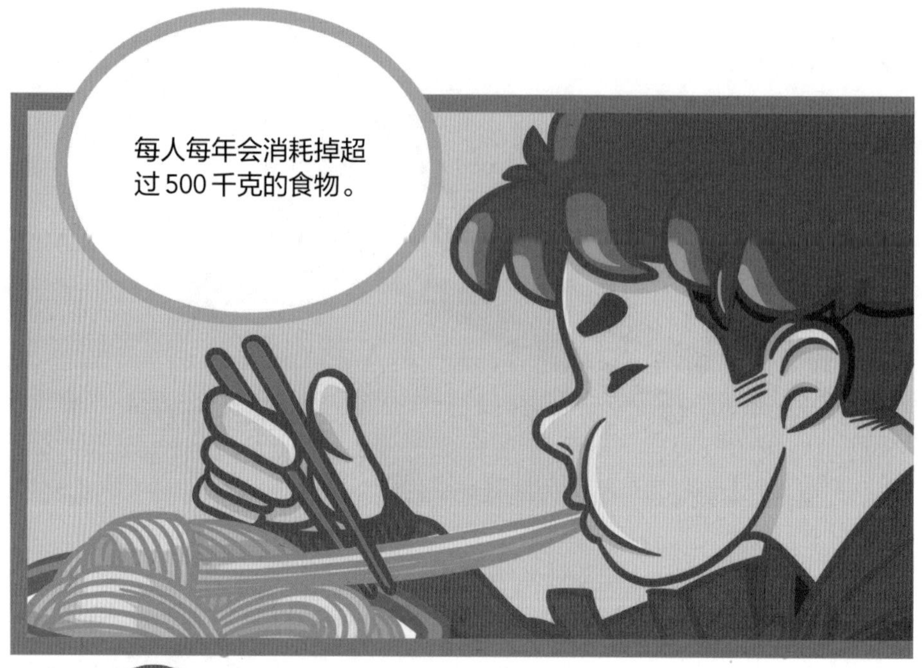
每人每年会消耗掉超
过 500 千克的食物。

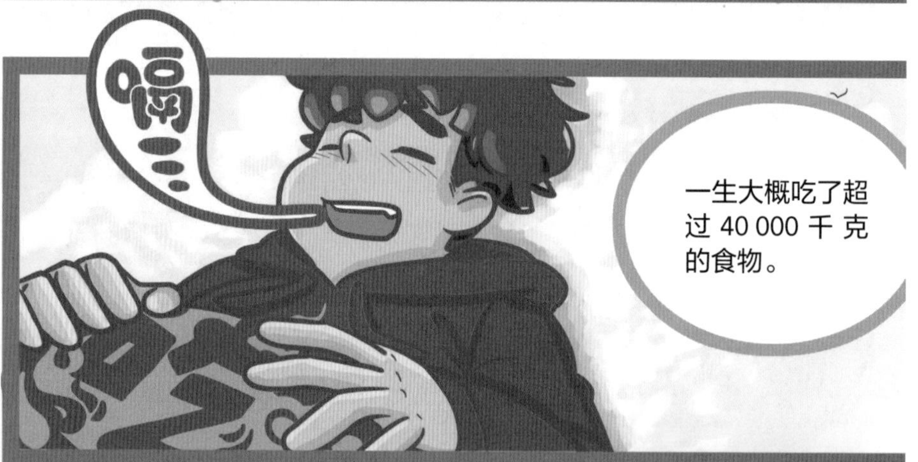
嗝……
一生大概吃了超
过 40 000 千 克
的食物。

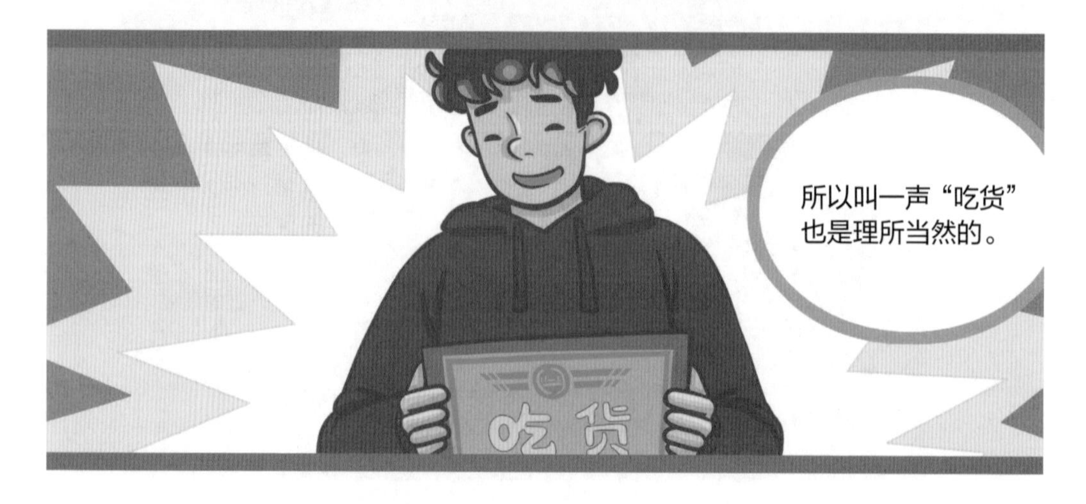
所以叫一声“吃货”
也是理所当然的。
吃货

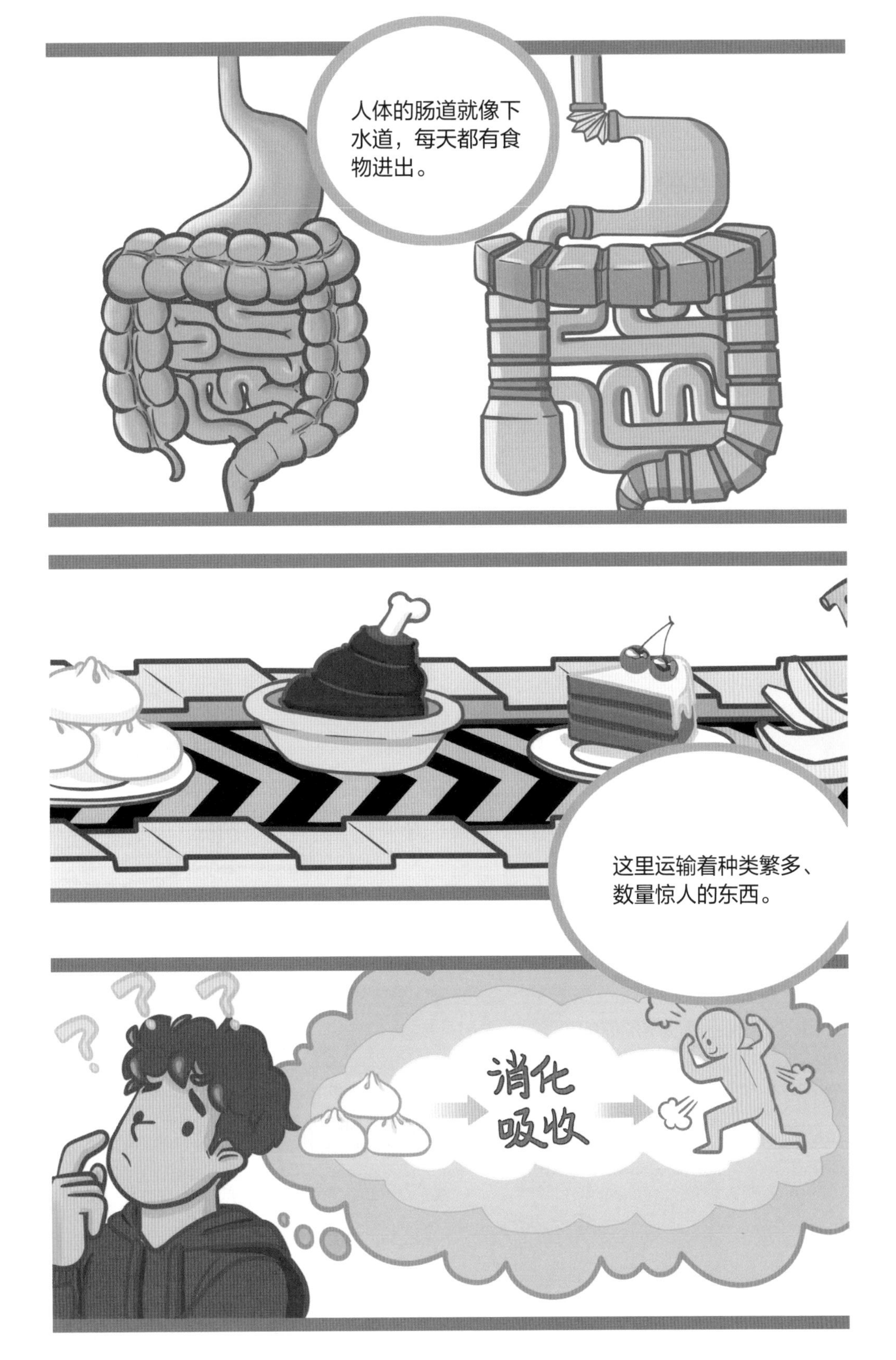
人体的肠道就像下水道，每天都有食物进出。
这里运输着种类繁多、数量惊人的东西。
消化
吸收

各位“吃货”应该也都知道，我们每天吃的食物会经过消化系统进行消化吸收。
消化≠吸收
但是你知道吗？消化和吸收并不是同一个概念。

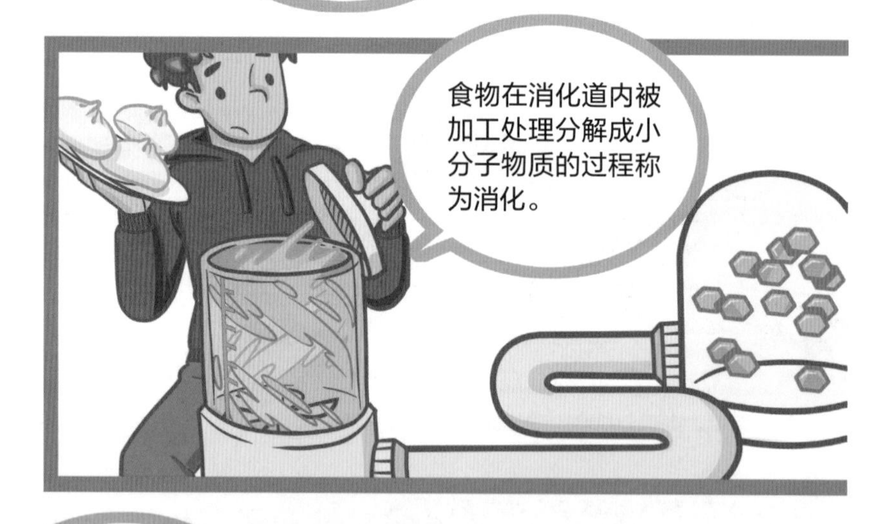
食物在消化道内被加工处理分解成小分子物质的过程称为消化。

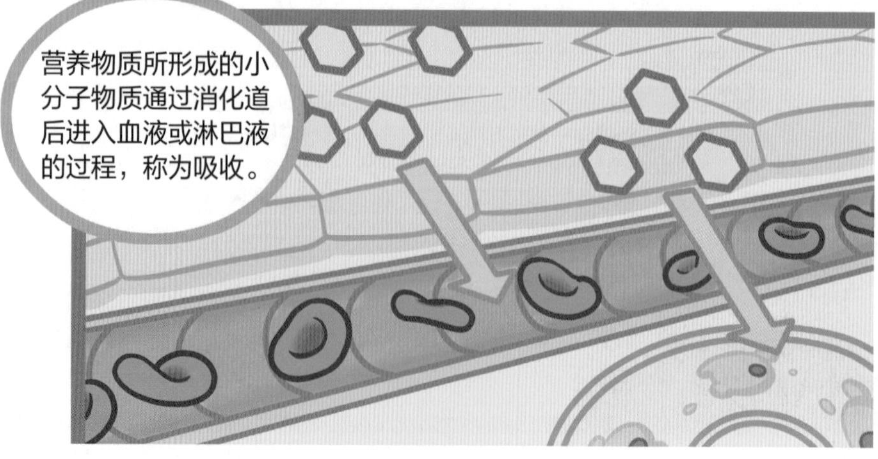
营养物质所形成的小分子物质通过消化道后进入血液或淋巴液的过程，称为吸收。

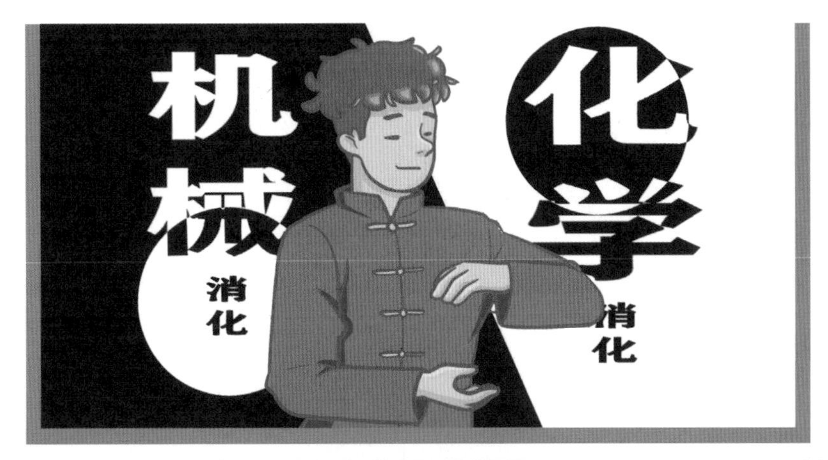
机械
消化
化学
消化

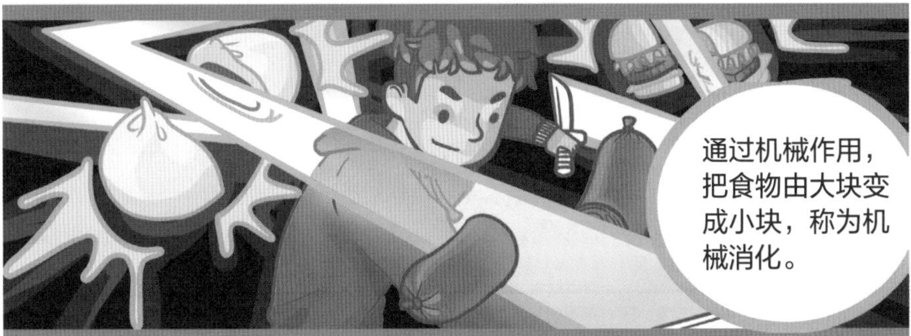
通过机械作用，把食物由大块变成小块，称为机械消化。

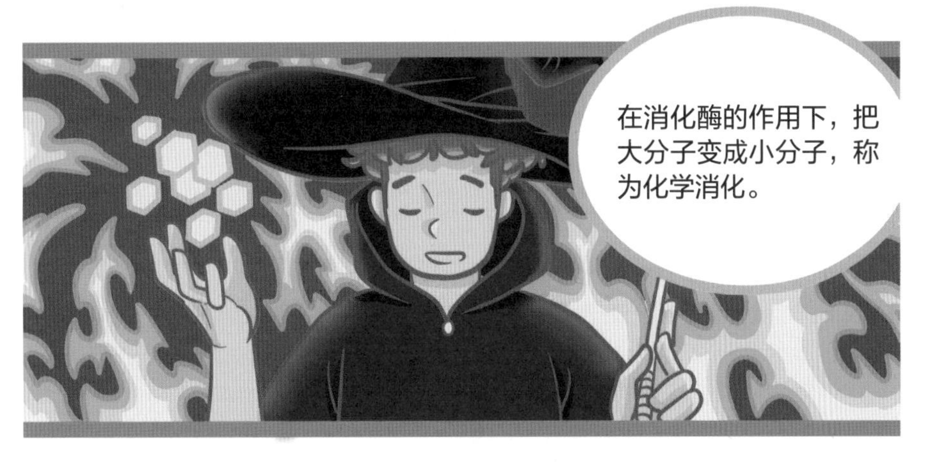
在消化酶的作用下，把大分子变成小分子，称为化学消化。

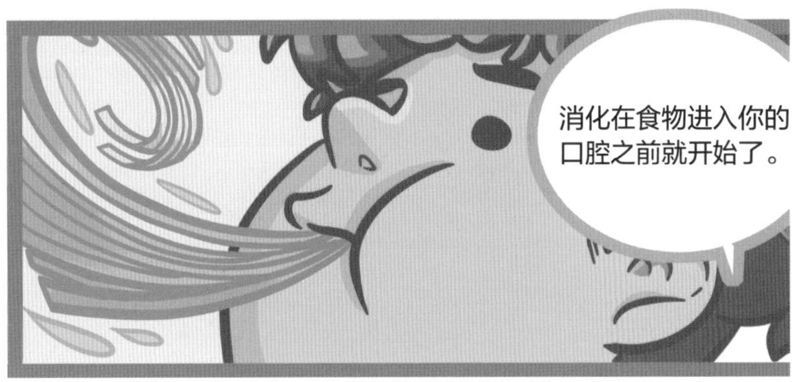
消化在食物进入你的口腔之前就开始了。

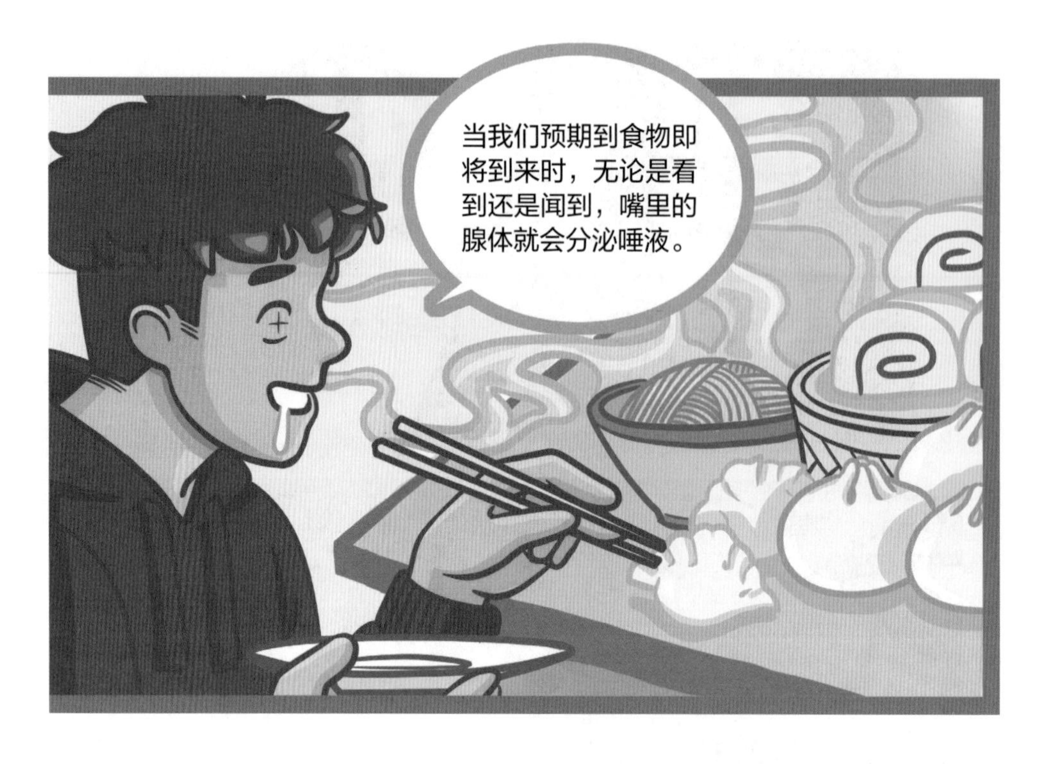
当我们预期到食物即将到来时，无论是看到还是闻到，嘴里的腺体就会分泌唾液。

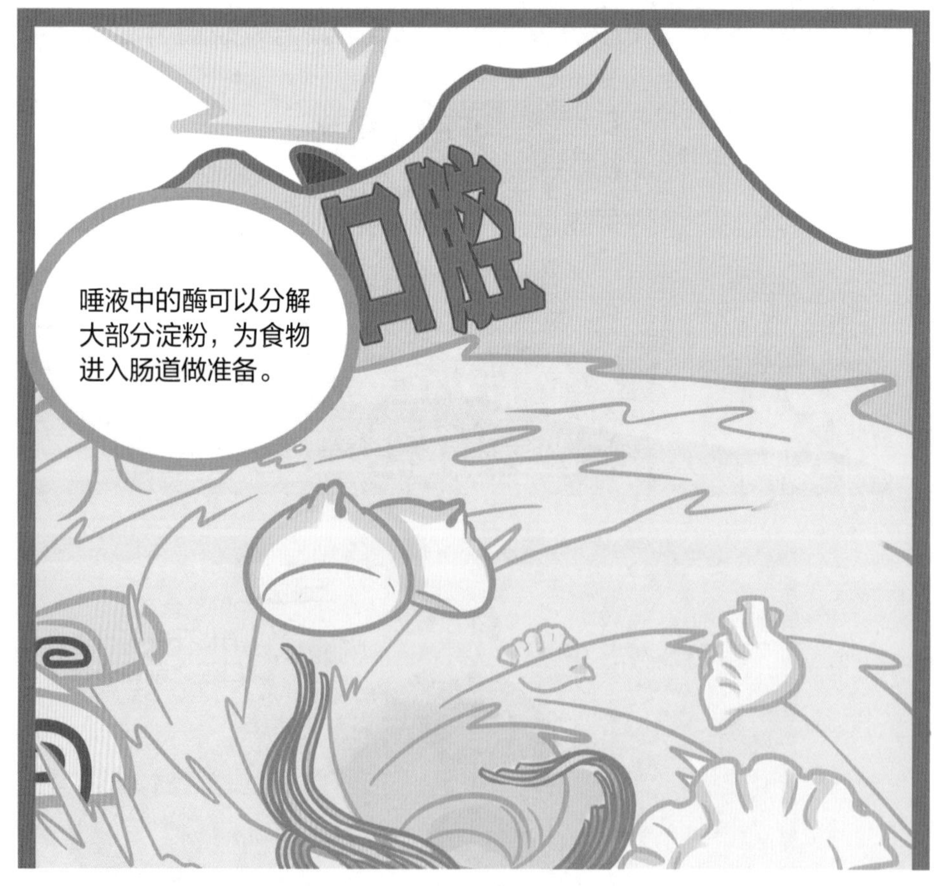
口腔
唾液中的酶可以分解大部分淀粉，为食物进入肠道做准备。

在口腔中，舌头给你带来美味刺激后，食物就会运往肠道。

食物在这里会受到胰液、胆汁和小肠液的化学性消化。

胰液的作用是中和进入肠道的胃酸，保护肠细胞膜免受强酸侵蚀。

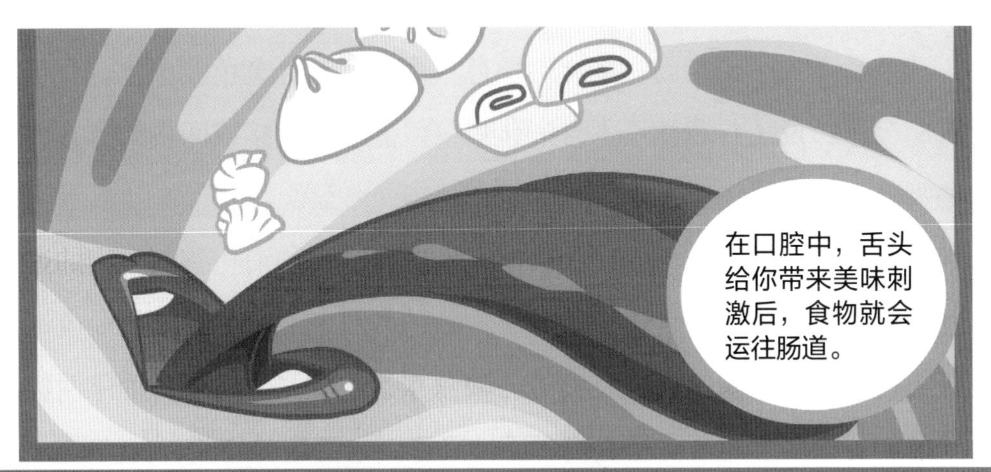

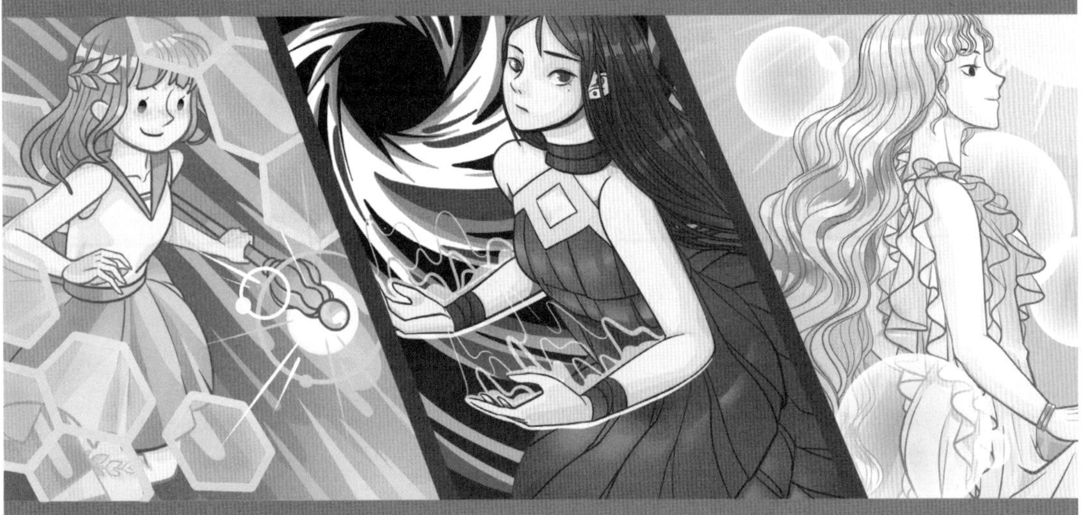

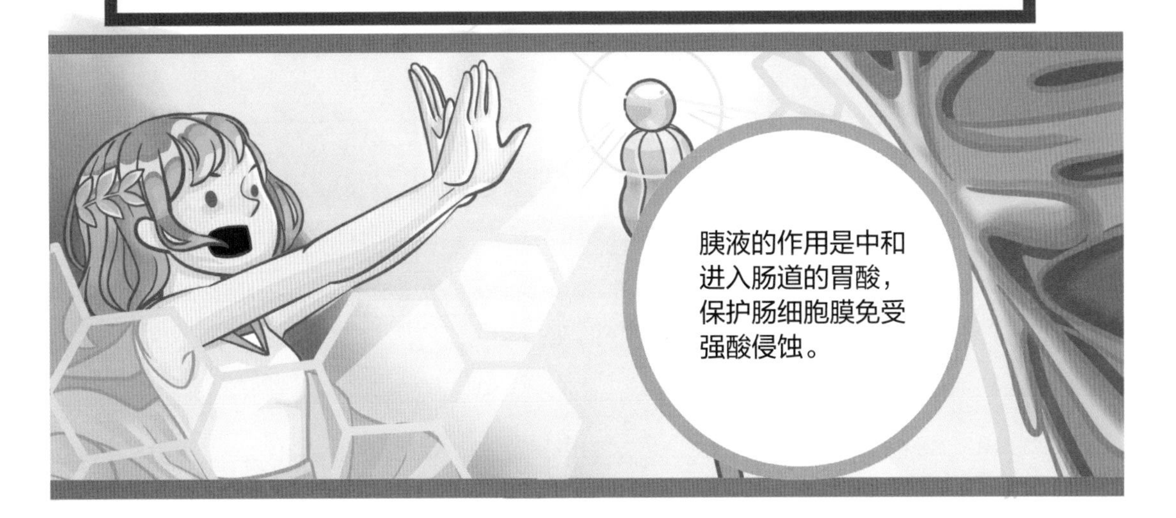

胆汁是由肝细胞合成的，产生后储存在一个叫“胆囊”的仓库中，经过仓库管理员加工浓缩后进入十二指肠。胆汁的颜色很漂亮，呈金黄色或棕色，有苦味，所以有“苦胆”这一说法。胆汁虽不含消化酶，但能通过直接或间接的方式促进脂肪的消化和吸收。

小肠液是由肠道细胞分泌的一种弱碱性液体，含多种消化酶，食物的大部分吸收在小肠完成。进入小肠的食糜先被分解为各种微粒，通过肠管吸收后进入微血管和淋巴管，再输送到肝脏。肝脏负责把各种营养素合成和分解为各种代谢物质，然后按需分配，再把多余的杂质经过代谢后排泄掉，也就是肝的“解毒功能”。

大肠承担着消化吸收的最后一步，主要功能是吸收水分和电解质，制造大便并排泄。值得“吃货”们注意的是，虽然大肠老实憨厚，默默无闻，但在享受味蕾刺激的同时，我们也需要顾及大肠的感受，以免造成排便困难。纤维素食品就是这样一位“和事佬”，它能让消化后的食物残渣变得松软，更容易通过肠道，纤维素只在植物类食品中存在，所以一定要多吃蔬菜类食品。

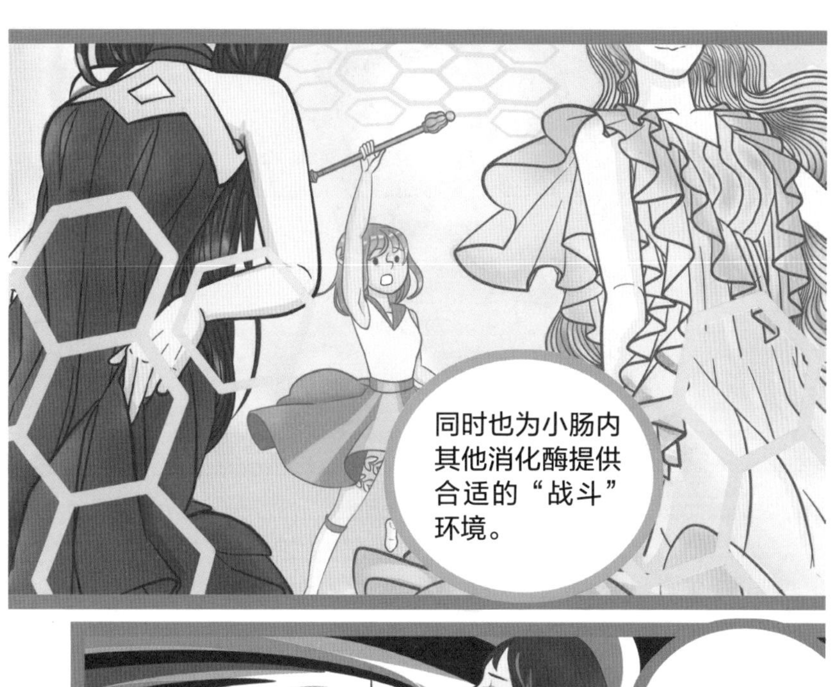
同时也为小肠内
其他消化酶提供
合适的“战斗”
环境。

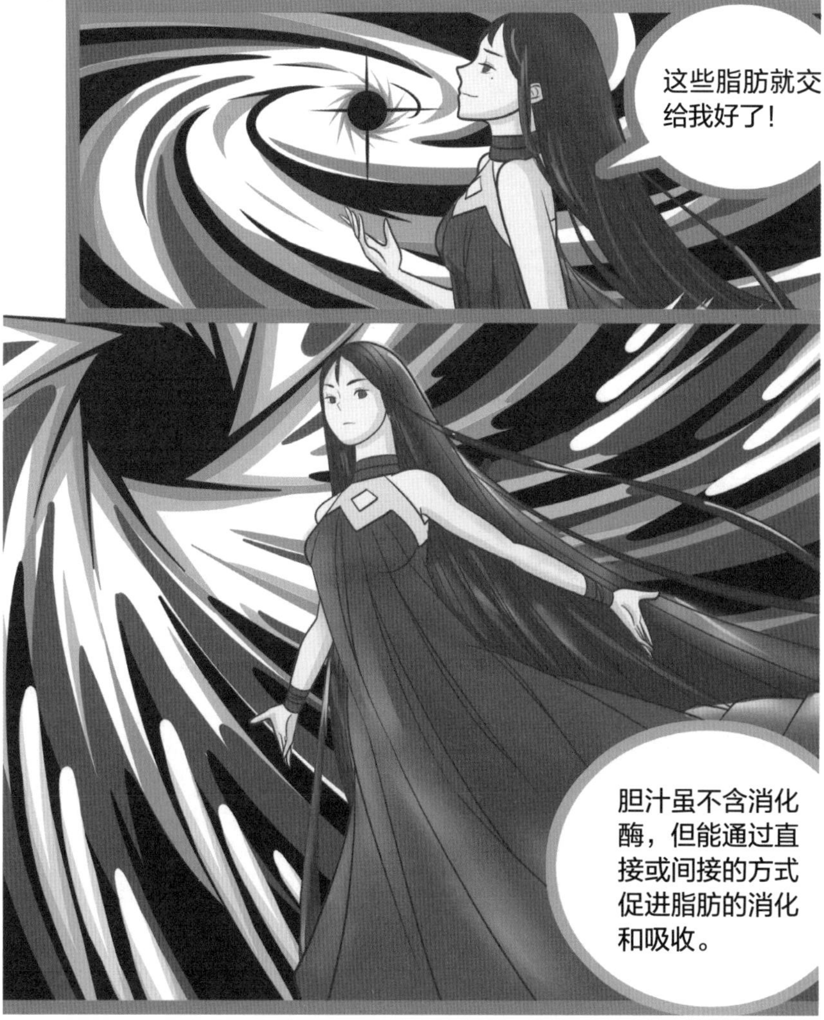
这些脂肪就交
给我好了！
胆汁虽不含消化
酶，但能通过直
接或间接的方式
促进脂肪的消化
和吸收。

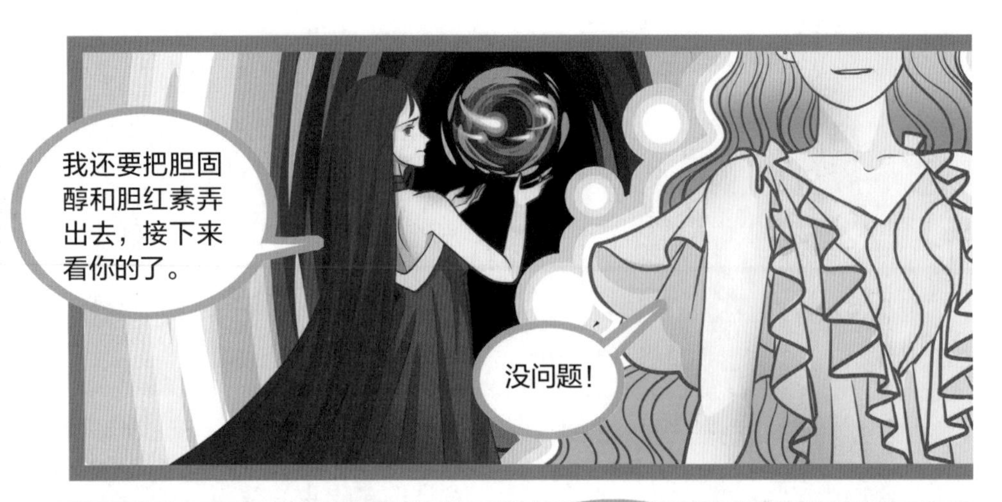
我还要把胆固醇和胆红素弄出去，接下来看你的了。
没问题！

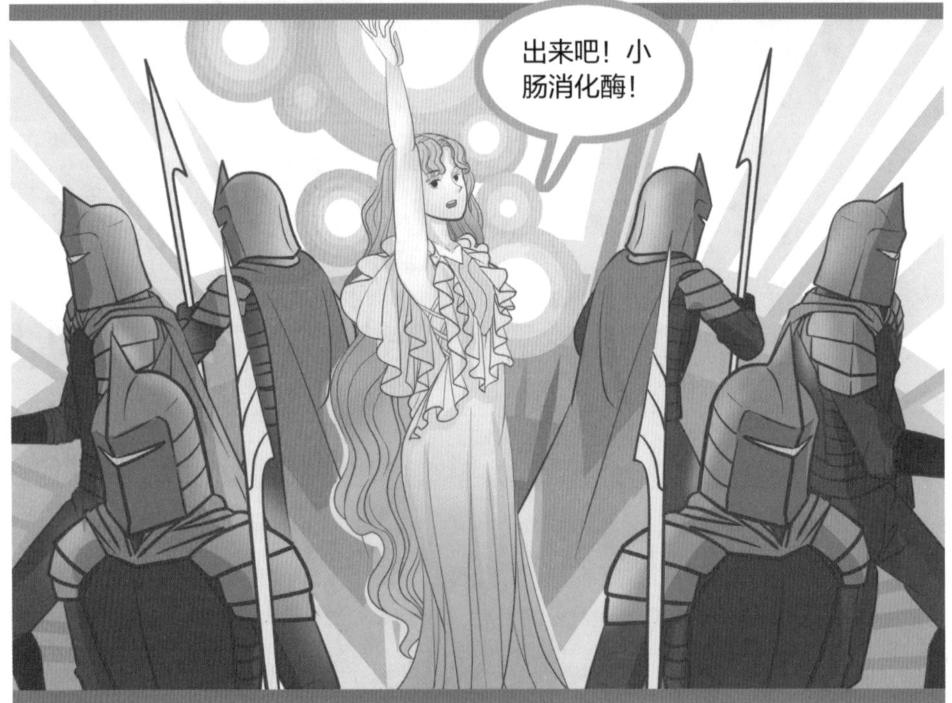
出来吧！小肠消化酶！

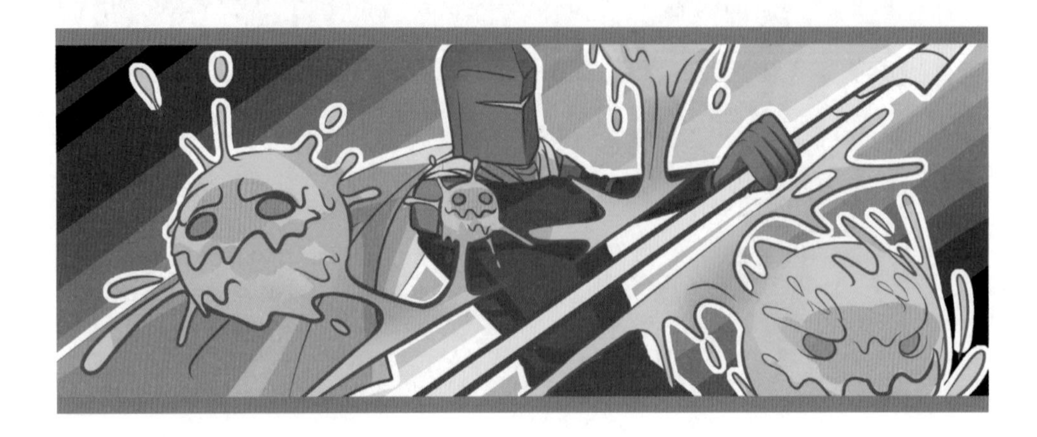

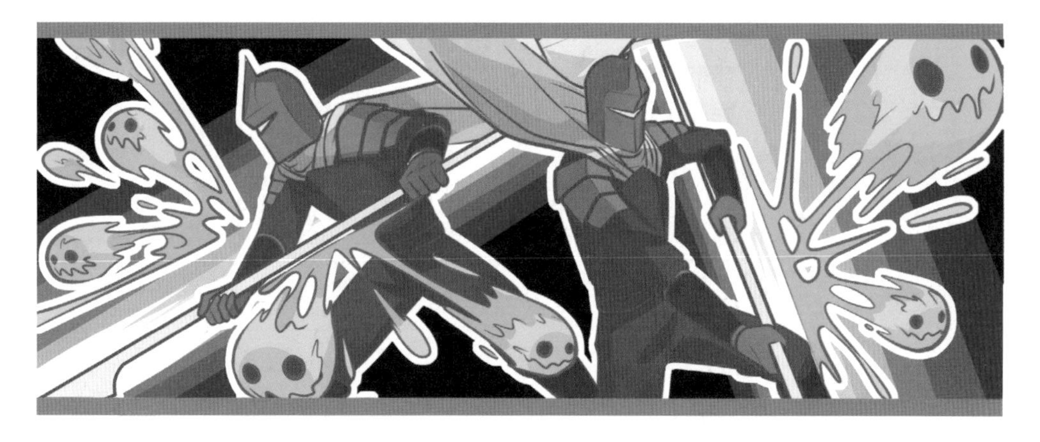

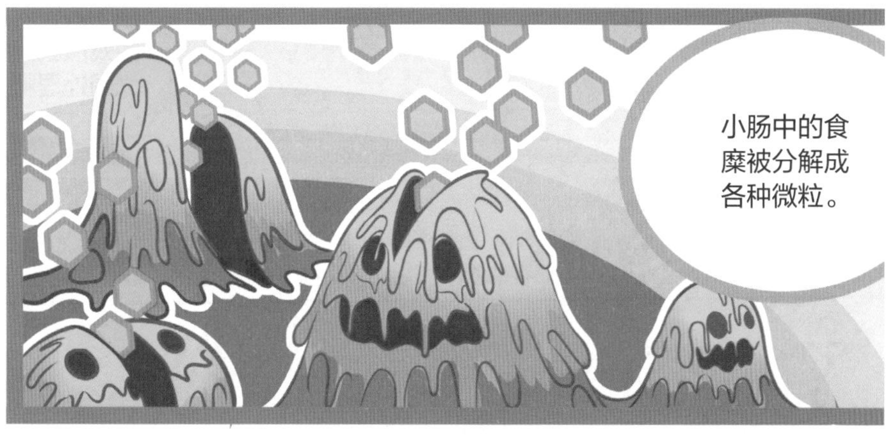
小肠中的食
糜被分解成
各种微粒。

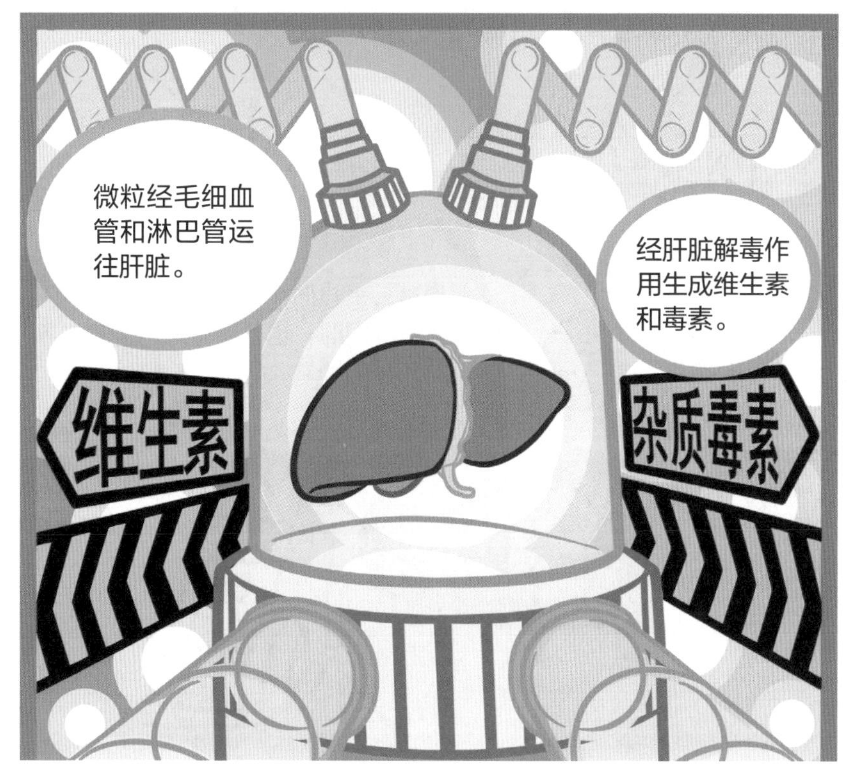
微粒经毛细血
管和淋巴管运
往肝脏。
经肝脏解毒作
用生成维生素
和毒素。
维生素
杂质毒素

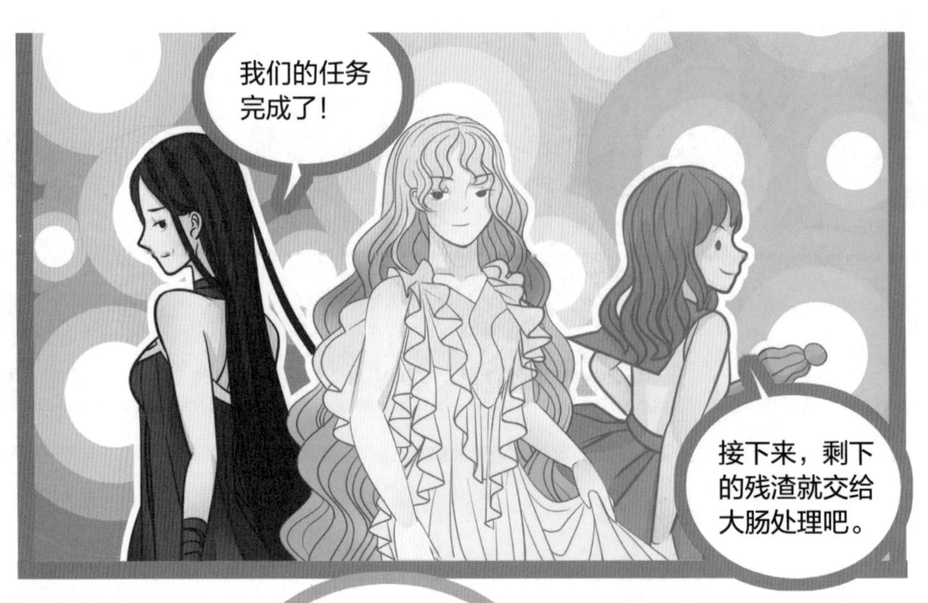
我们的任务
完成了！
接下来，剩下的残渣就交给大肠处理吧。

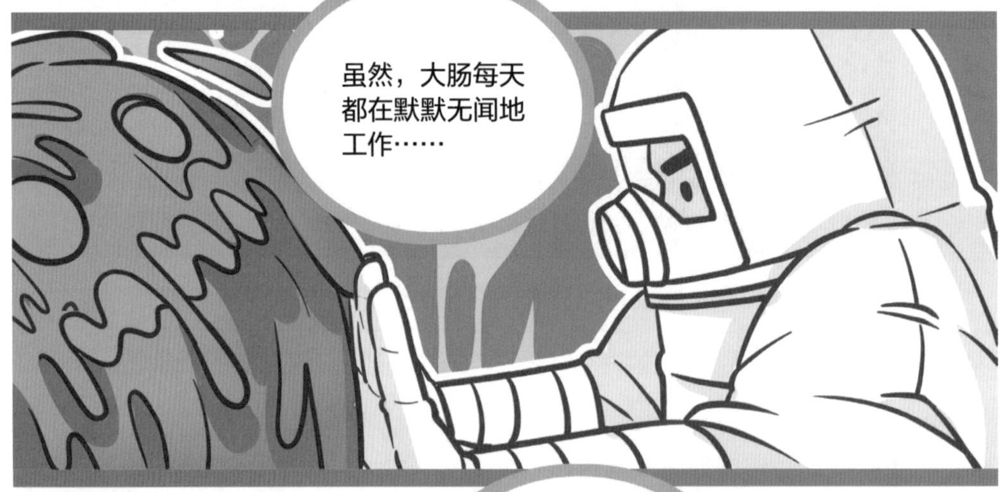
虽然，大肠每天都在默默无闻地工作……

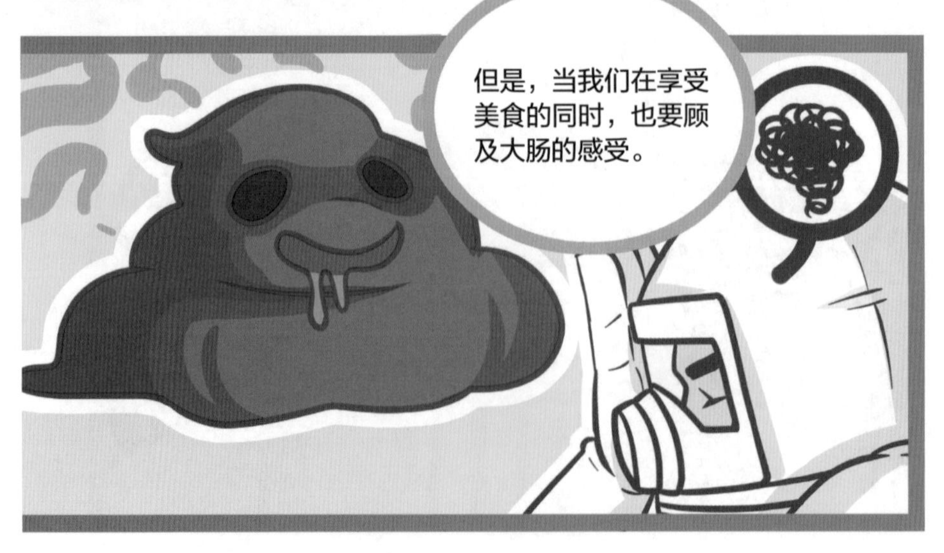
但是，当我们在享受美食的同时，也要顾及大肠的感受。

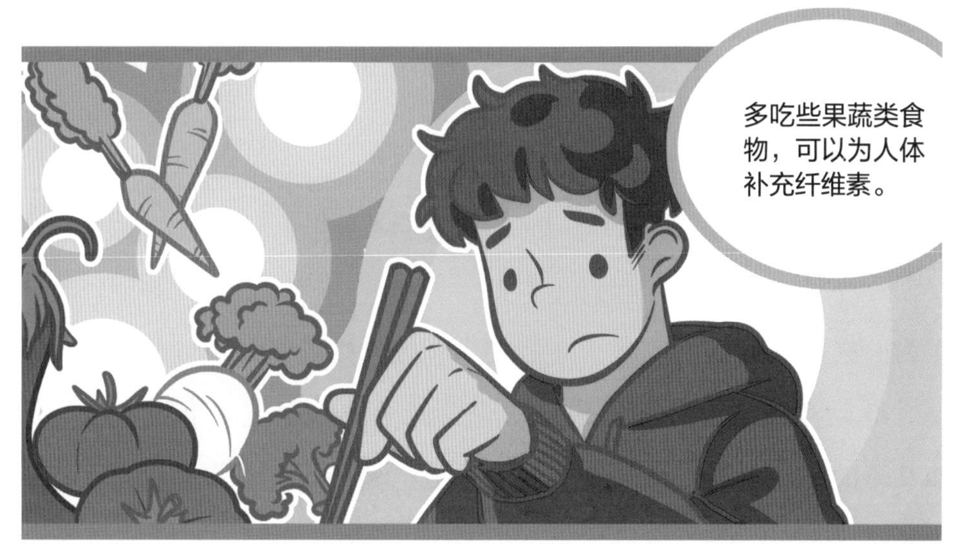
多吃些果蔬类食物，可以为人体补充纤维素。

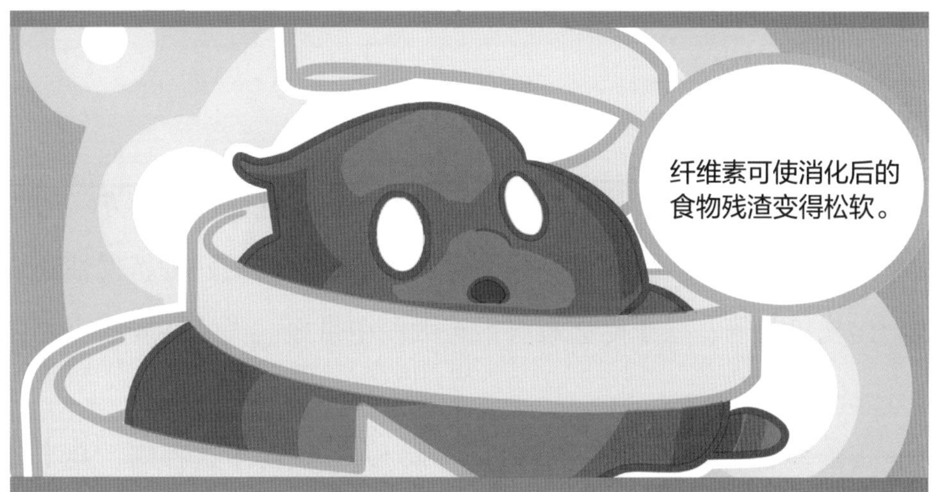
纤维素可使消化后的食物残渣变得松软。

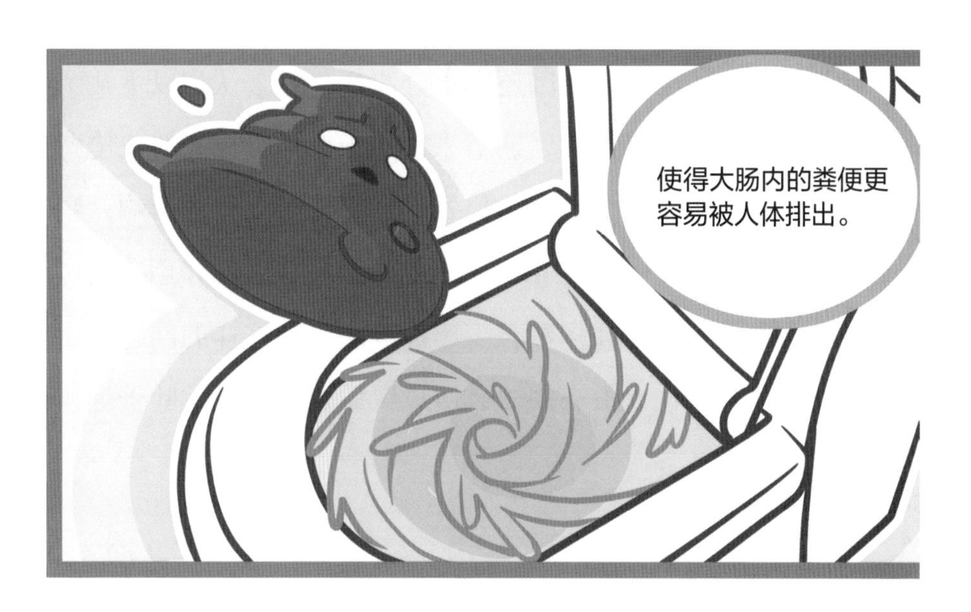
使得大肠内的粪便更容易被人体排出。

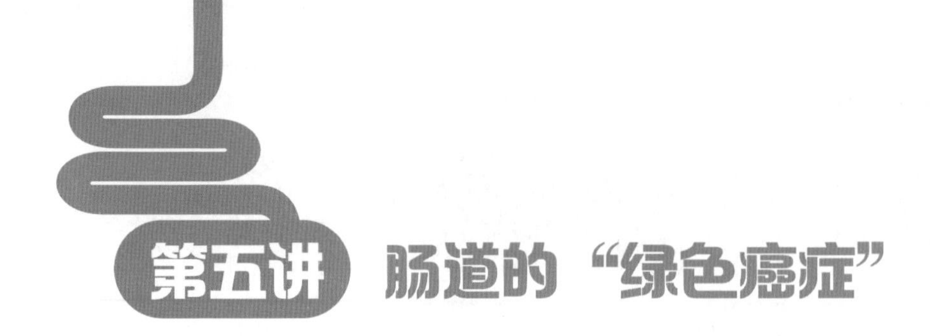

第五讲 肠道的“绿色癌症”

我作为一根朝气蓬勃的“青少年肠道”，刚来到这个世界时意气风发，充满活力和希望，总是洋溢着青春和快乐，幻想着健康地陪伴主人度过一生。但好景不长，突如其来的疼痛不适打破了这平静的生活，从此我过着腹痛难忍、身心俱疲的生活。此时我才明白肠道疾病并不是中老年人的专属，年轻的我同样会受到困扰。

一、炎症性肠病

炎症性肠病（IBD）是青少年多发的肠病之一，随着现代生活方式的改变，我国的发病率正在逐年升高。炎症性肠病是累及小肠、大肠的一种特发性肠道炎症疾病，可能会出现拉肚子、肚子疼痛难忍甚至大便中带血。炎症性肠病主要包括溃疡性结肠炎和克罗恩病。

有人把炎症性肠病叫作“绿色癌症”，因为人一旦得了这种病，会十分痛苦、迁延不愈，诊断和治疗需要花费大量的时间和金钱，给病人及家属甚至社会带来很大的负担。目前，炎症性肠病的病因还不十分清楚，但公认和以下几个因素有着密不可分的关系。一个是遗传易感性，通俗来讲，IBD 具有一定的遗传背景，病人的亲属中发现此病的概率比普通人更高；另外就是肠道微生物的影响，肠道菌群作为免疫反应或炎症的介质和载体，对 IBD 发病起着至关重要的作用。当然，还有环境因素，比如饮食和生活习惯，大多数青少年都可能出现这样的问题，由于学习工作时间紧、玩得过头而导致饮食没有规律，造成胃痛、胃胀、拉肚子等典型的胃肠疾病症状。

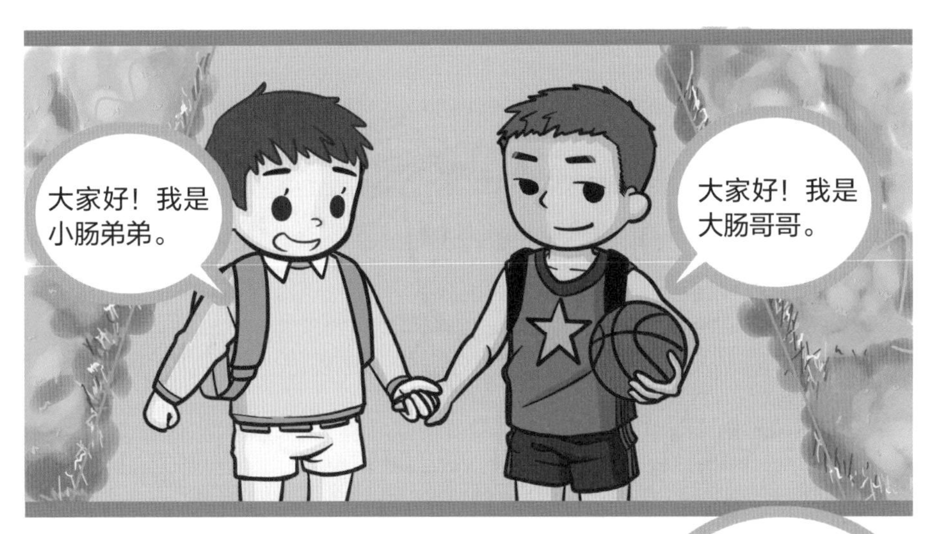
大家好！我是小肠弟弟。
大家好！我是大肠哥哥。

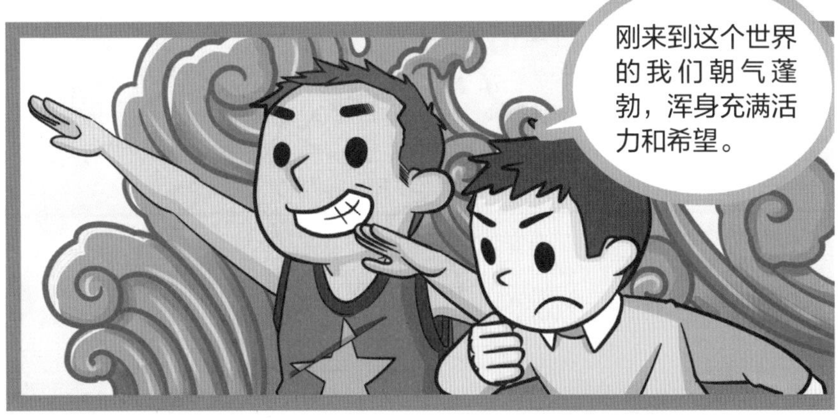
刚来到这个世界的我们朝气蓬勃，浑身充满活力和希望。

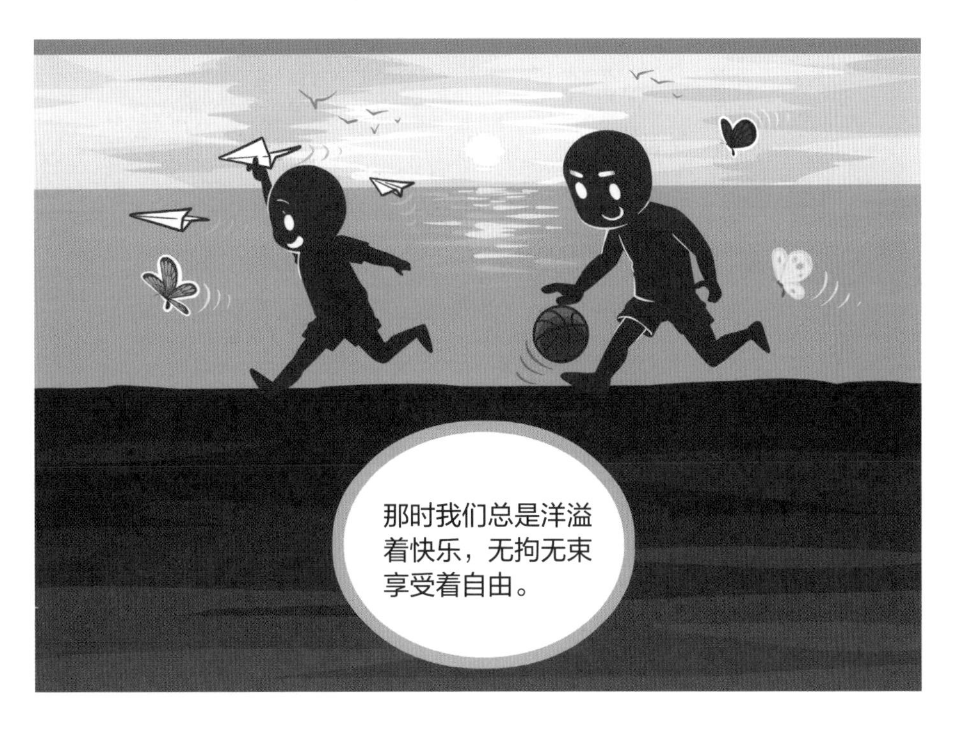
那时我们总是洋溢着快乐，无拘无束享受着自由。

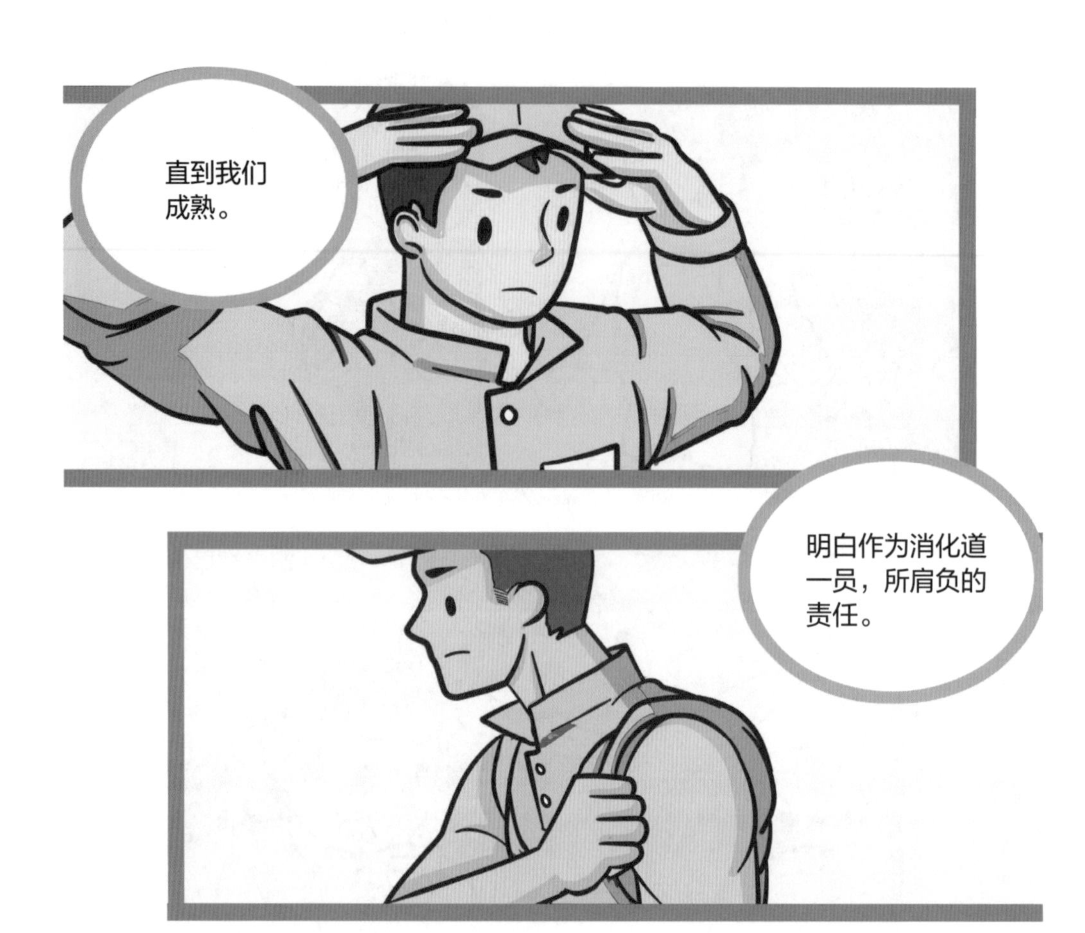
直到我们成熟。
明白作为消化道一员，所肩负的责任。

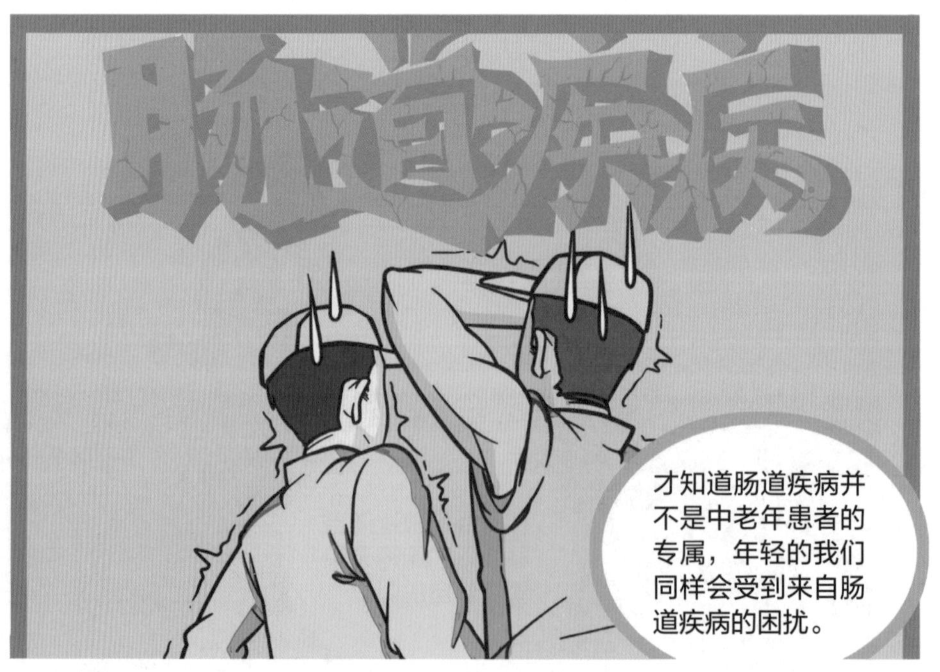
肠道疾病
才知道肠道疾病并不是中老年患者的专属，年轻的我们同样会受到来自肠道疾病的困扰。

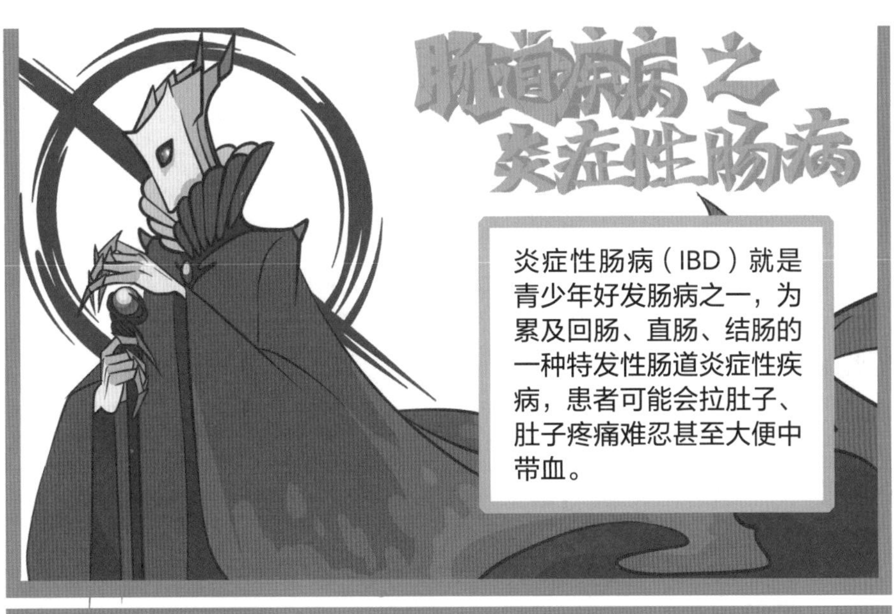
肠道疾病之
炎症性肠病
炎症性肠病（IBD）就是青少年好发肠病之一，为累及回肠、直肠、结肠的一种特发性肠道炎症性疾病，患者可能会拉肚子、肚子疼痛难忍甚至大便中带血。

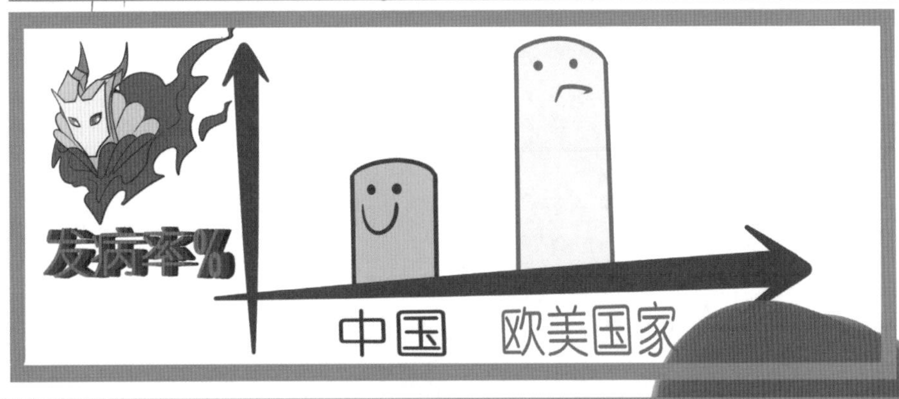
发病率%
中国
欧美国家

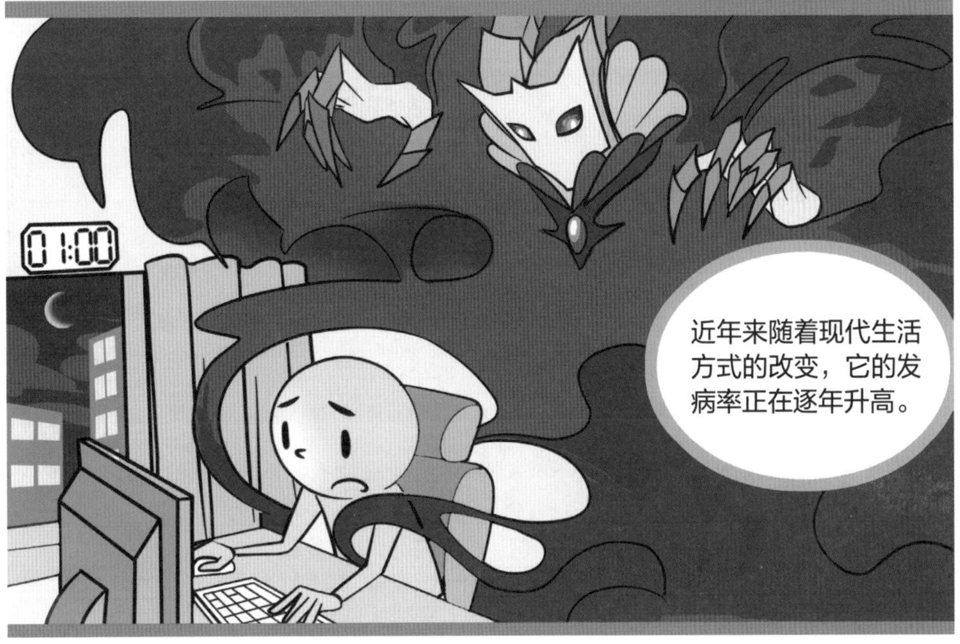
01:00
近年来随着现代生活方式的改变，它的发病率正在逐年升高。

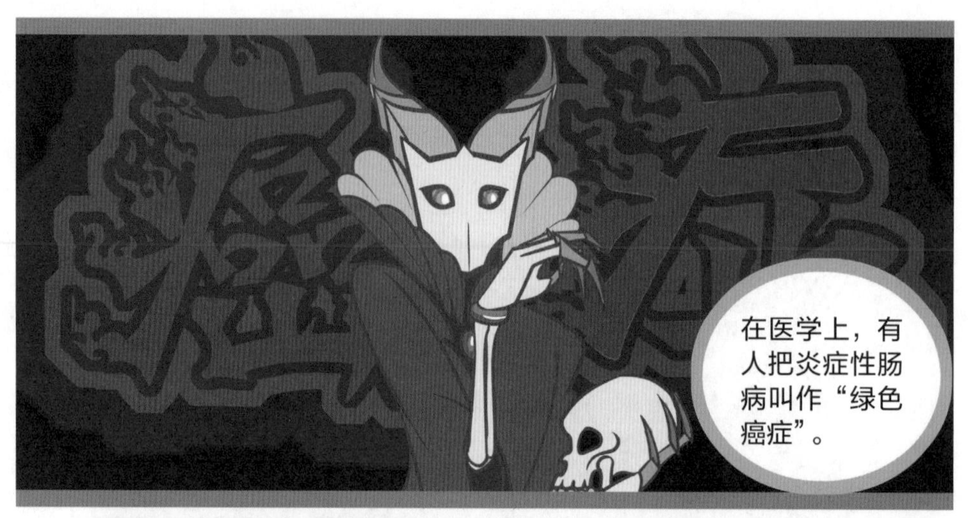
在医学上，有人把炎症性肠病叫作“绿色癌症”。

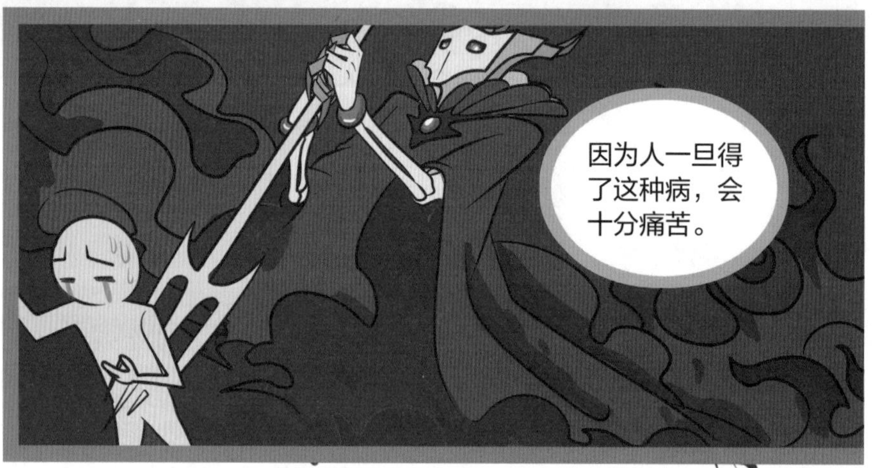
因为人一旦得了这种病，会十分痛苦。

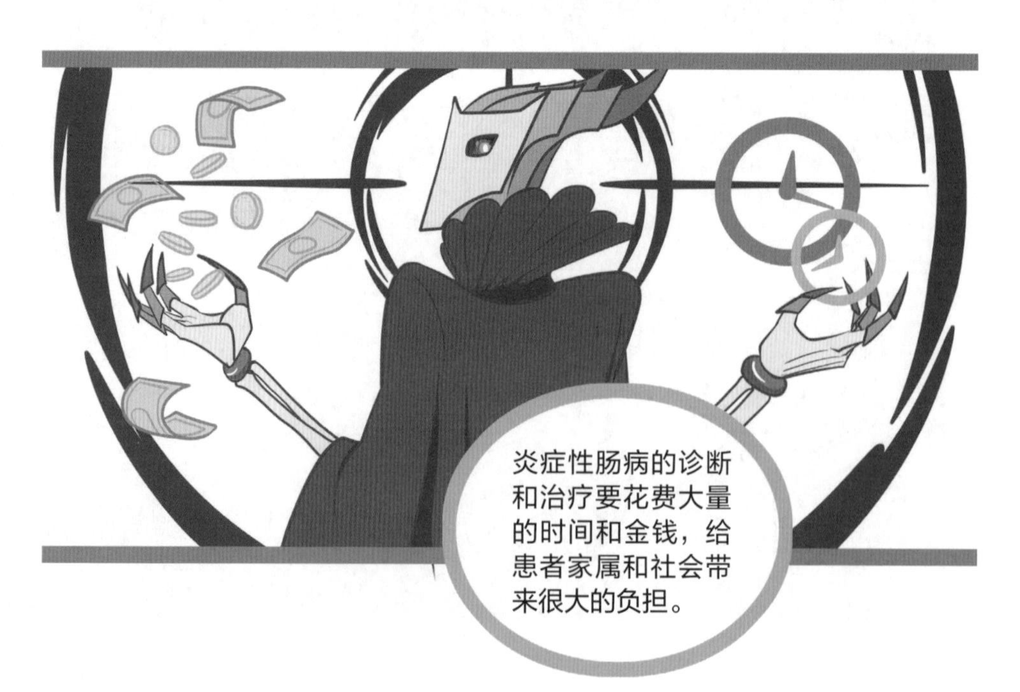
炎症性肠病的诊断和治疗要花费大量的时间和金钱，给患者家属和社会带来很大的负担。

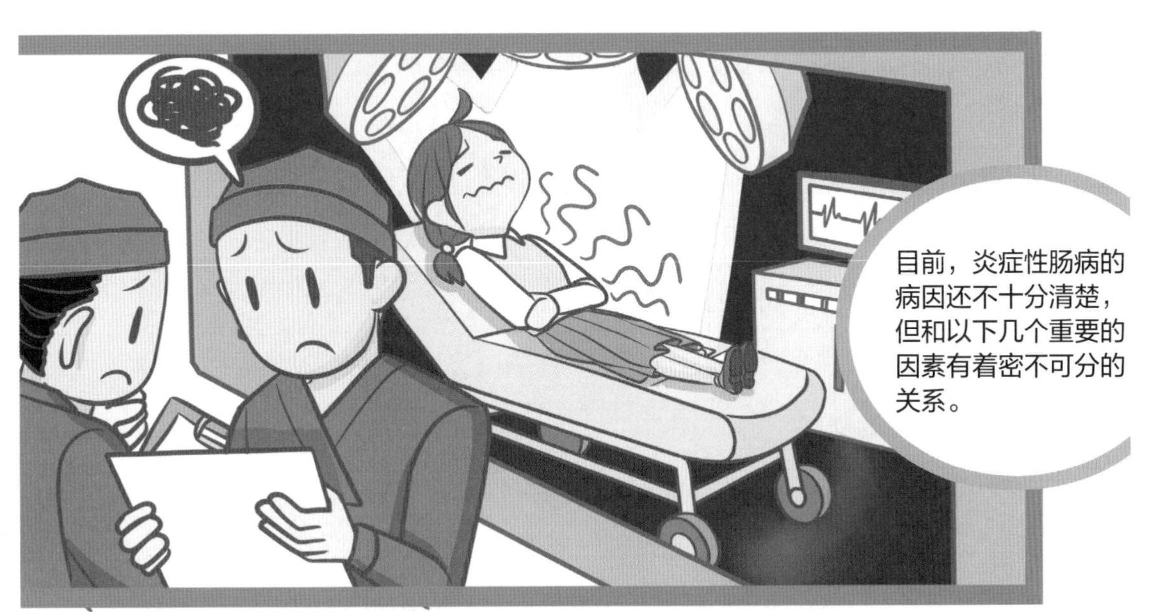
目前，炎症性肠病的病因还不十分清楚，但和以下几个重要的因素有着密不可分的关系。

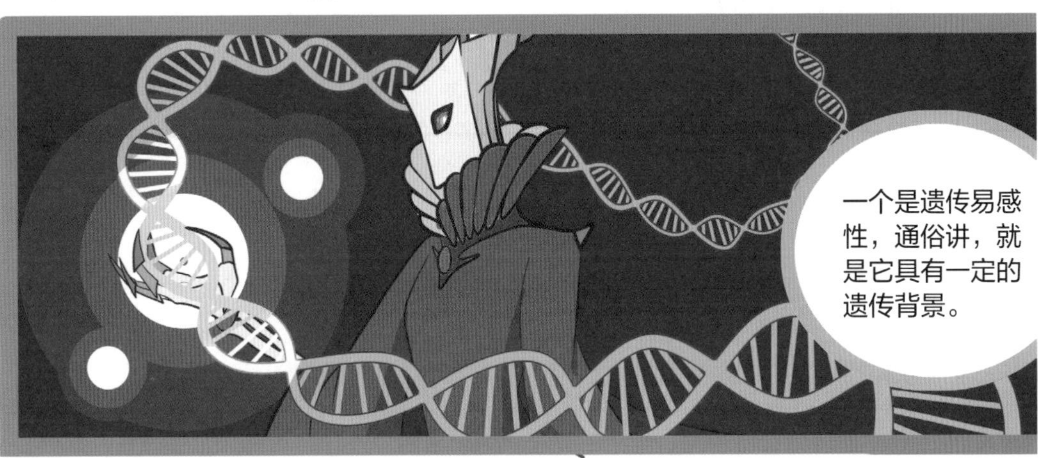
一个是遗传易感性，通俗讲，就是它具有一定的遗传背景。

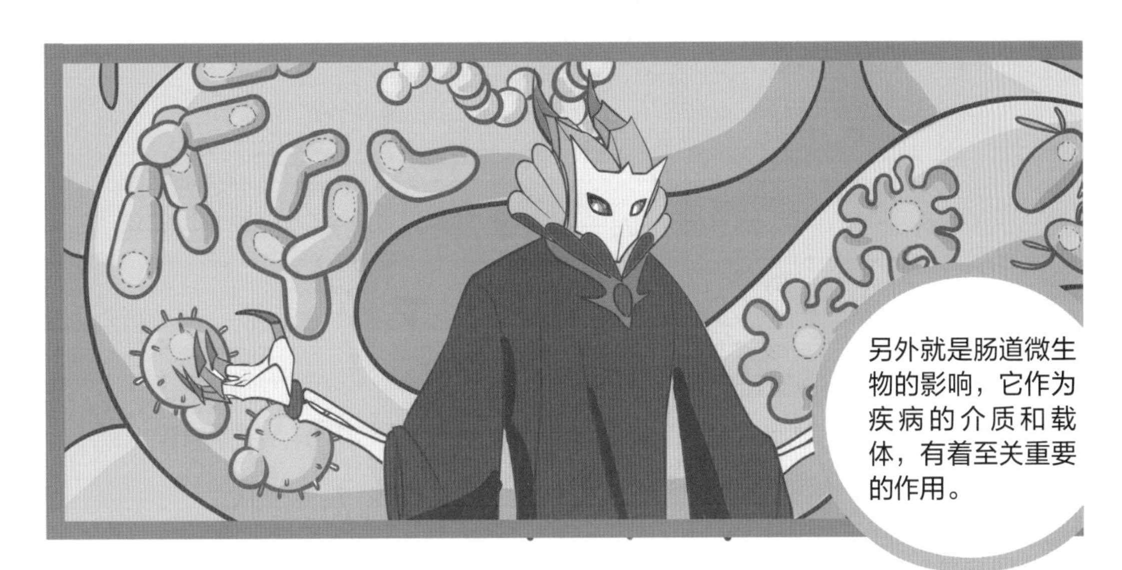
另外就是肠道微生物的影响，它作为疾病的介质和载体，有着至关重要的作用。

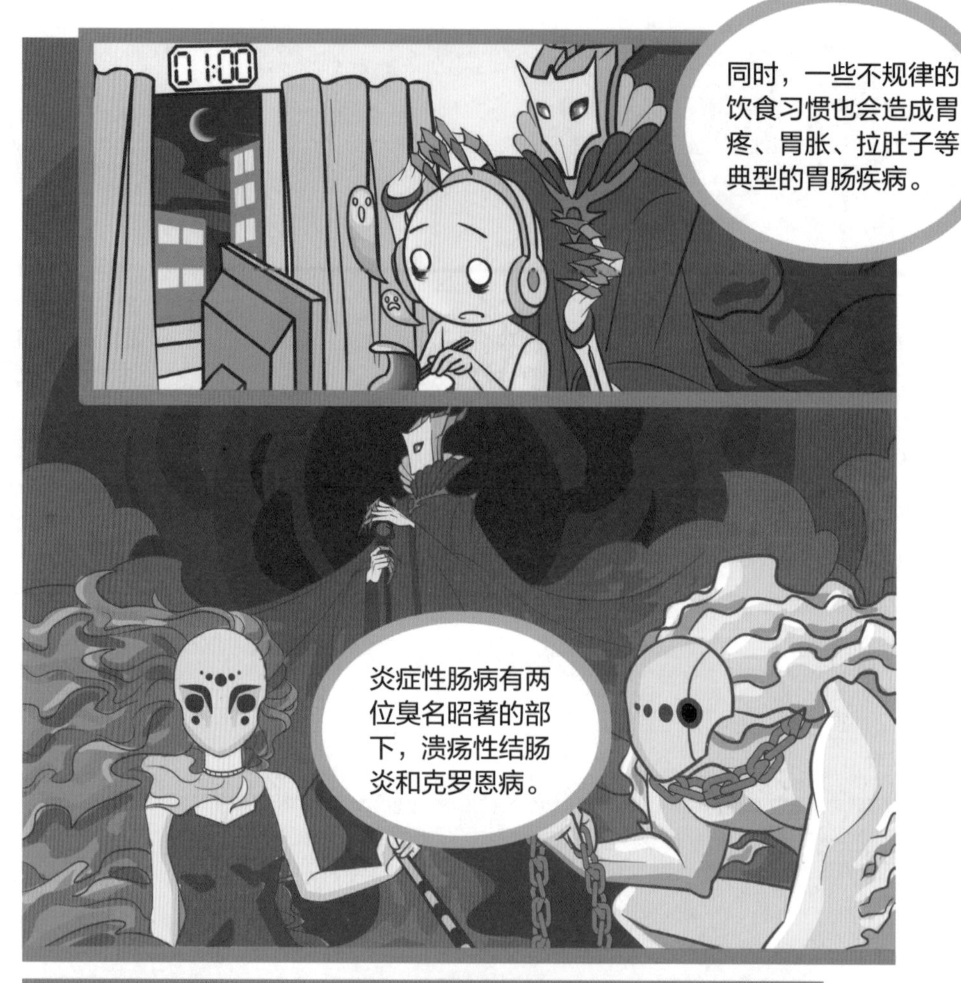
01:00
同时，一些不规律的饮食习惯也会造成胃疼、胃胀、拉肚子等典型的胃肠疾病。
炎症性肠病有两位臭名昭著的部下，溃疡性结肠炎和克罗恩病。

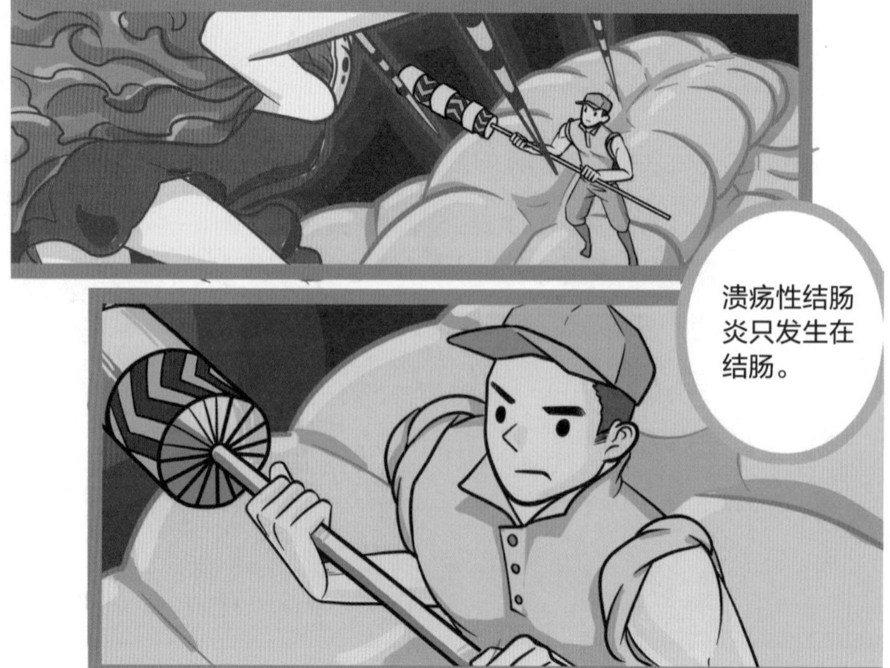
溃疡性结肠炎只发生在结肠。

IBD 发病一般比较缓慢，只有少数病人病情急骤。并且病人的病情轻重不一，容易反复发作，发作诱因包含多方面内容，比如精神刺激、过度疲劳、饮食失调、继发感染等。

溃疡性结肠炎只发生在结肠，而克罗恩病可以发生在任何一段消化道，因为发生部位的不同，它们的症状也略有差异。比如溃疡性结肠炎主要是结肠黏膜的炎症，所以常见拉肚子、大便伴有脓血，症状反复出现，时轻时重；克罗恩病可以使肠道的全段都发生炎症，导致肠道狭窄、穿孔，主要症状为肚子痛、拉肚子甚至肚子上长包块，特别是右下腹和肚脐眼儿周围，多是由于炎症引起的肠道粘连、肠壁增厚、肠系膜淋巴结肿大造成的。除此之外，IBD 还会引起一系列全身的症状，比如贫血、发热、营养不良等。

目前 IBD 还没有根治方法，但可以通过药物治疗达到症状深度缓解。症状缓解和黏膜愈合，是目前青少年 IBD 的治疗目标。黏膜愈合是 IBD 病情好转的重要提示。70% ~ 80% 无临床症状的克罗恩病病人仍有内镜下肠道溃疡病变，仅控制临床症状无法阻止肠道炎性损伤的进行性发展。越早获得黏膜愈合，病人的复发率、住院率、手术率以及肠瘘发生的风险越小。青少年是一个人心理发育的关键时期，IBD 导致的不适症状、长期服药、接受检查等都会影响孩子的心理健康，家长以及社会各界都应该给予他们更多的关注和支持。

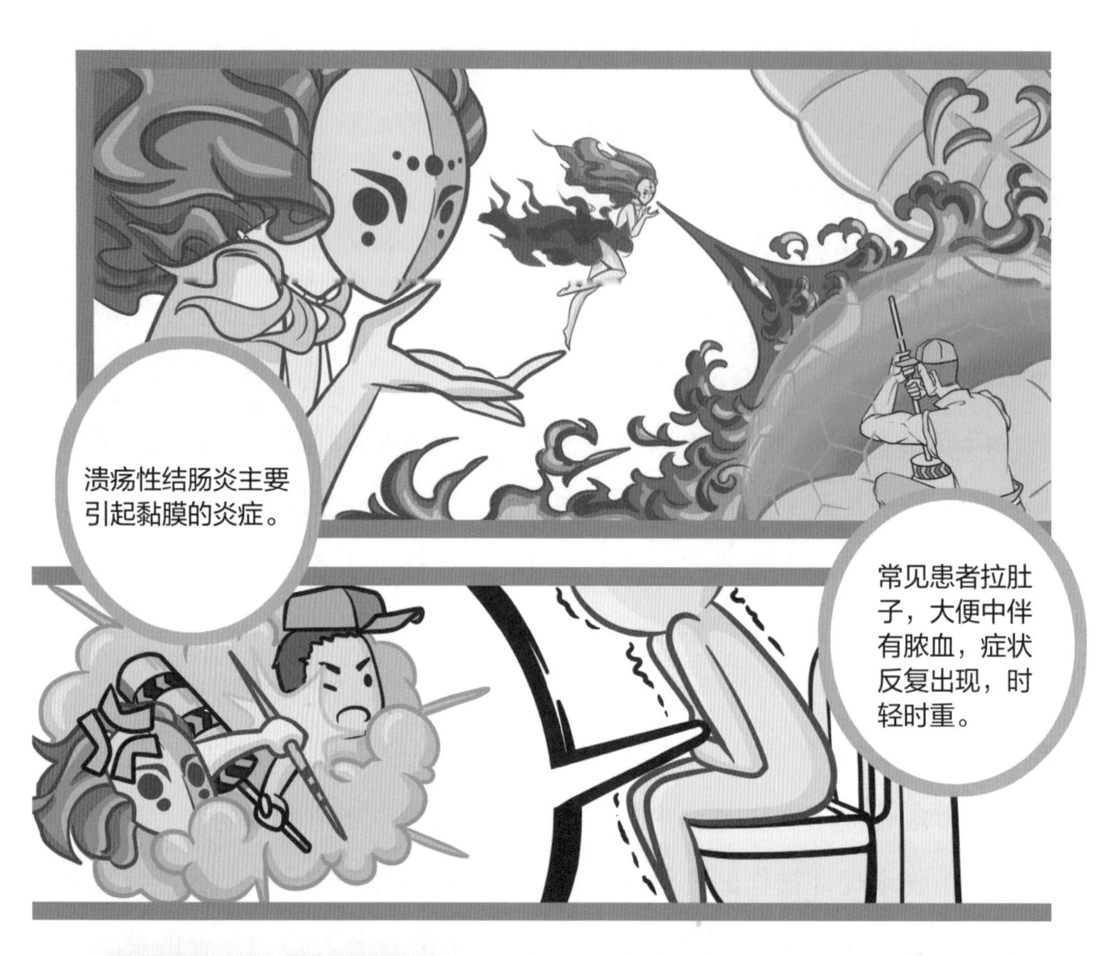
溃疡性结肠炎主要引起黏膜的炎症。
常见患者拉肚子，大便中伴有脓血，症状反复出现，时轻时重。

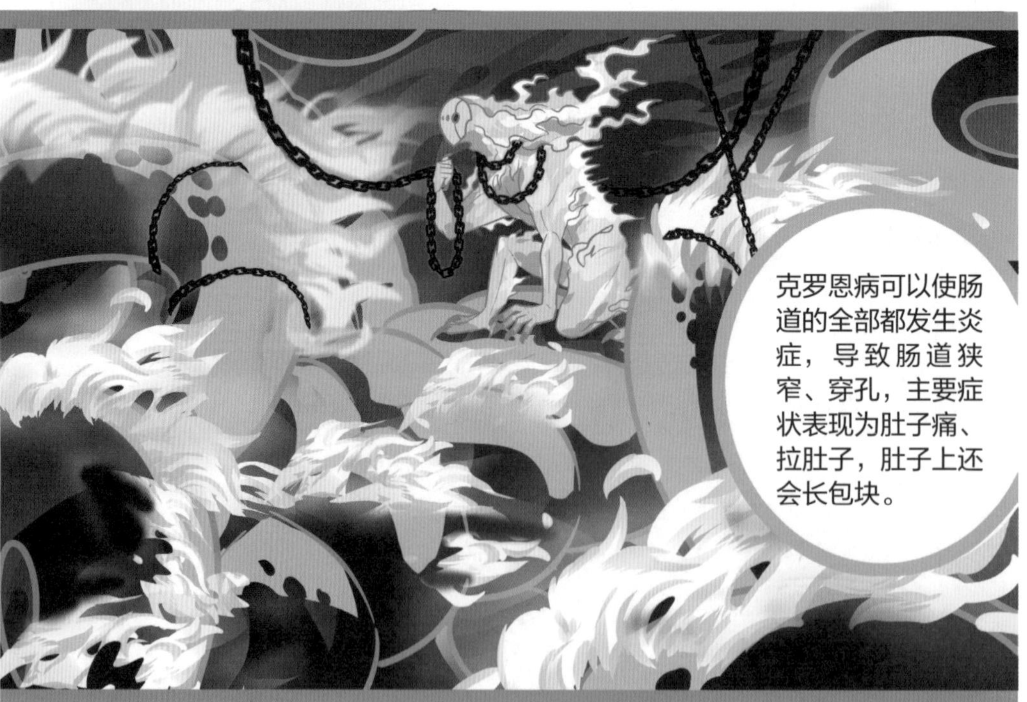
克罗恩病可以使肠道的全部都发生炎症，导致肠道狭窄、穿孔，主要症状表现为肚子痛、拉肚子，肚子上还会长包块。

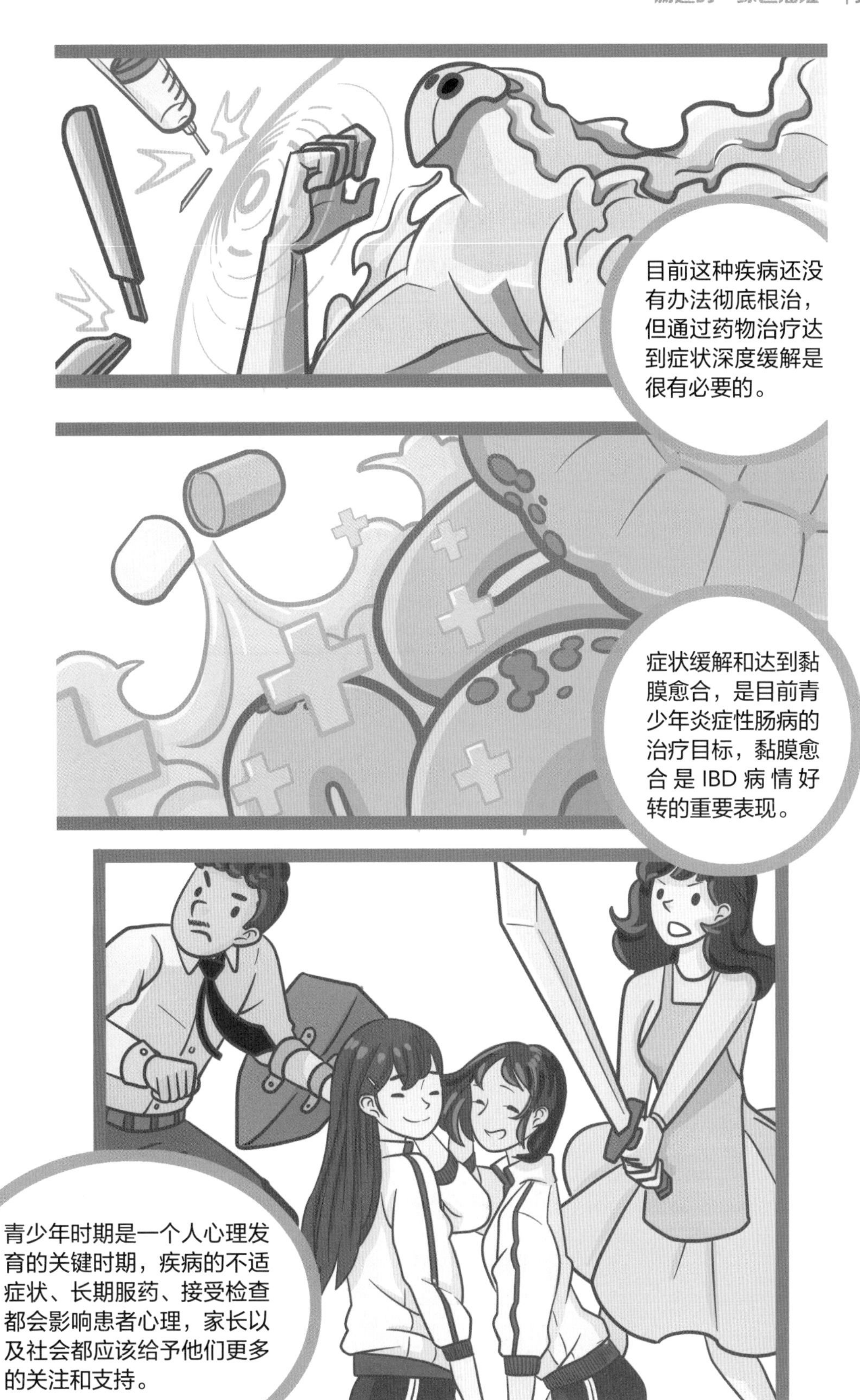
目前这种疾病还没有办法彻底根治，但通过药物治疗达到症状深度缓解是很有必要的。
症状缓解和达到黏膜愈合，是目前青少年炎症性肠病的治疗目标，黏膜愈合是 IBD 病情好转的重要表现。
青少年时期是一个人心理发育的关键时期，疾病的不适症状、长期服药、接受检查都会影响患者心理，家长以及社会都应该给予他们更多的关注和支持。

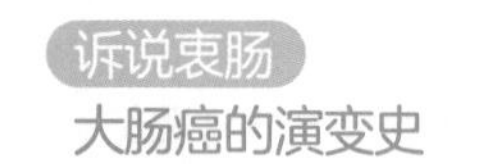

二、家族性腺瘤性息肉病

另一个困扰“年轻肠道”的问题就是家族性腺瘤性息肉病，这是一种常染色体显性遗传性疾病，和性别没有关系，父母患病的话孩子也有可能患病，但偶尔也可见于没有家族遗传史者。全结肠与直肠均可有多发性腺瘤，息肉数从几十个、几百个到数千个不等，自黄豆大小至直径数厘米，常密集排列，有时成串，其组织结构与一般腺瘤没有多大差别。

若患有家族性腺瘤性息肉病，大多数人可无症状，息肉出现较多、较大时才出现肚子痛、拉肚子、黏液脓血便等症状，正是由于症状较轻，所以很容易被人忽略，一般从出现症状到明确诊断的时间约 10 年。病人常在青春期或青年期发病，一般 15 ~ 25 岁开始出现临床症状，30 岁左右最明显。一般家族性腺瘤性息肉病病人 40 ~ 45 岁恶变率最高，恶变后易发生转移。

肛门指诊检查可触及位置较低的息肉，结肠镜可以看到大量息肉布满于结肠黏膜，通过活检可以确诊。家族性腺瘤性息肉病的治疗应根据息肉的多少及分布情况来定。病变广泛的病人除有出血症状外常可发生癌变，故应及时手术，不能手术者也应定期随访预防并发症的发生。

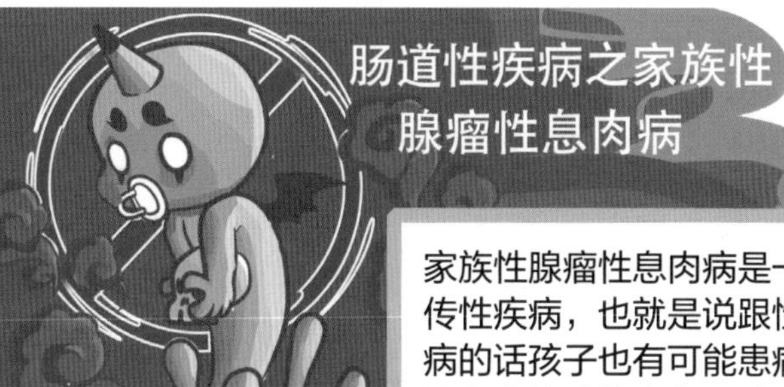

家族性腺瘤性息肉病是一种常染色体显性遗传性疾病，也就是说跟性别没关系，父母患病的话孩子也有可能患病，但偶尔也可见于没有家族遗传史者。分布于全结肠与直肠。

息肉数从几百个到数千个不等，自黄豆大小至直径数厘米，常密集排列，有时成串，其组织结构与一般腺瘤无异。

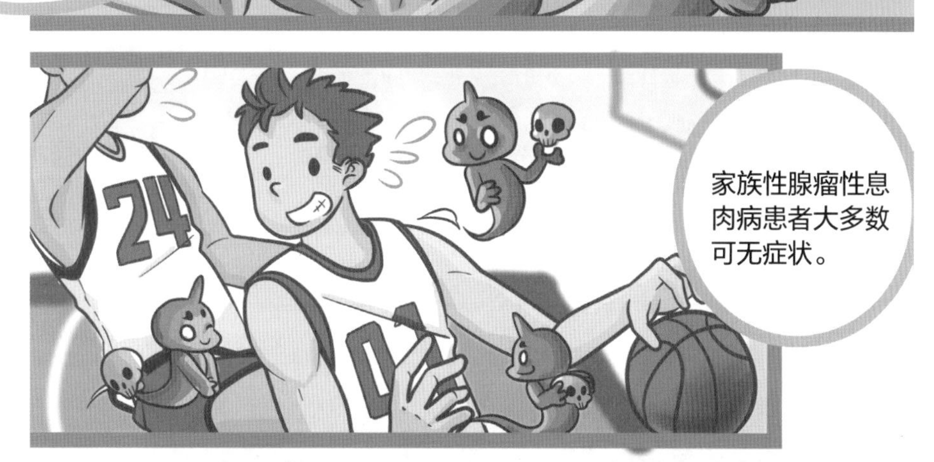

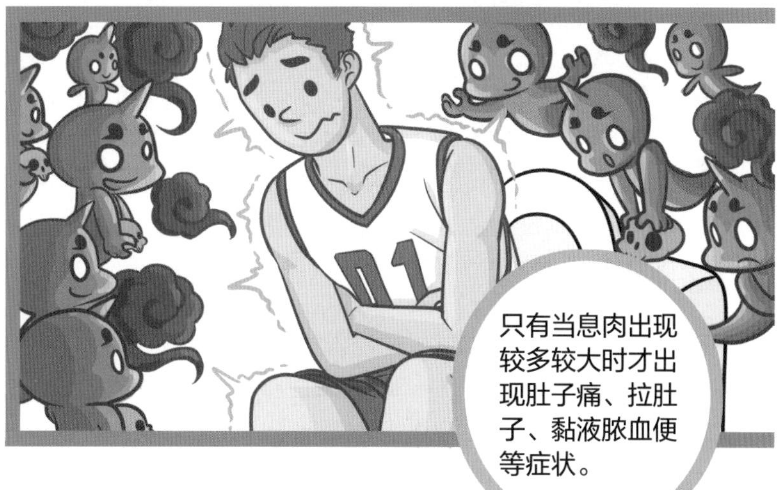

癌

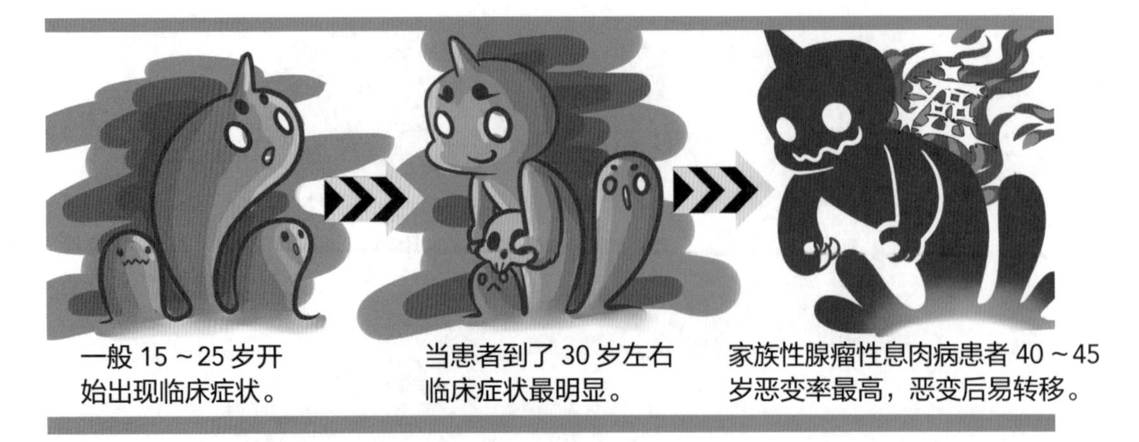

一般 15～25 岁开始出现临床症状。

当患者到了 30 岁左右临床症状最明显。

家族性腺瘤性息肉病患者 40～45 岁恶变率最高，恶变后易转移。

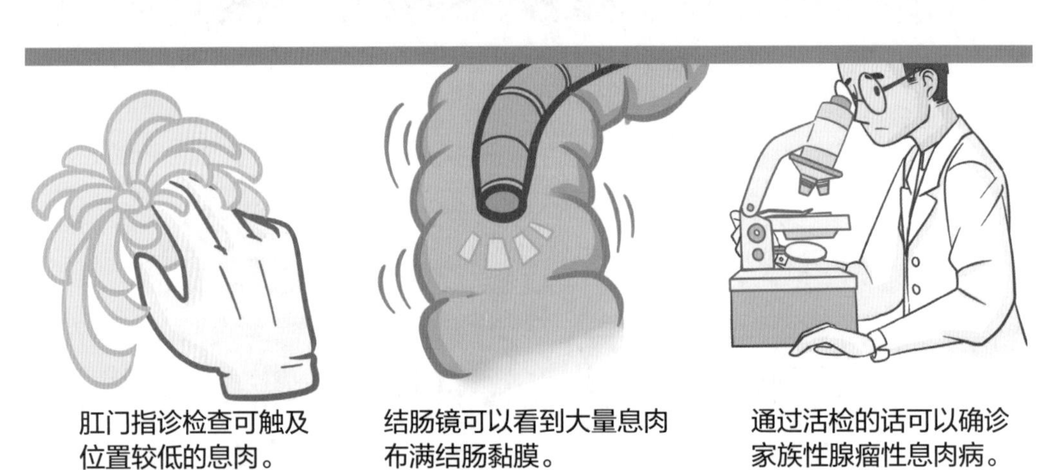

肛门指诊检查可触及位置较低的息肉。

结肠镜可以看到大量息肉布满结肠黏膜。

通过活检的话可以确诊家族性腺瘤性息肉病。

病变广泛的患者除有一般息肉的出血症状外，常可发生癌变，所以在确诊后要及时手术治疗，将其尽早斩于马下。

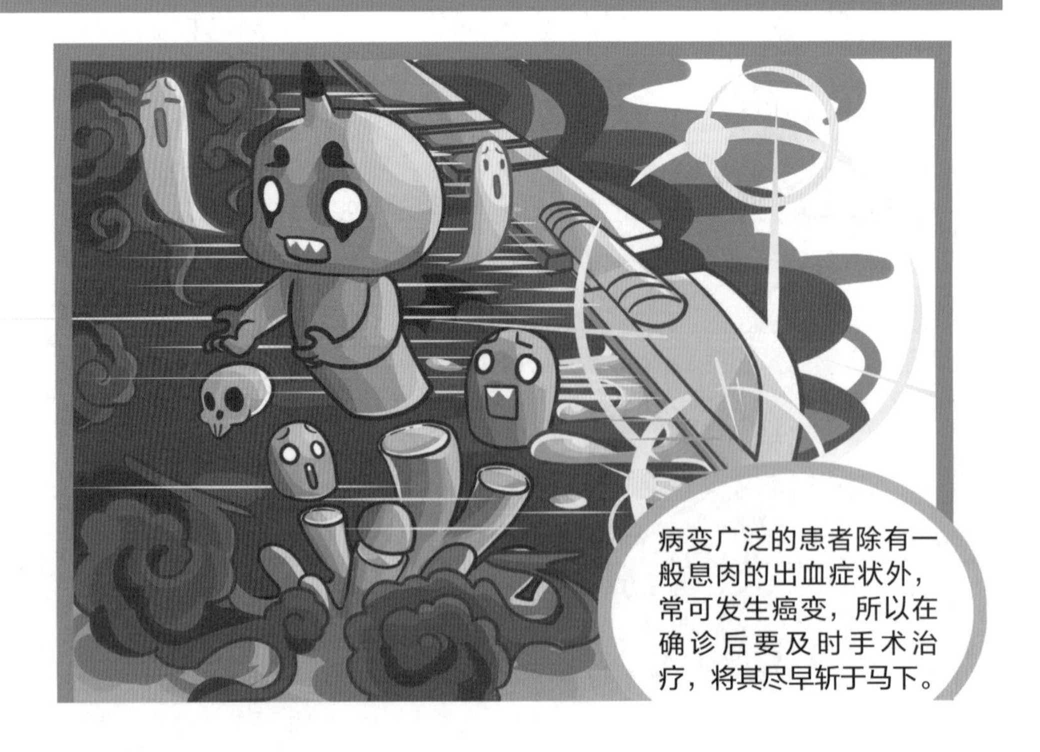

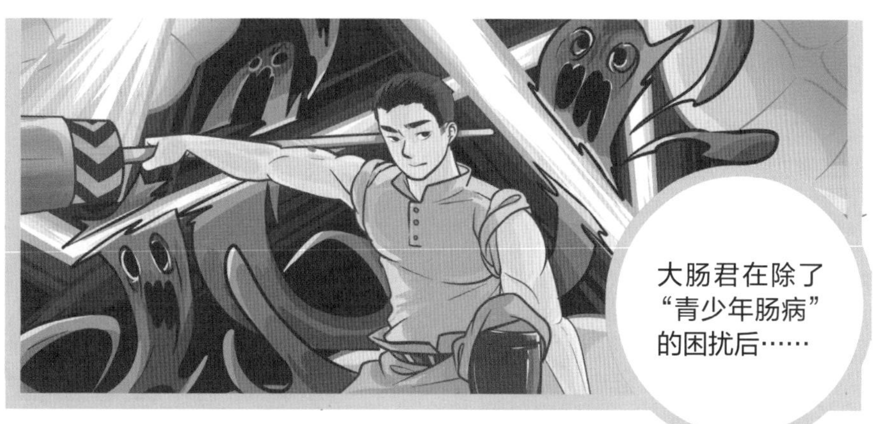
大肠君在除了
“青少年肠病”
的困扰后……

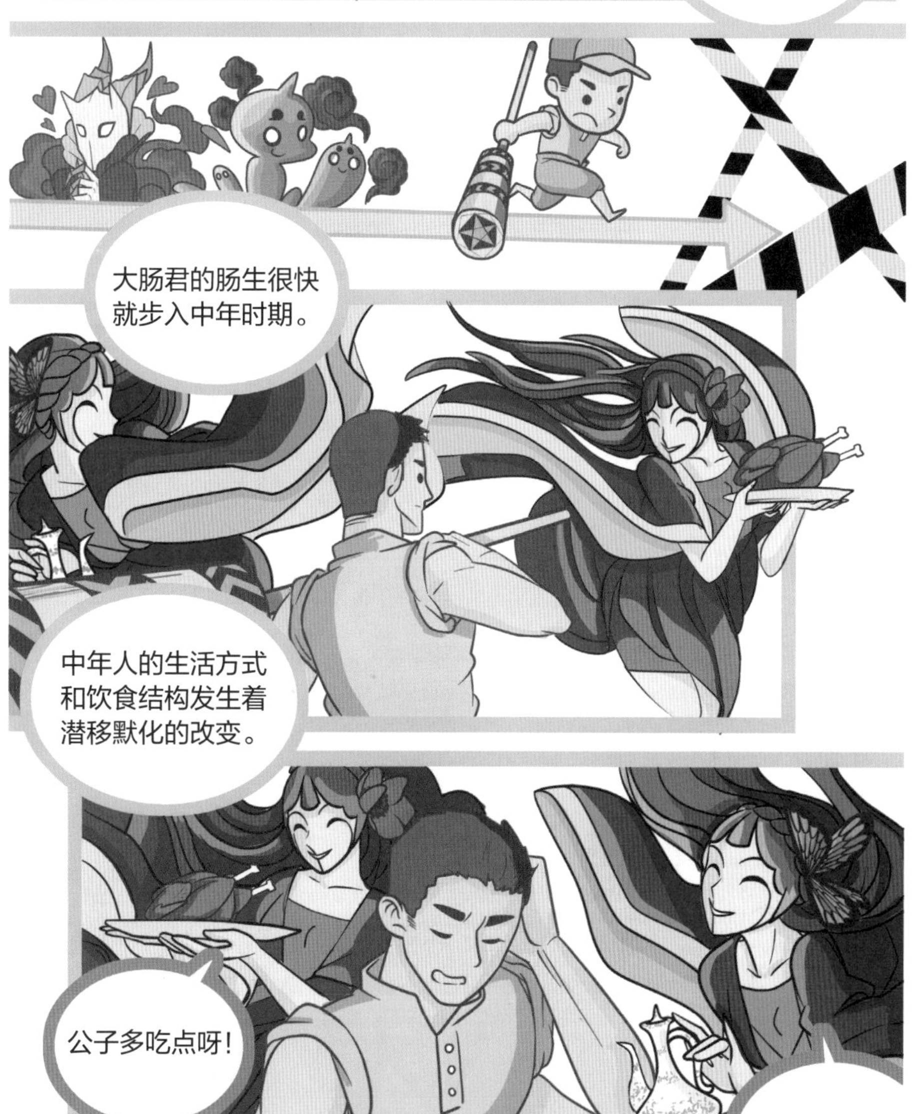
大肠君的肠生很快
就步入中年时期。
中年人的生活方式
和饮食结构发生着
潜移默化的改变。
公子多吃点呀！
公子多喝点呀！

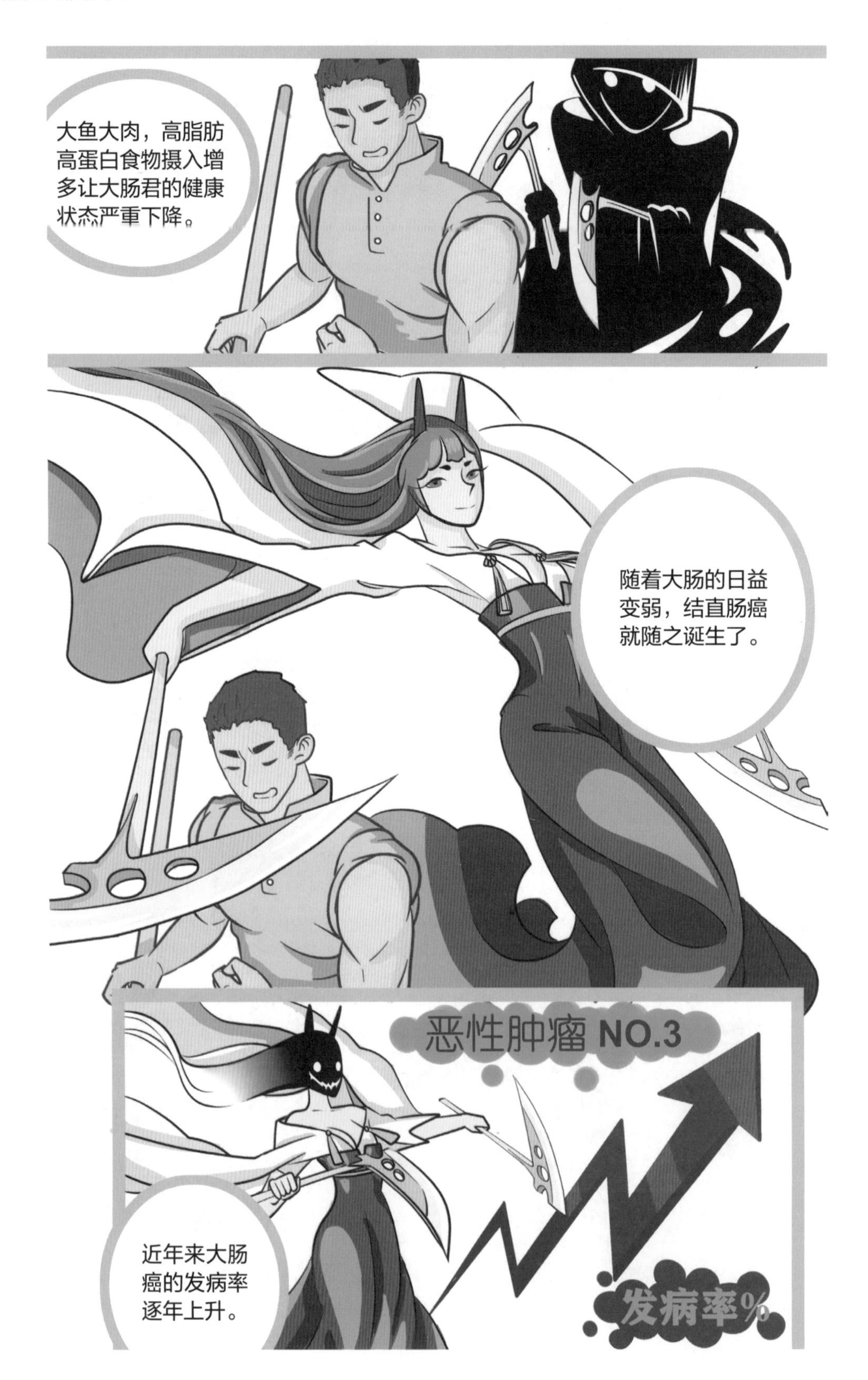
大鱼大肉，高脂肪高蛋白食物摄入增多让大肠君的健康状态严重下降。
随着大肠的日益变弱，结直肠癌就随之诞生了。
恶性肿瘤 NO.3
近年来大肠癌的发病率逐年上升。
发病率%

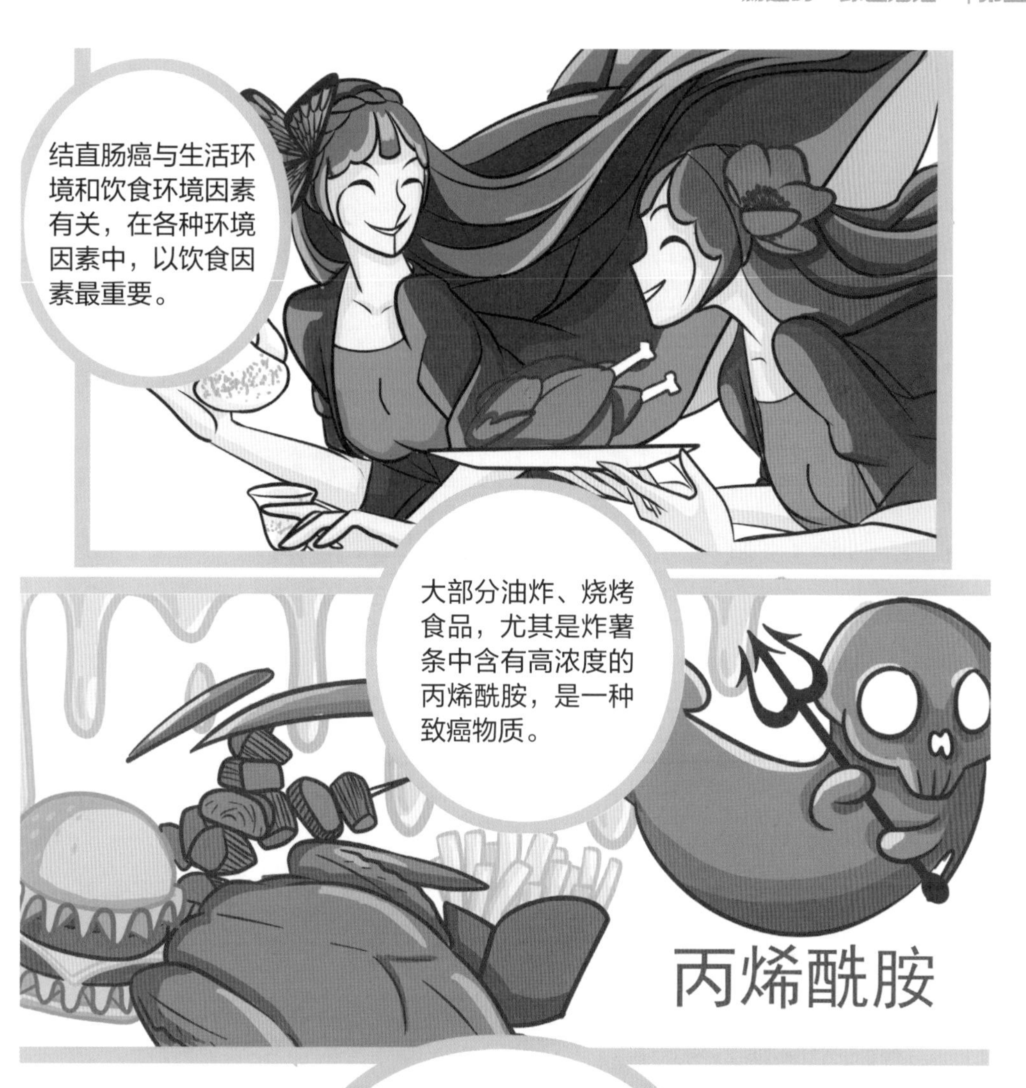

结直肠癌与生活环境和饮食环境因素有关，在各种环境因素中，以饮食因素最重要。
大部分油炸、烧烤食品，尤其是炸薯条中含有高浓度的丙烯酰胺，是一种致癌物质。
丙烯酰胺

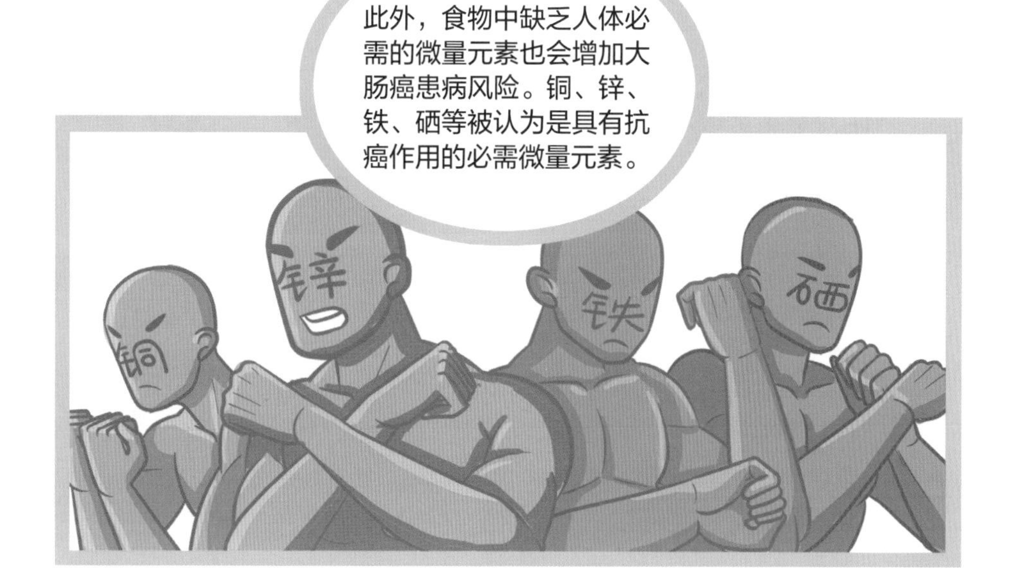

此外，食物中缺乏人体必需的微量元素也会增加大肠癌患病风险。铜、锌、铁、硒等被认为是具有抗癌作用的必需微量元素。
铜
锌
铁
硒

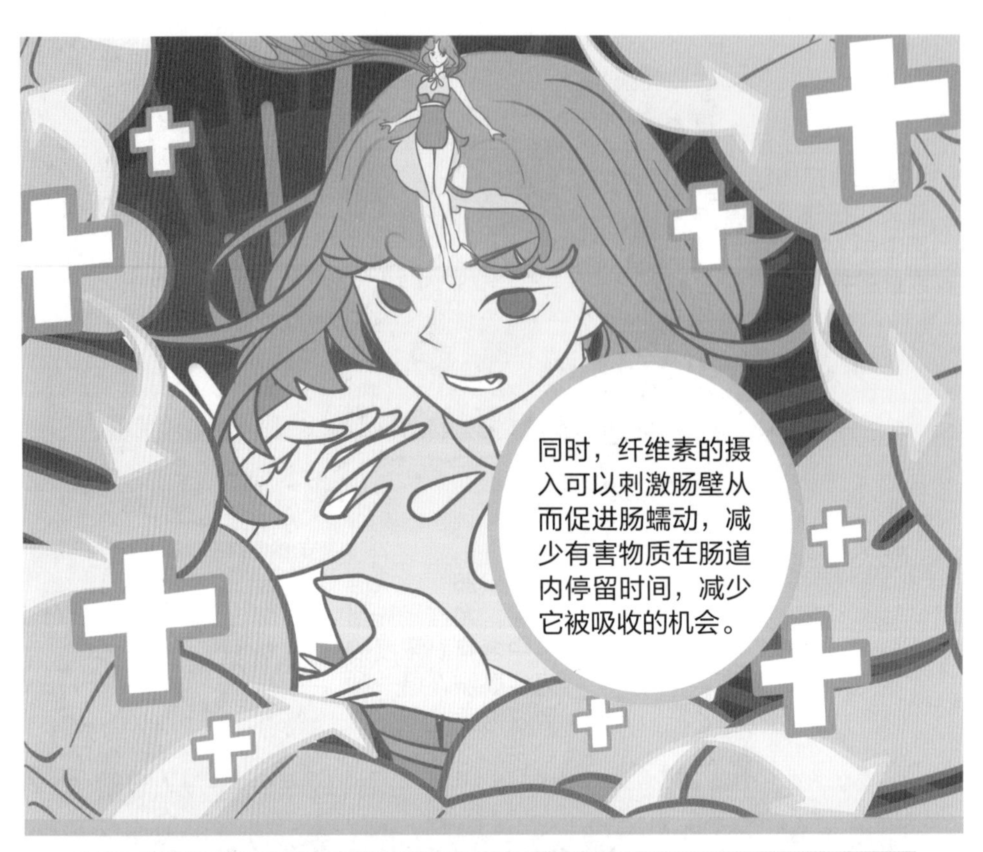
同时，纤维素的摄入可以刺激肠壁从而促进肠蠕动，减少有害物质在肠道内停留时间，减少它被吸收的机会。

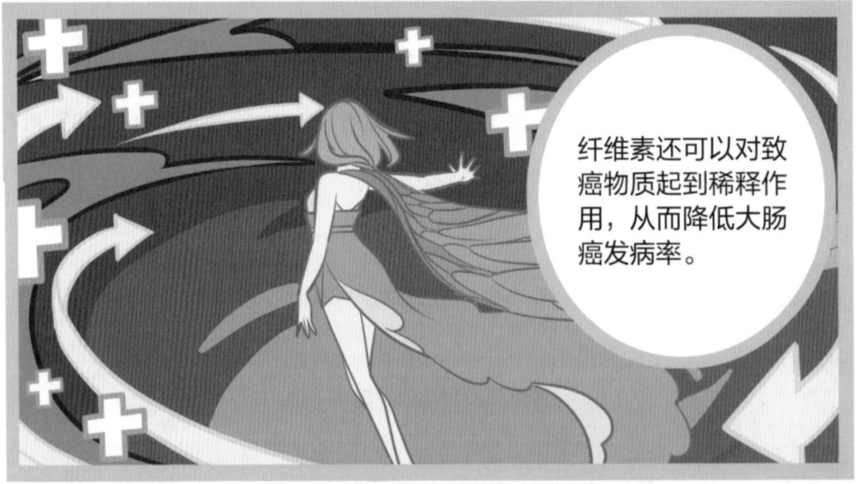
纤维素还可以对致癌物质起到稀释作用，从而降低大肠癌发病率。

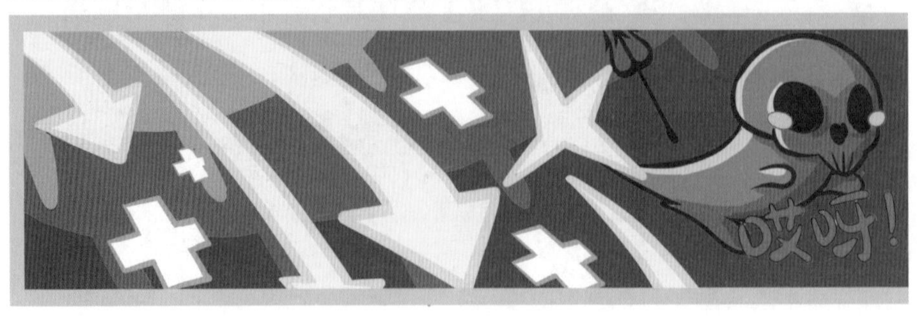
哎呀！

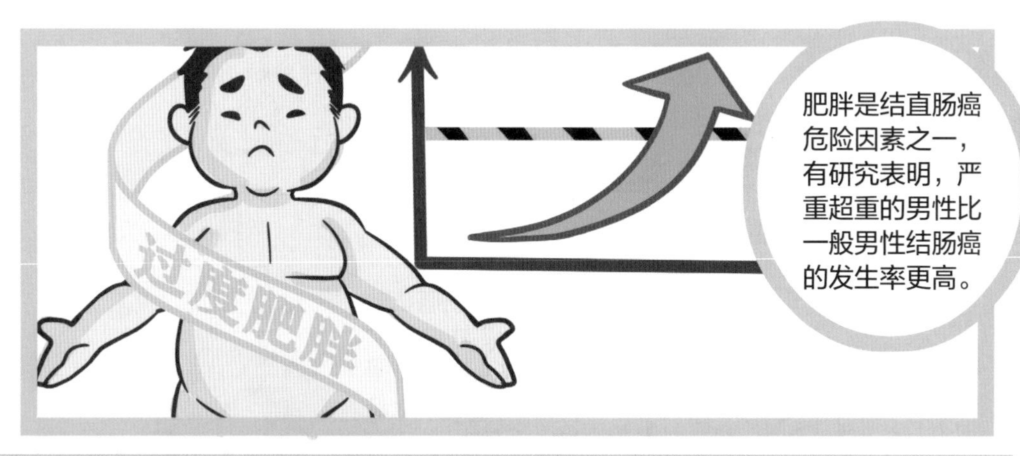
过度肥胖
肥胖是结直肠癌危险因素之一，有研究表明，严重超重的男性比一般男性结肠癌的发生率更高。

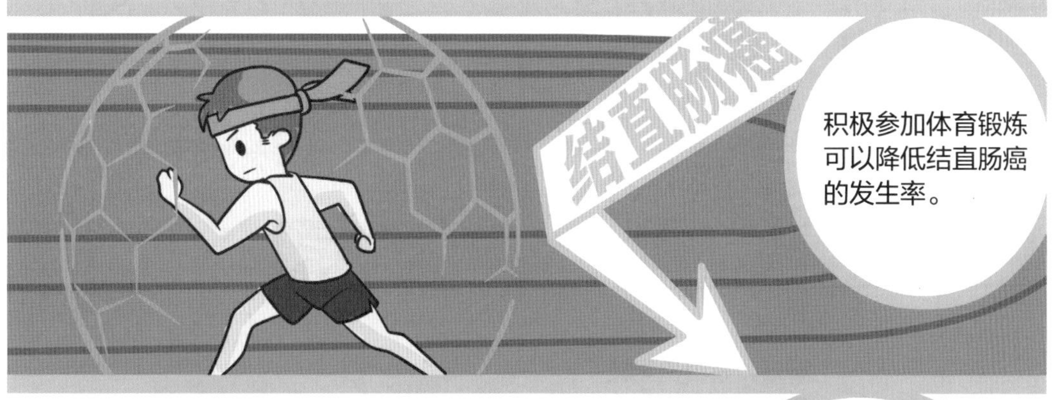
结直肠癌
积极参加体育锻炼可以降低结直肠癌的发生率。

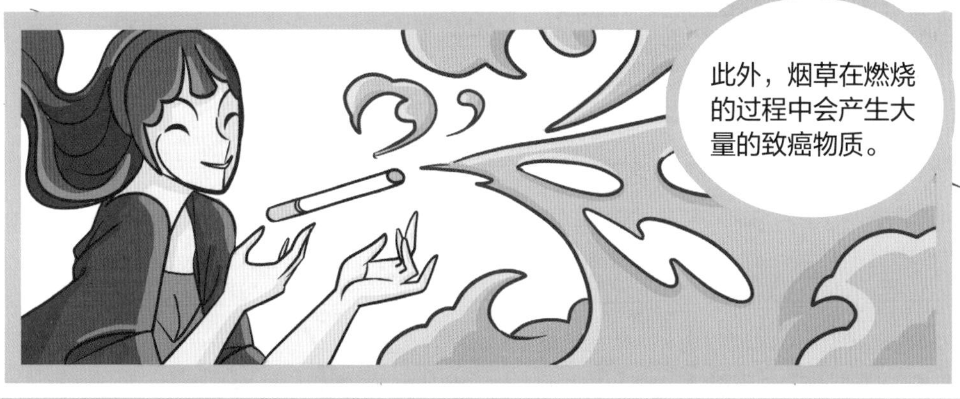
此外，烟草在燃烧的过程中会产生大量的致癌物质。

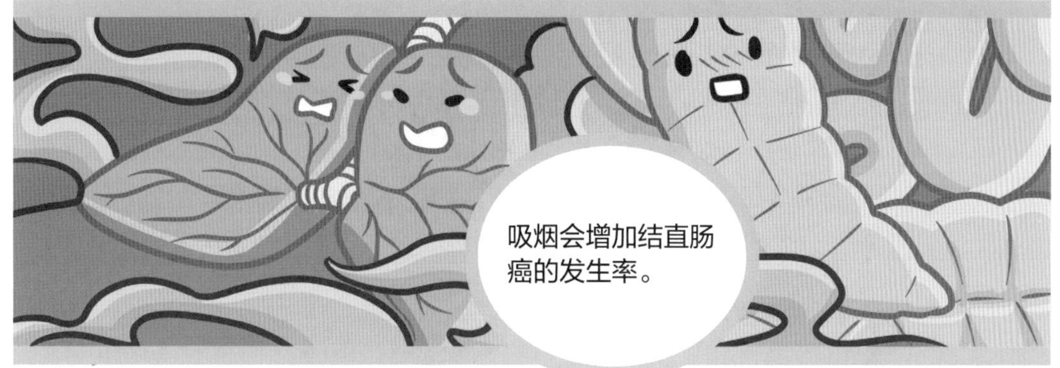
吸烟会增加结直肠癌的发生率。

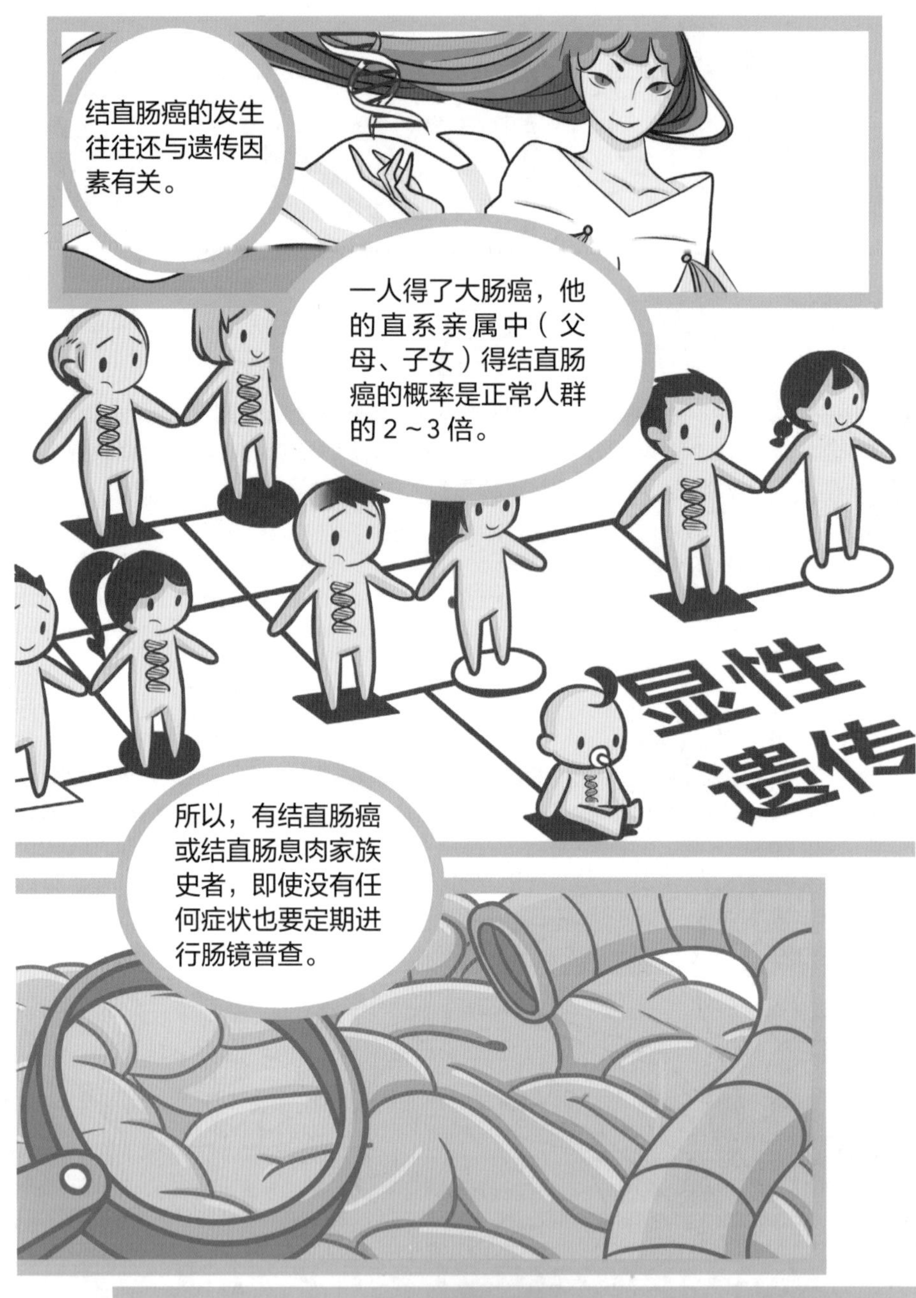
结直肠癌的发生往往还与遗传因素有关。
一人得了大肠癌，他的直系亲属中（父母、子女）得结直肠癌的概率是正常人群的 2～3 倍。
显性遗传
所以，有结直肠癌或结直肠息肉家族史者，即使没有任何症状也要定期进行肠镜普查。

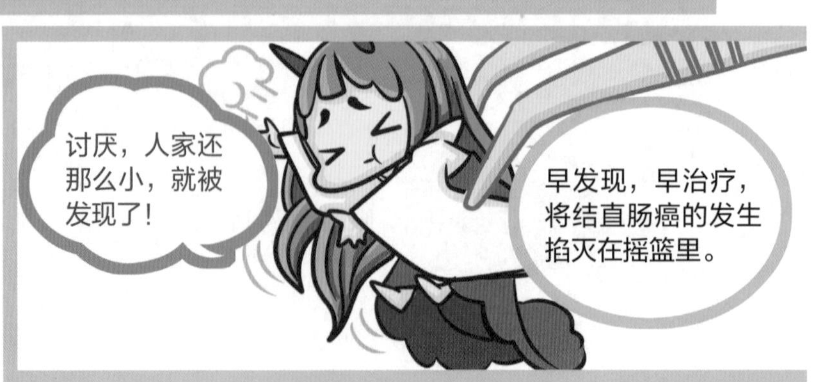
讨厌，人家还那么小，就被发现了！
早发现，早治疗，将结直肠癌的发生掐灭在摇篮里。

第六讲 肠道的诉苦

作为人体消化系统最重要的组成之一，主人以前对我爱护有加，饮食规律，吃饭时总会考虑我的喜好。但是这样的好日子不知什么时候就消失了，每天高压的工作让主人对健康的生活方式失去了保持能力，这对我造成了不可挽回的伤害。（据统计，全国胃肠病病人总人数近1.2亿，其中近半数病情严重，不仅影响生活质量，甚至危及生命。解铃还须系铃人，这些大多是长期的不良生活习惯造成的。）

作为负责消化吸收食物、为主人提供能量的器官，我甘愿默默地为主人奉献，但我的精力是有限的，我也需要规律的作息。无论是夜以继日的工作，还是饥一顿饱一顿的饮食习惯，都会对我造成很大的伤害，使我的工作效率大打折扣。由于我的主人常常忙于工作，免不了交际应酬，宿醉而归的情况常有发生，从而使我的整个“人生”步入更加危险的阶段。

我的日常消化吸收工作，不仅有内分泌系统的参与，还需要神经系统的参与，因此主人的精神状态也与我的工作有着密不可分的联系。我不仅仅是消化器官，还是人体内最大、最复杂的内分泌器官。主人精神紧张的状态下，就会通过大脑皮层影响神经系统和内分泌系统，进一步影响我的工作状态，造成肠道功能紊乱，分泌失调，在这种情况下很容易导致我的工作模式发生改变，从而给主人的健康带来不可估量的损失。

再来说说喝酒对我们的影响。人到中年，工作刚刚有了起色，免不了应酬，可能会经常约人在酒桌上谈工作。可是，酒精会直接伤害胃肠道脆弱的黏膜，损害黏膜的保护屏障，造成黏膜充血、水肿、糜烂出血甚至溃疡、癌变等。不仅如此，长期喝酒还会对我的小伙伴们造成伤害，比如肝脏和胰腺，可能引起酒精性肝硬化和急性胰腺炎等，这些伤害反过来又会加重胃肠黏膜受损。

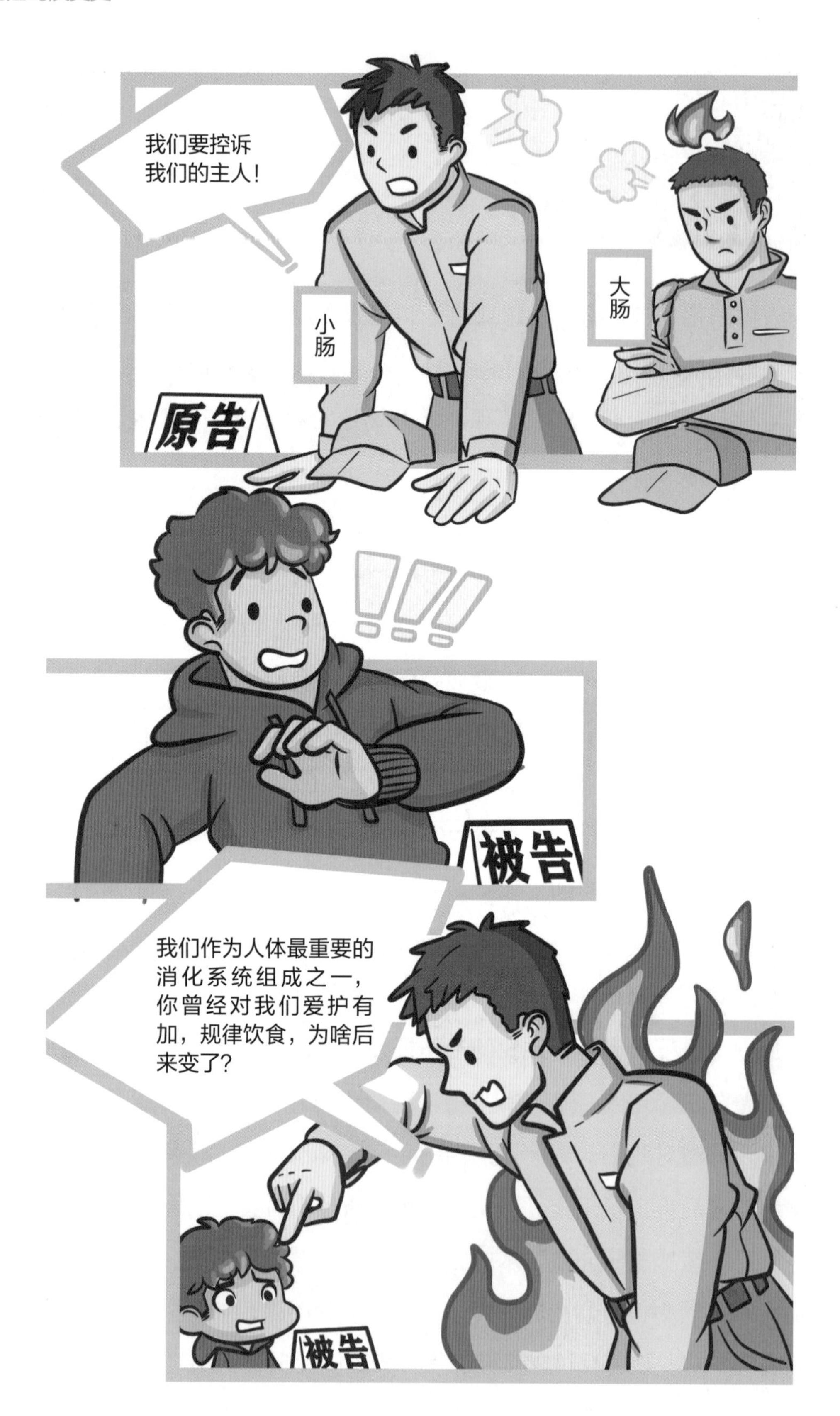
我们要控诉
我们的主人！
小肠
大肠
原告
被告
我们作为人体最重要的消化系统组成之一，你曾经对我们爱护有加，规律饮食，为啥后来变了？
被告

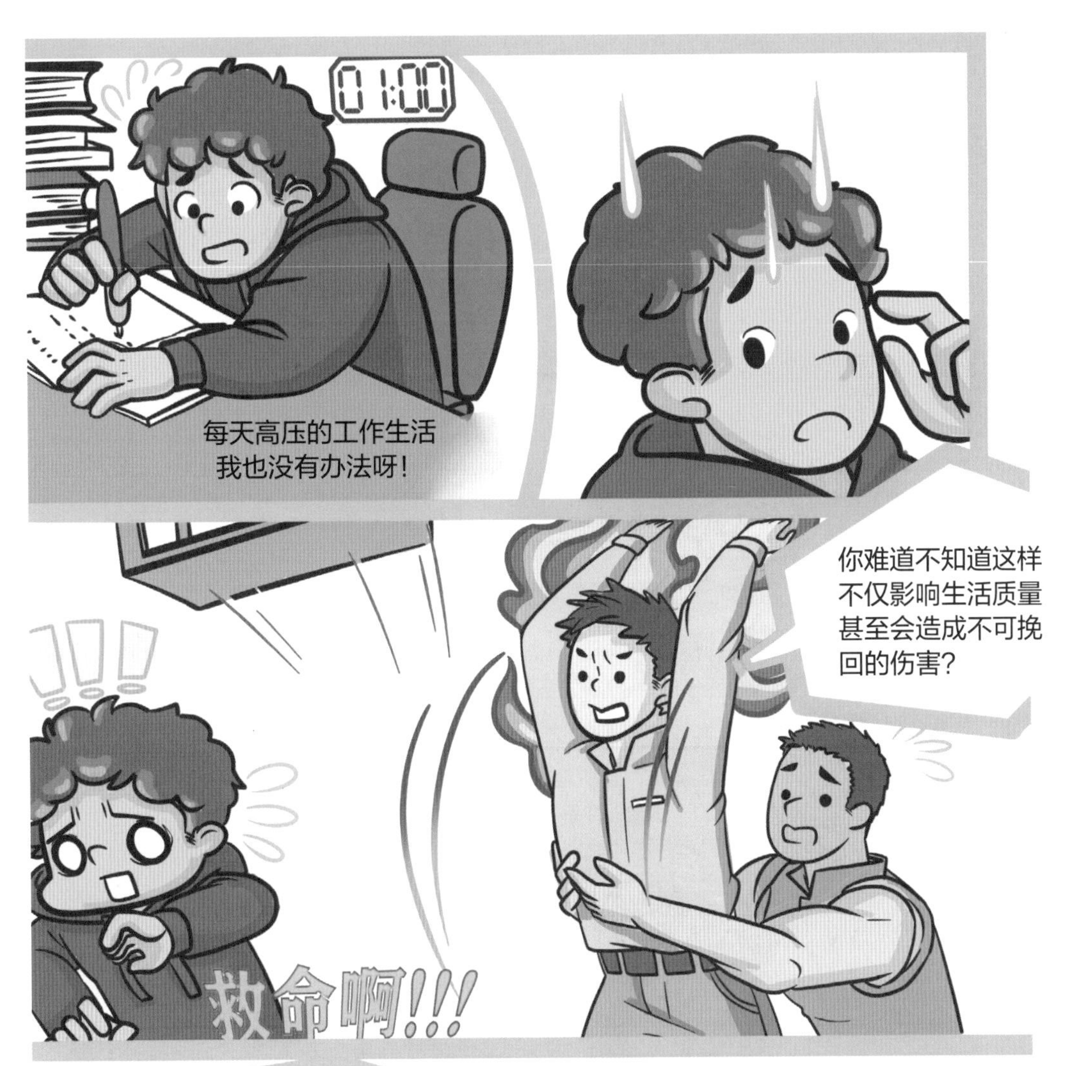
01:00
每天高压的工作生活
我也没有办法呀！
你难道不知道这样
不仅影响生活质量
甚至会造成不可挽
回的伤害？
救命啊!!!

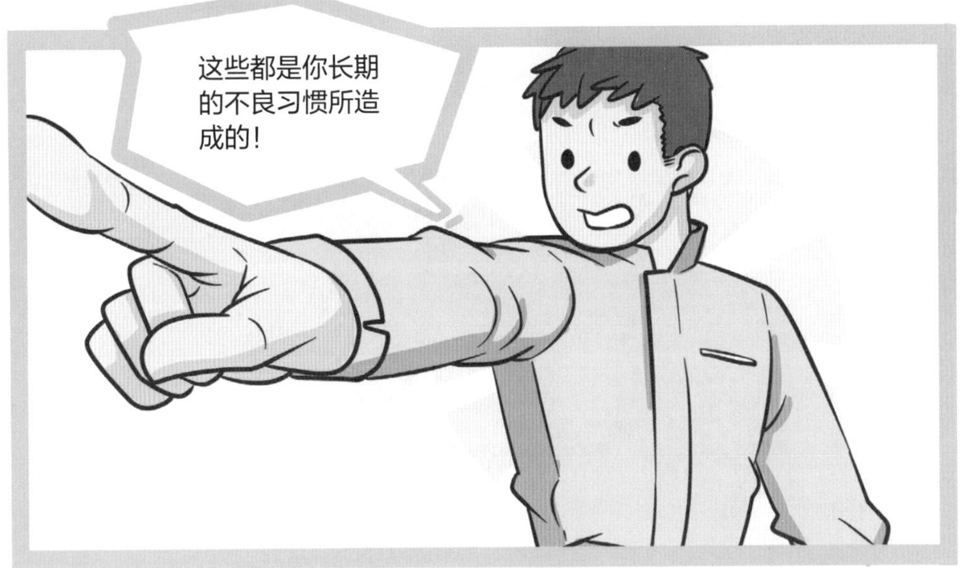
这些都是你长期
的不良习惯所造
成的！

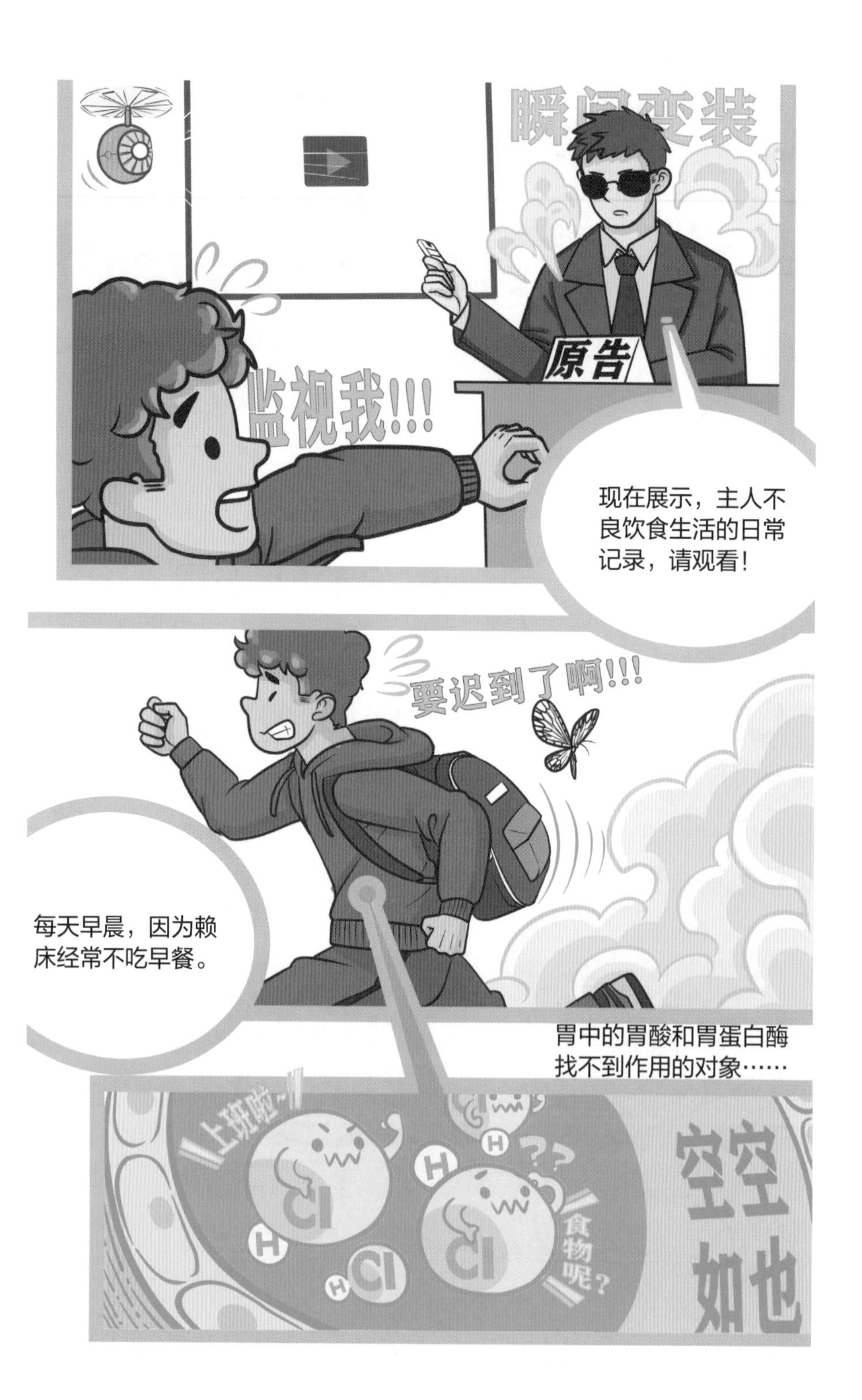
原告
监视我!!!
现在展示，主人不良饮食生活的日常记录，请观看！
要迟到了啊!!!
每天早晨，因为赖床经常不吃早餐。
胃中的胃酸和胃蛋白酶找不到作用的对象……
上班啦~!!
??
食物呢？
空空如也

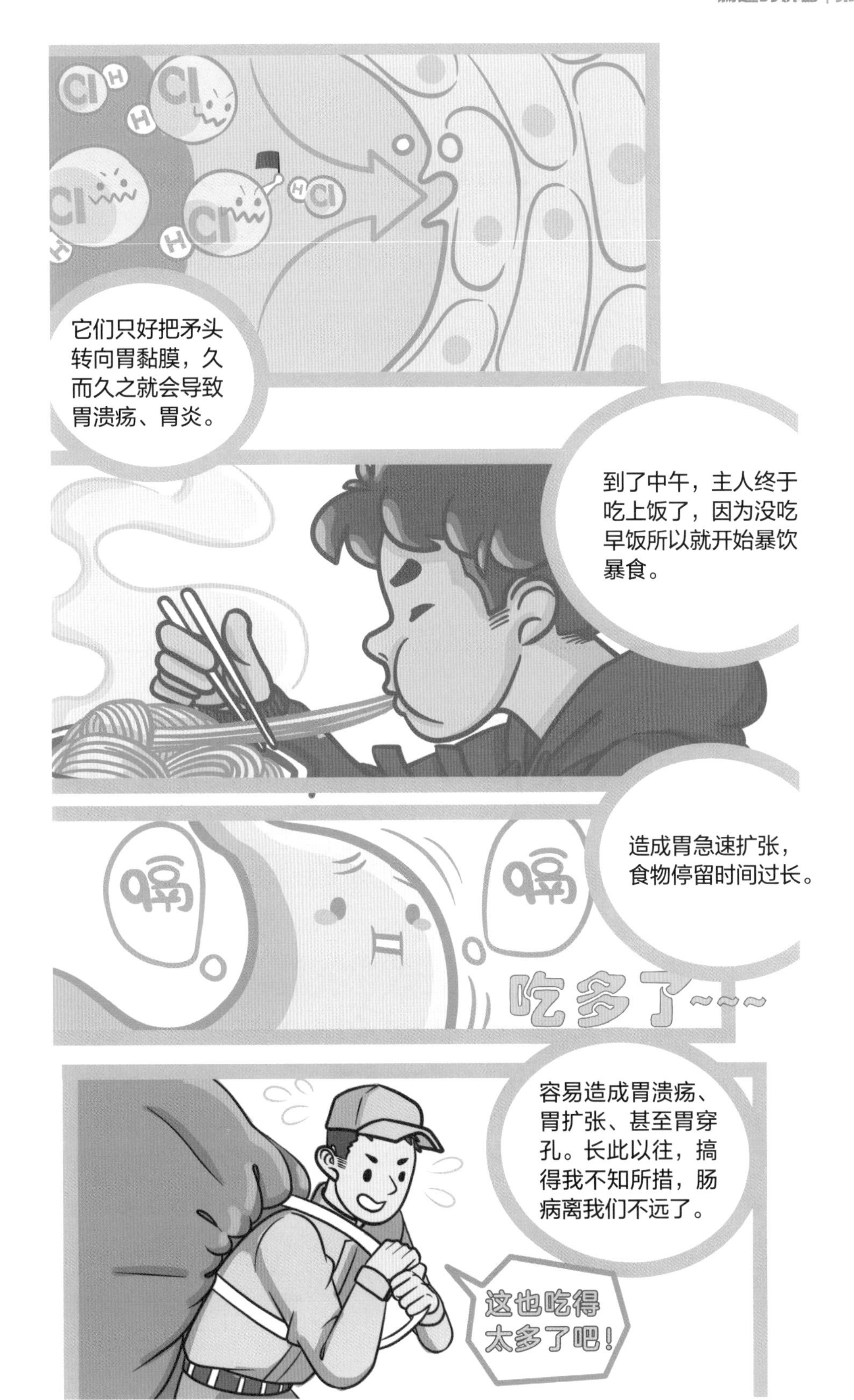

它们只好把矛头转向胃黏膜，久而久之就会导致胃溃疡、胃炎。
到了中午，主人终于吃上饭了，因为没吃早饭所以就开始暴饮暴食。
嗝
嗝
造成胃急速扩张，食物停留时间过长。
吃多了~~~
容易造成胃溃疡、胃扩张、甚至胃穿孔。长此以往，搞得我不知所措，肠病离我们不远了。
这也吃得太多了吧！

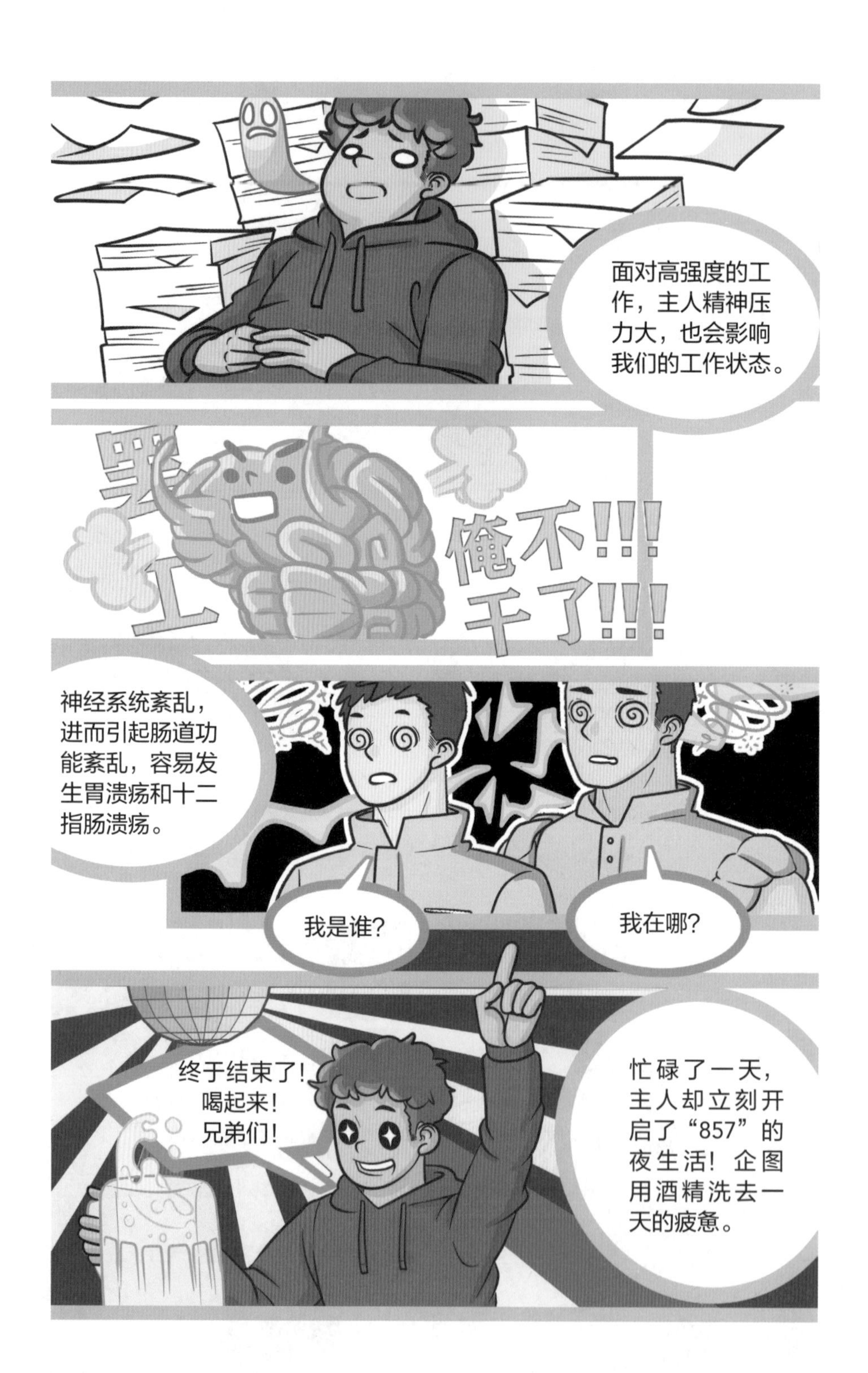
面对高强度的工作，主人精神压力大，也会影响我们的工作状态。
罢工
俺不!!!
干了!!!
神经系统紊乱，进而引起肠道功能紊乱，容易发生胃溃疡和十二指肠溃疡。
我是谁?
我在哪?
终于结束了!
喝起来!
兄弟们!
忙碌了一天，主人却立刻开启了“857”的夜生活！企图用酒精洗去一天的疲惫。

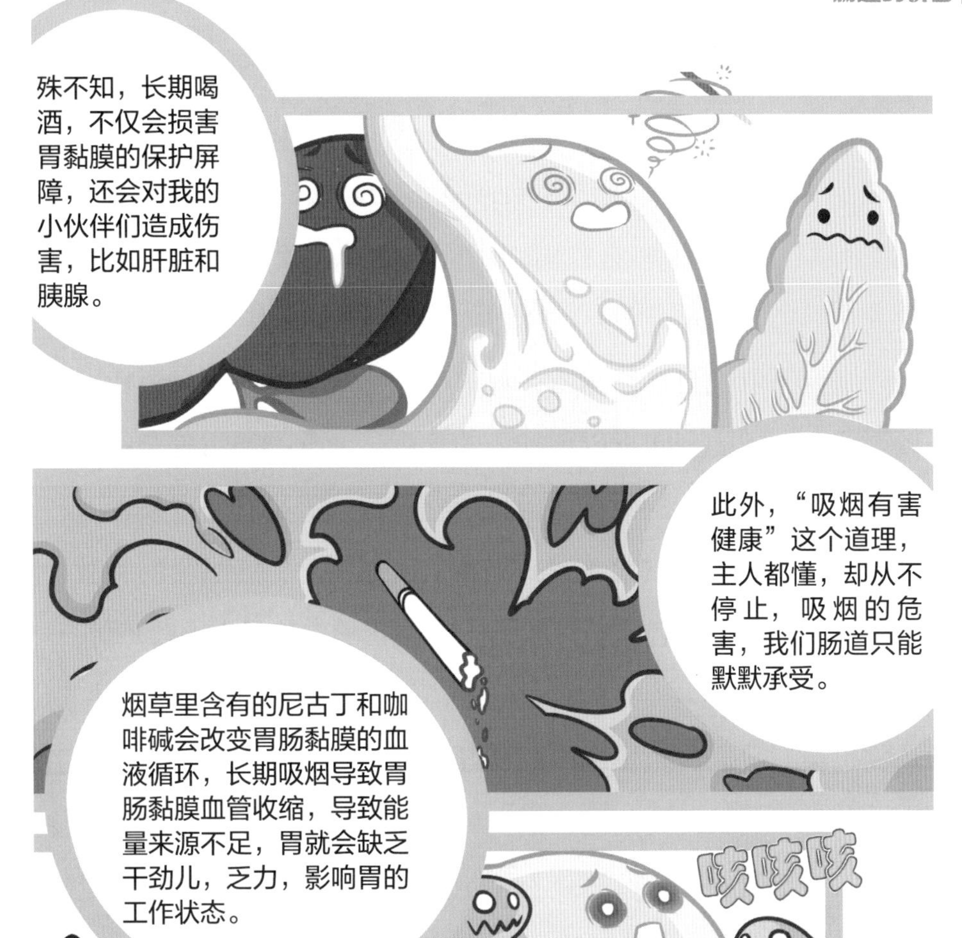
殊不知，长期喝酒，不仅会损害胃黏膜的保护屏障，还会对我的小伙伴们造成伤害，比如肝脏和胰腺。
此外，“吸烟有害健康”这个道理，主人都懂，却从不停止，吸烟的危害，我们肠道只能默默承受。
烟草里含有的尼古丁和咖啡碱会改变胃肠黏膜的血液循环，长期吸烟导致胃肠黏膜血管收缩，导致能量来源不足，胃就会缺乏干劲儿，乏力，影响胃的工作状态。
咳咳咳

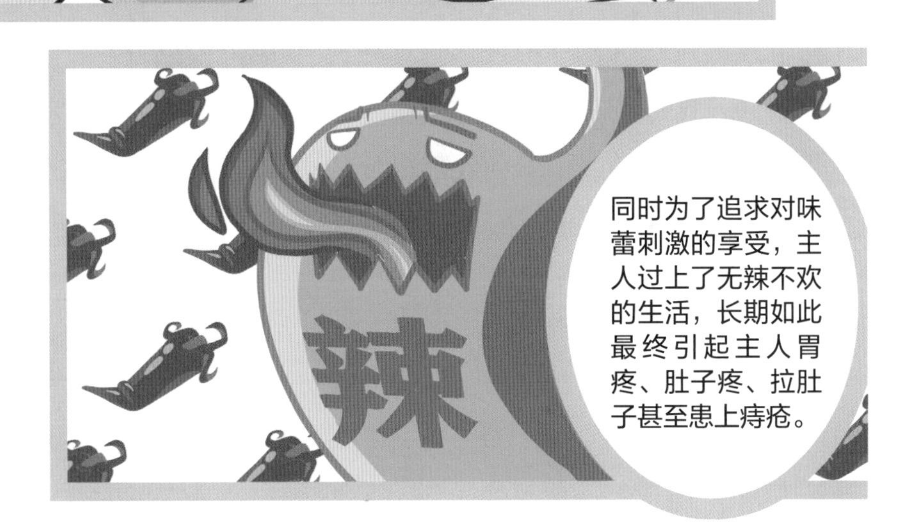
同时为了追求对味蕾刺激的享受，主人过上了无辣不欢的生活，长期如此最终引起主人胃疼、肚子疼、拉肚子甚至患上痔疮。
辣

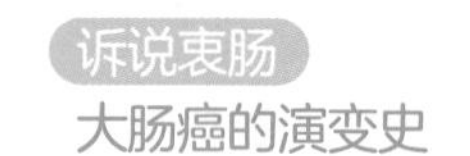

就连幼儿园的小朋友都知道，吸烟有害健康，这点道理我的主人当然也懂，可他就是管不住自己。除了对肺造成伤害之外，我们肠道也要默默承受着烟草带来的折磨。要知道，烟草里含有的尼古丁会改变胃肠黏膜的血液循环，并刺激胃酸分泌，长期吸烟导致胃肠黏膜血管收缩，供应我们的血流量就会减少，能量来源不足，我就会缺乏干劲儿，浑身乏力，当然会影响正常的工作状态了。

除此之外，为了取悦自己的味蕾，追求味觉上的享受，主人还特别喜欢吃辛辣食品。不可否认，辣椒的美味可以增加人的食欲，为食物增添色彩和韵味。无辣不欢已经成为这个时代吃辣人的习惯，但长期吃辣对肠道是有一定损害的，因为长期摄入辛辣食品会使体内的辣椒素含量升高，从而加强对胃肠黏膜的刺激，使肠道高度充血、蠕动加快，最终引起胃痛、肚子痛、拉肚子，甚至患上痔疮等。

一系列的折腾之后，主人身体再也吃不消了，最终病倒了，可没想到，主人生病后吃的药物也会对我们产生影响。除了导致胃炎之外，不少药物还会引起肠道的菌群失调，尤其是一些长期使用的广谱抗生素，能让肠道内一些害怕药物的菌群受到抑制，另外一些不怕药物的菌群就有了足够的空间和食物，开始大量繁殖生长，最后导致整个肠道环境发生很大变化，脱离了熟悉的环境之后，我的工作效率就会大打折扣甚至停工停产。

另外，主人经常加班到深夜，睡觉之前吃很多东西。可他不知道，如果晚餐或者睡觉之前过饱，尤其是一些高蛋白食品，我们来不及完全消化，残余的蛋白在肠道细菌的作用下可能会产生有毒的物质，再加上睡觉的时候肠道运动很慢，不像白天那样工作效率高，使这些毒素有了可乘之机。有毒物质长时间停留在主人体内，可能会诱发慢性肠炎甚至肠癌。然而我那可怜的主人并不在乎这些，在这里我想告诉他，为了你我共同的健康着想，你一定要摒弃这些不良的生活习惯。

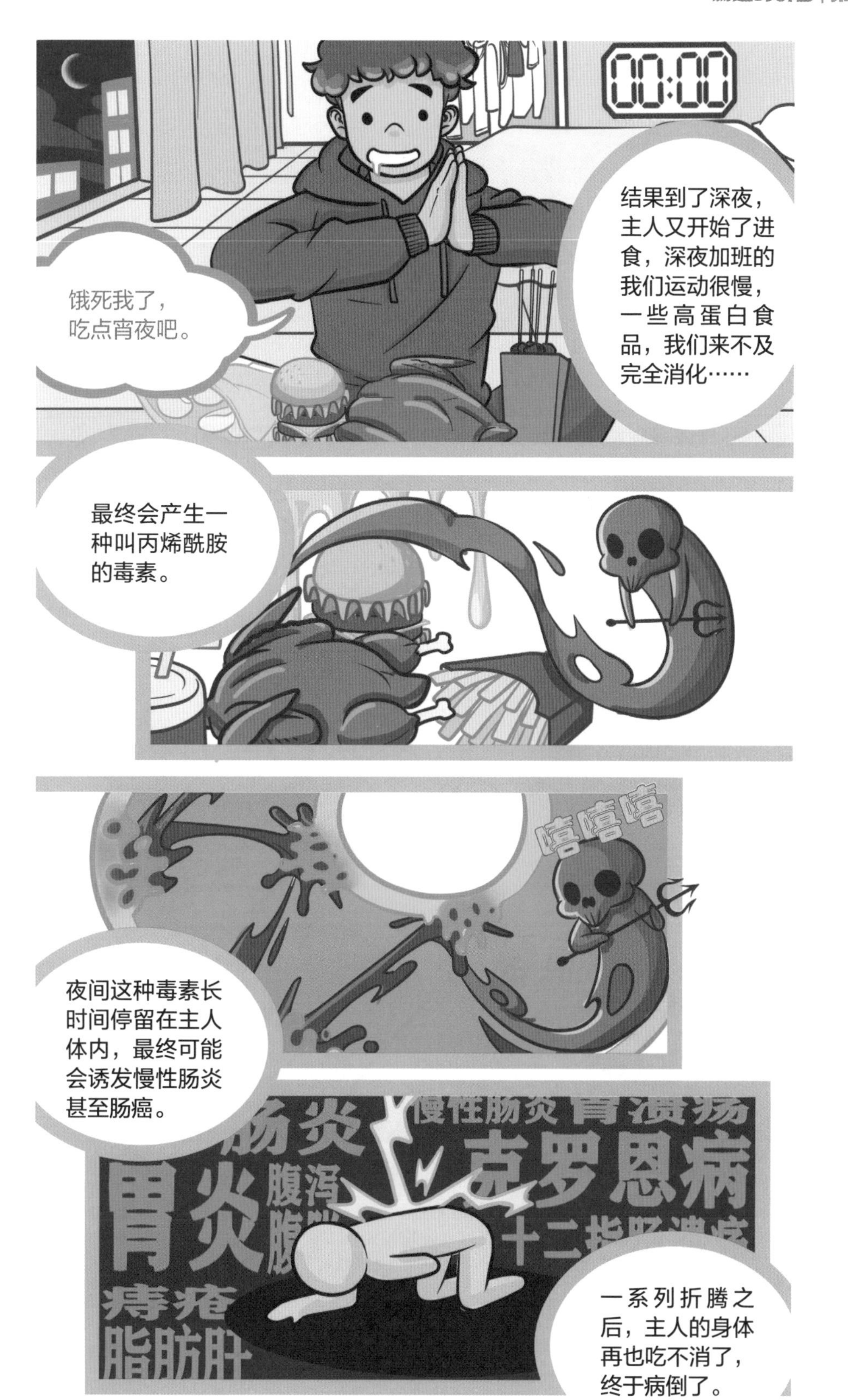
00:00
饿死我了，
吃点宵夜吧。
结果到了深夜，
主人又开始了进
食，深夜加班的
我们运动很慢，
一些高蛋白食
品，我们来不及
完全消化……
最终会产生一
种叫丙烯酰胺
的毒素。
嘻嘻嘻
夜间这种毒素长
时间停留在主人
体内，最终可能
会诱发慢性肠炎
甚至肠癌。
肠炎
慢性肠炎
克罗恩病
胃炎
腹泻
痔疮
脂肪肝
一系列折腾之
后，主人的身体
再也吃不消了，
终于病倒了。

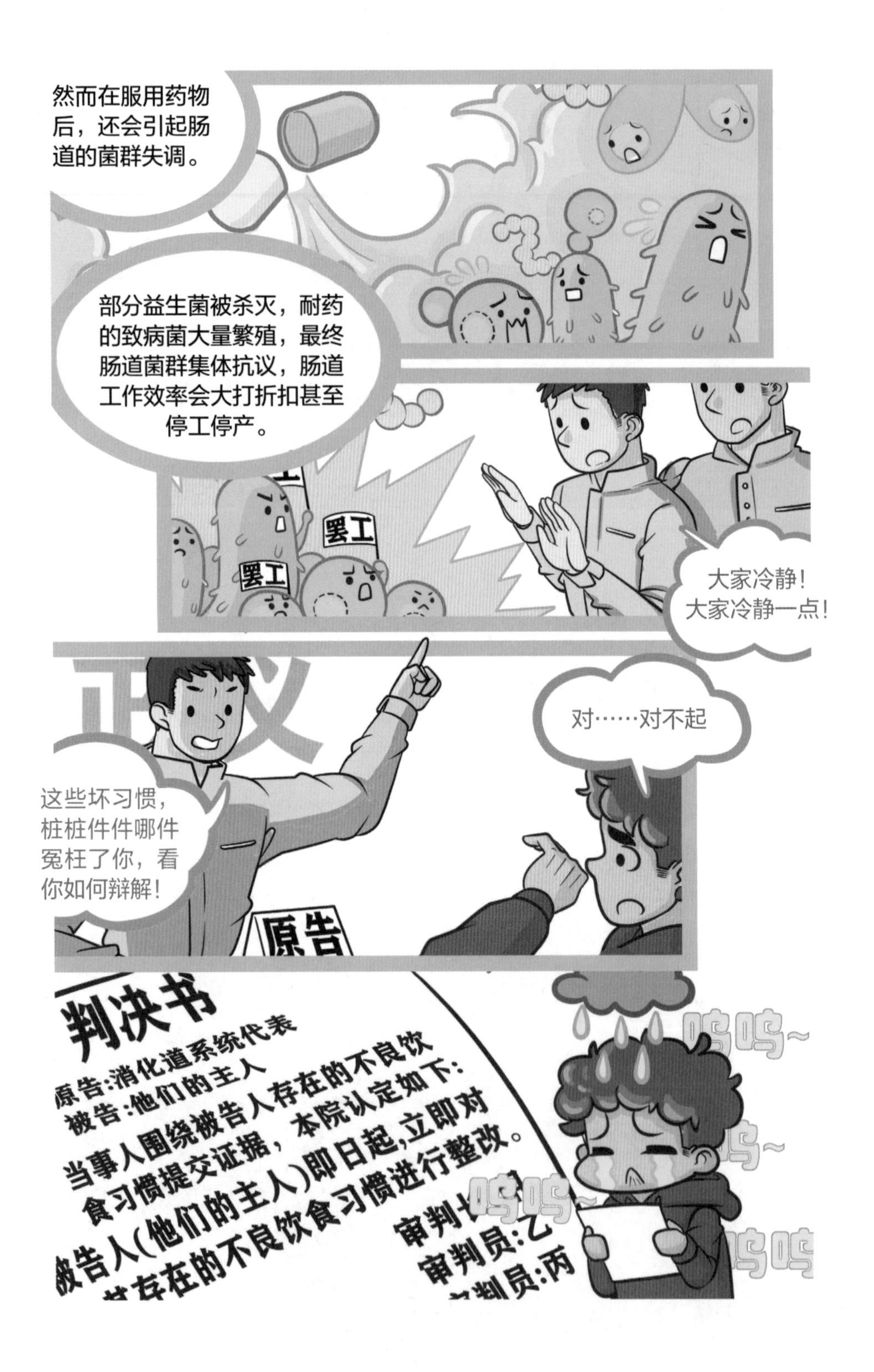
然而在服用药物后，还会引起肠道的菌群失调。
部分益生菌被杀灭，耐药的致病菌大量繁殖，最终肠道菌群集体抗议，肠道工作效率会大打折扣甚至停工停产。
罢工
罢工
大家冷静！
大家冷静一点！
对……对不起
这些坏习惯，桩桩件件哪件冤枉了你，看你如何辩解！
原告
判决书
原告:消化道系统代表
被告:他们的主人
当事人围绕被告人存在的不良饮食习惯提交证据，本院认定如下:
被告人(他们的主人)即日起,立即对其存在的不良饮食习惯进行整改。
审判员:乙
审判员:丙
呜呜~
呜呜~

第七讲 肠道释放的求救信号

肠道作为人体与摄入食物接触最频繁的器官，它总是忍辱负重，兢兢业业做着自己的工作。前面我们提到过，人类一生中要消耗大量食物，所以肠道一生要处理掉几十吨的食物，这可是相当于十几头大象的重量，而其中 90% 以上的营养和毒素要在肠道中进行吸收和排泄。

可以这样说——健康长寿，从“肠”计议。肠道健康是我们能够健康长寿的基础，但是在一项调查研究中显示，90% 以上的人存在肠道问题，其中大多数人并不会刻意关注肠道的健康状况。不良饮食和不健康的生活习惯就像老虎，人们却“明知山有虎，偏向虎山行”。

俗话说，兔子急了还咬人呢！虽然肠道是一位老实憨厚的工作者，但工作中受尽委屈的它还是会释放一些“求救”信号，比如便秘、腹泻、排便恶臭、口臭、皮肤粗糙等。这提示我们肠道已经超负荷运转，处于亚健康状态，我们需要及时对它进行调理、养护。

在日常生活饮食中，一些我们容易忽略的细节往往是造成肠道损伤的关键。我们只知道胃肠道能够消化吸收食物，为我们提供营养和能量，但其实，胃肠道也像是住在我们体内的小精灵，它能感知我们的压力和情绪变化，就如范仲淹诗中所说的“先天下之忧而忧，后天下之乐而乐”，长期的不良情绪造成身体的损害，会率先在胃肠道方面表现出来。一些人由于工作压力过大，甚至发生肠易激综合征，导致肠子老爱“激动”，会经常出现肚子不舒服，排便习惯改变。

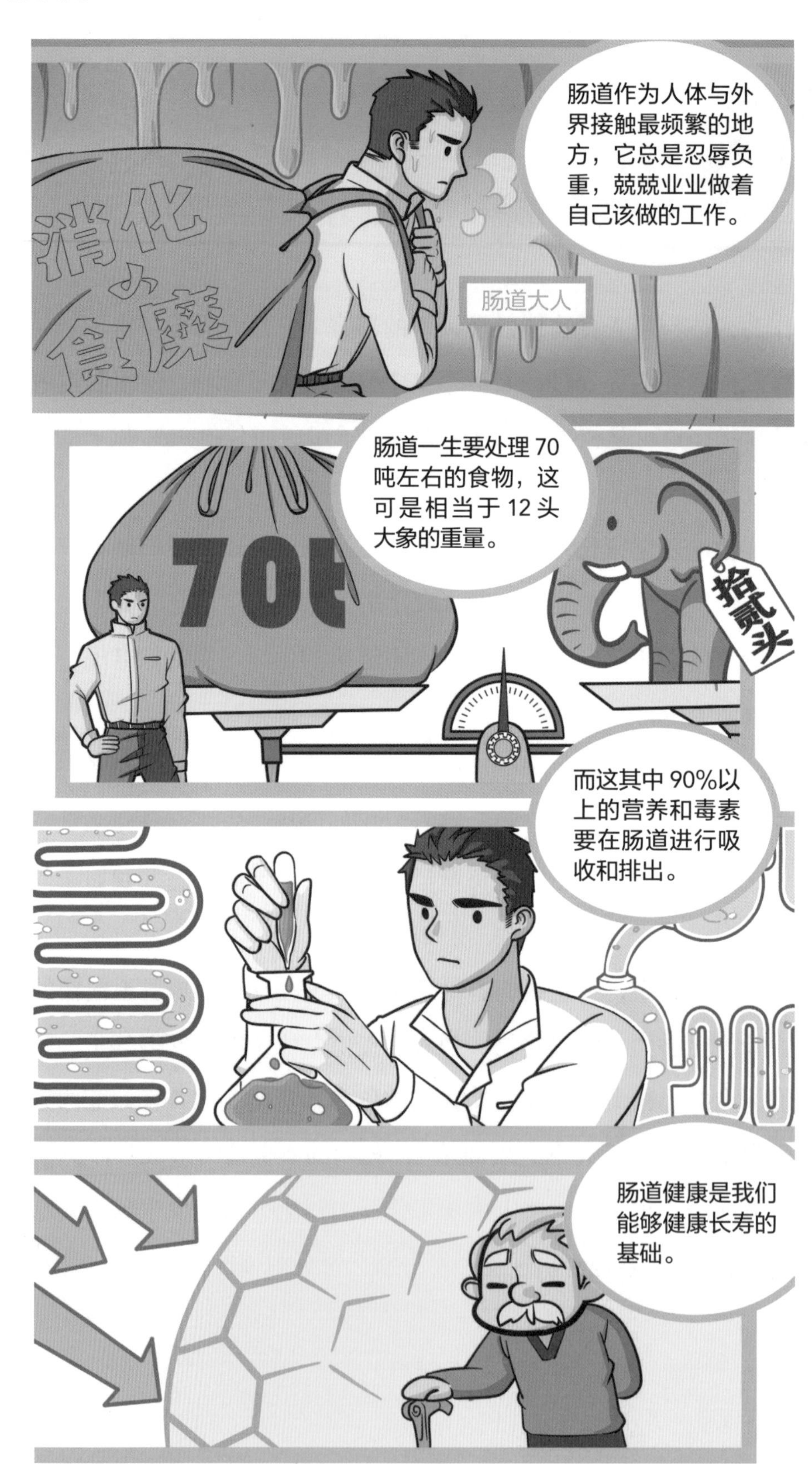
肠道作为人体与外界接触最频繁的地方，它总是忍辱负重，兢兢业业做着自己该做的工作。
消化食糜
肠道大人
肠道一生要处理 70 吨左右的食物，这可是相当于 12 头大象的重量。
70吨
拾贰头
而这其中 90%以上的营养和毒素要在肠道进行吸收和排出。
肠道健康是我们能够健康长寿的基础。

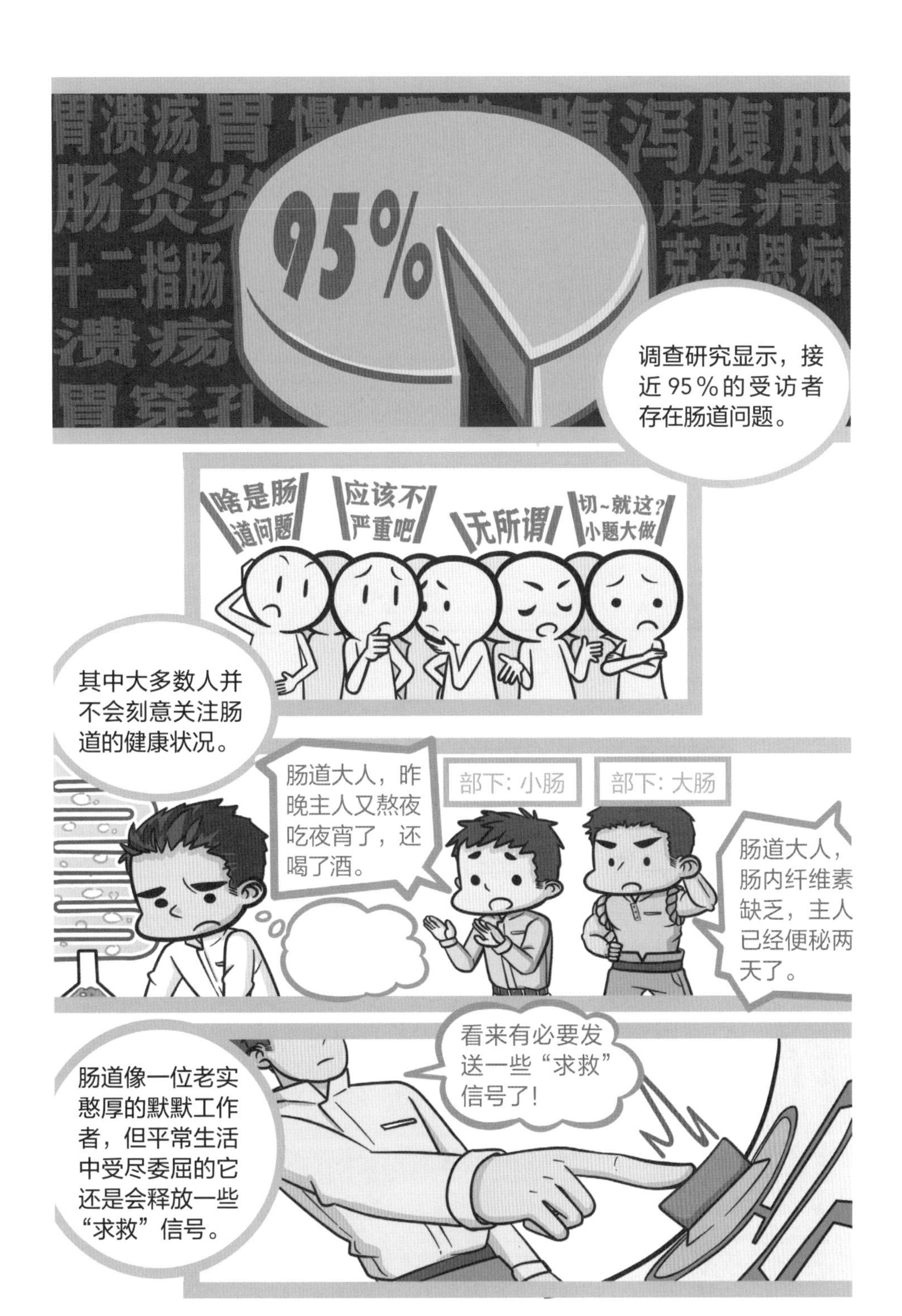
胃溃疡
腹泻腹胀
十二指肠
溃疡
克罗恩病
95%
调查研究显示，接近 95% 的受访者存在肠道问题。
啥是肠道问题
应该不严重吧
无所谓
切~就这?小题大做
其中大多数人并不会刻意关注肠道的健康状况。
肠道大人，昨晚主人又熬夜吃夜宵了，还喝了酒。
部下: 小肠
部下: 大肠
肠道大人，肠内纤维素缺乏，主人已经便秘两天了。
肠道像一位老实憨厚的默默工作者，但平常生活中受尽委屈的它还是会释放一些“求救”信号。
看来有必要发送一些“求救”信号了!

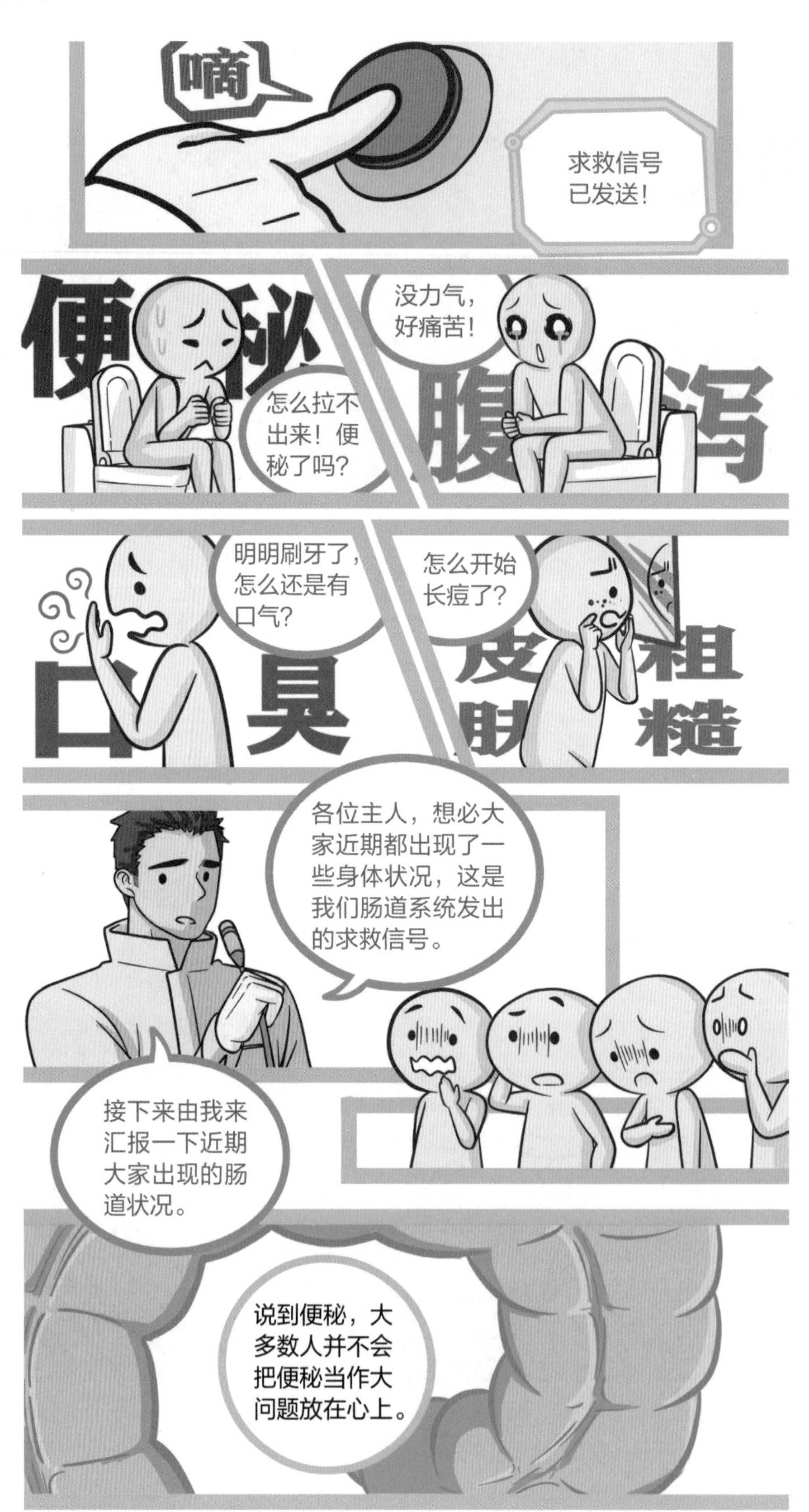
嘀
求救信号已发送！
便秘
怎么拉不出来！便秘了吗？
没力气，好痛苦！
腹泻
口臭
明明刷牙了，怎么还是有口气？
怎么开始长痘了？
皮肤粗糙
各位主人，想必大家近期都出现了一些身体状况，这是我们肠道系统发出的求救信号。
接下来由我来汇报一下近期大家出现的肠道状况。
说到便秘，大多数人并不会把便秘当作大问题放在心上。

另一方面，就是便秘的问题。相信很多人有过便秘的经历，但许多人不会把便秘当作大问题放在心上。也很少有人知道，便秘对肠道有很强的压迫作用，经常便秘的人更容易长痔疮。便秘的发生，直接导致粪便在人体内停留时间过长，排不出去，肠道被迫吸收粪便中的有害物质，这些物质进入血液，需要再次代谢之后才能排泄。所以便秘会让人产生“小肚子”，而且皮肤也会变差。

说完了便秘，再来说说拉肚子。在许多人看来，拉肚子是常见症状，最多也就是小病，自己随便吃点药就行。其实不然，首先拉肚子会造成人体内水分大量丢失，顺带流失大量无机盐，导致电解质平衡紊乱。比如钾离子流失过多，会让人全身虚弱无力甚至心律失常。经常腹泻还会影响维生素的吸收，导致一系列维生素缺乏造成的疾病，比如头发干枯、脱发、口腔疾病等。

“夜里不睡，白天不起”，这恐怕是对当代人熬夜的真实写照，晚上的时候总喜欢在床上拿着手机打游戏、刷视频、看新闻等。其实熬夜付出的代价是巨大的，这相当于把自己的快乐建立在“他人”的痛苦之上，因为在你兴致勃勃熬夜的同时，肠胃却默默承受着熬夜带来的伤害。熬夜伤肝，肝脏不能更好地解毒，从而影响肠道的正常功能。并且很多人在熬夜的时候经常管不住自己的嘴巴，要吃很多食物，经常这样黑白颠倒就容易引起肚子胀、消化不良、排便不规律等问题。

再有一个就是便血，大便带血很多人会联想到痔疮，其实便血也可能提示消化道存在其他方面的隐疾，甚至可能是肠道恶性肿瘤的信号。痔疮病人的大便有血，是因排便时擦伤患处，血液多数是随着大便排出后滴落下来，因此血液不会与粪便混合，颜色是鲜红的，而且不会有黏液存在。而结直肠癌病人的大便则常混有血液、黏液和脓液，而且颜色也要比痔疮的血液颜色深，甚至粪便发黑，这一点要学会区分。

还有大便形状的改变，如果平时的大便很粗，突然间变成铅笔一样细，也有可能是大肠癌悄悄来临了。肿瘤逐渐变大，堵塞肠管，就会影响大便通过肠腔排出体外，从而出现大便变细。所以，排便后别忘了关注一下。

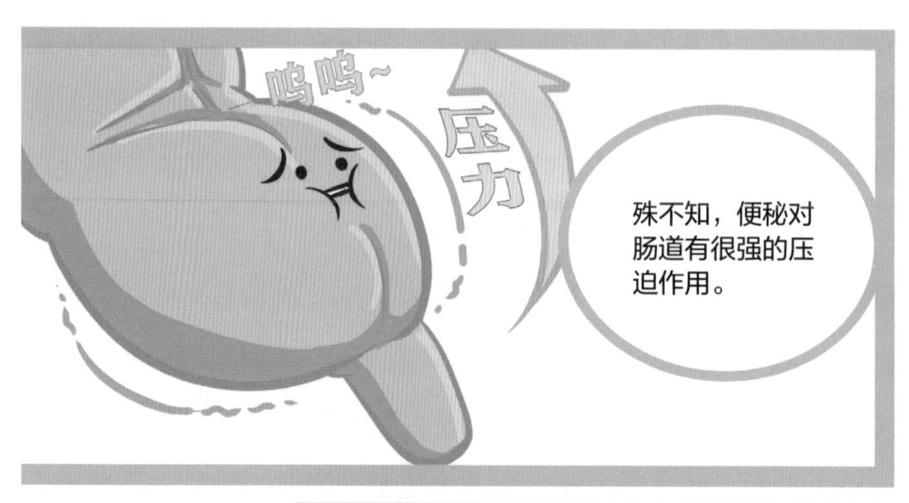
呜呜~
压力
殊不知，便秘对肠道有很强的压迫作用。
经常便秘的人更容易长痔疮。
痛
痛

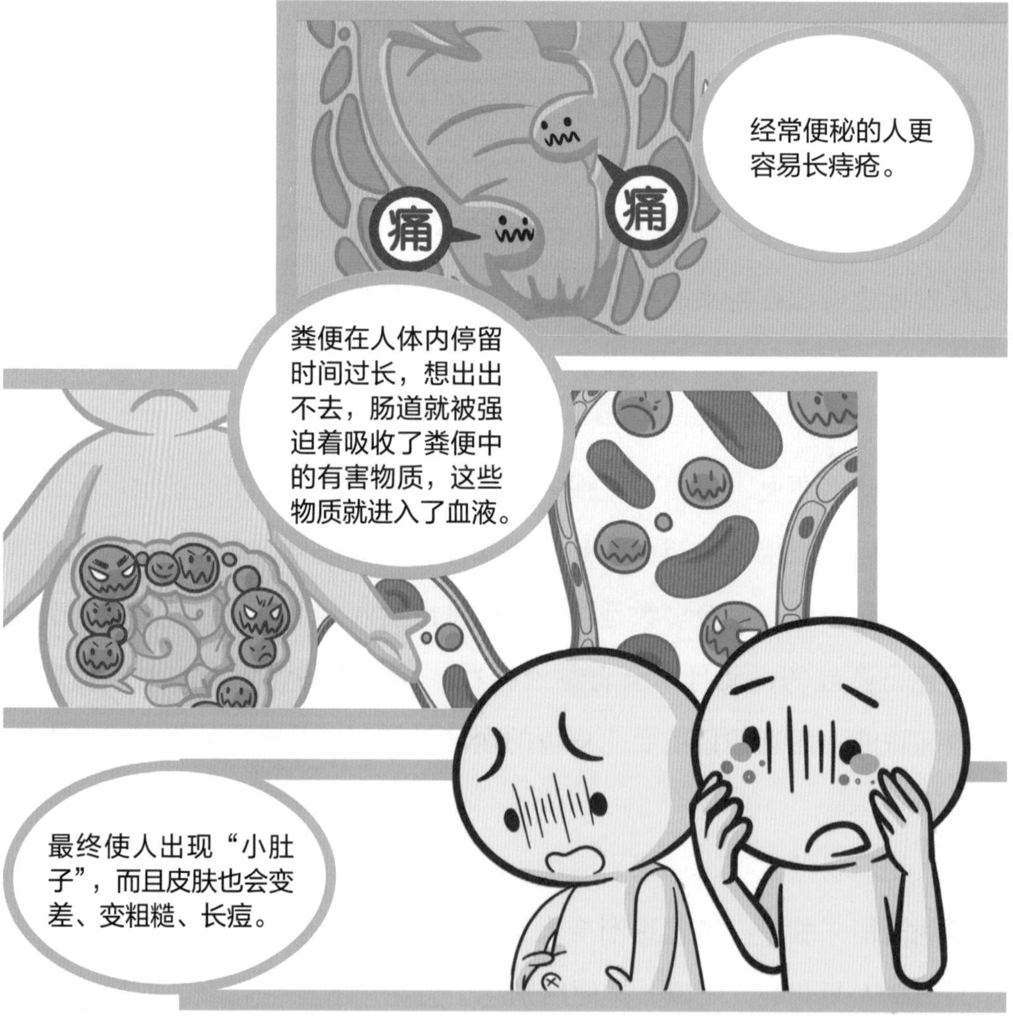
粪便在人体内停留时间过长，想出出不去，肠道就被强迫着吸收了粪便中的有害物质，这些物质就进入了血液。
最终使人出现“小肚子”，而且皮肤也会变差、变粗糙、长痘。

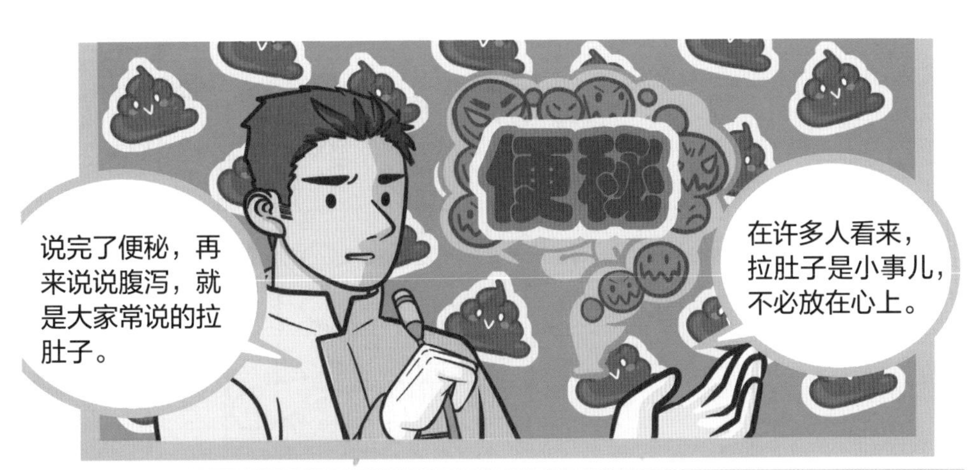
便秘
说完了便秘，再来说说腹泻，就是大家常说的拉肚子。
在许多人看来，拉肚子是小事儿，不必放在心上。

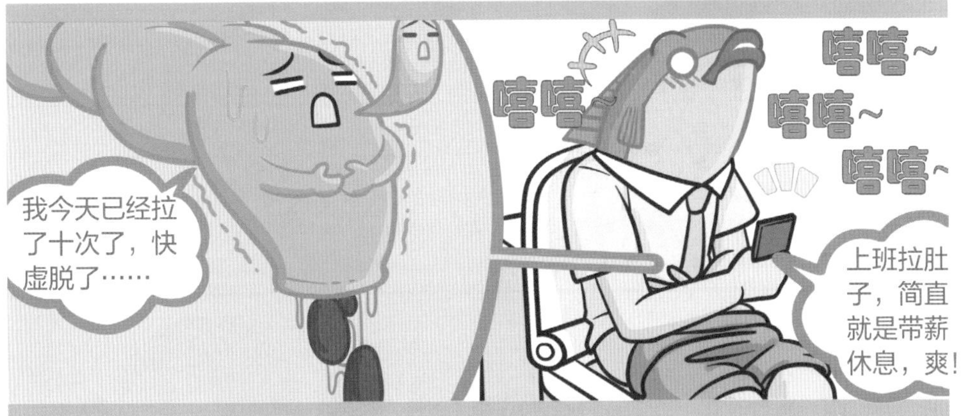
我今天已经拉了十次了，快虚脱了……
嘻嘻~
嘻嘻~
嘻嘻~
嘻嘻~
上班拉肚子，简直就是带薪休息，爽！

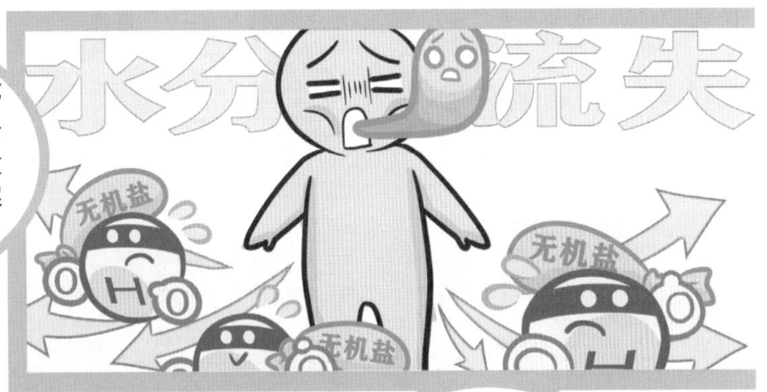
其实腹泻会造成我们体内水分大量丢失，顺带流失大量无机盐，引起电解质平衡紊乱。
水分流失
无机盐
无机盐
无机盐

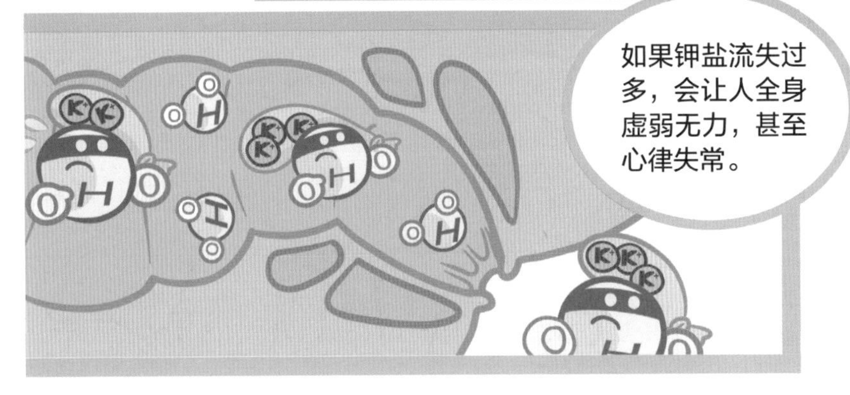
如果钾盐流失过多，会让人全身虚弱无力，甚至心律失常。

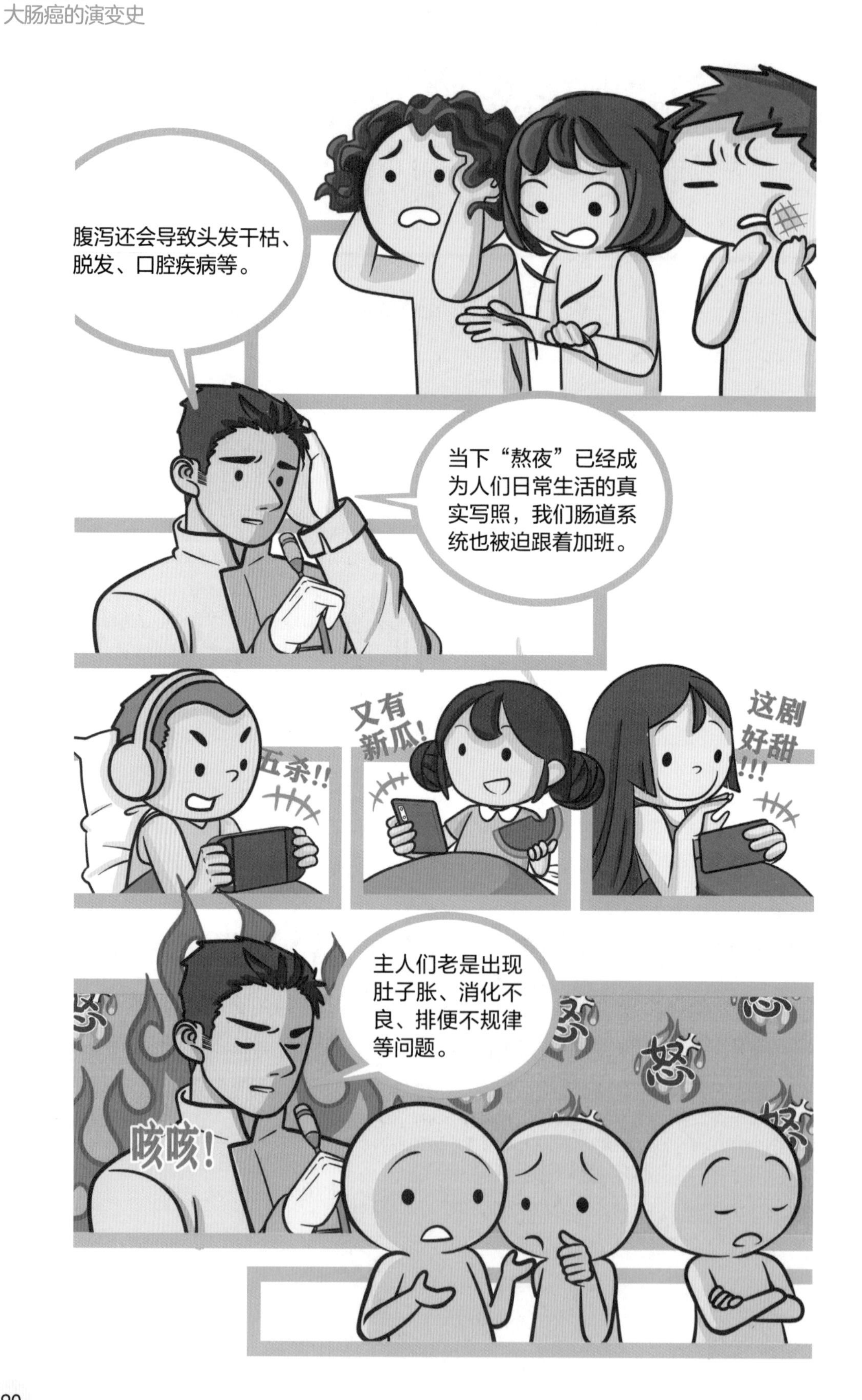
腹泻还会导致头发干枯、脱发、口腔疾病等。
当下“熬夜”已经成为人们日常生活的真实写照，我们肠道系统也被迫跟着加班。
五杀!!
又有新瓜!
这剧好甜!!!
主人们老是出现肚子胀、消化不良、排便不规律等问题。
咳咳!
怒

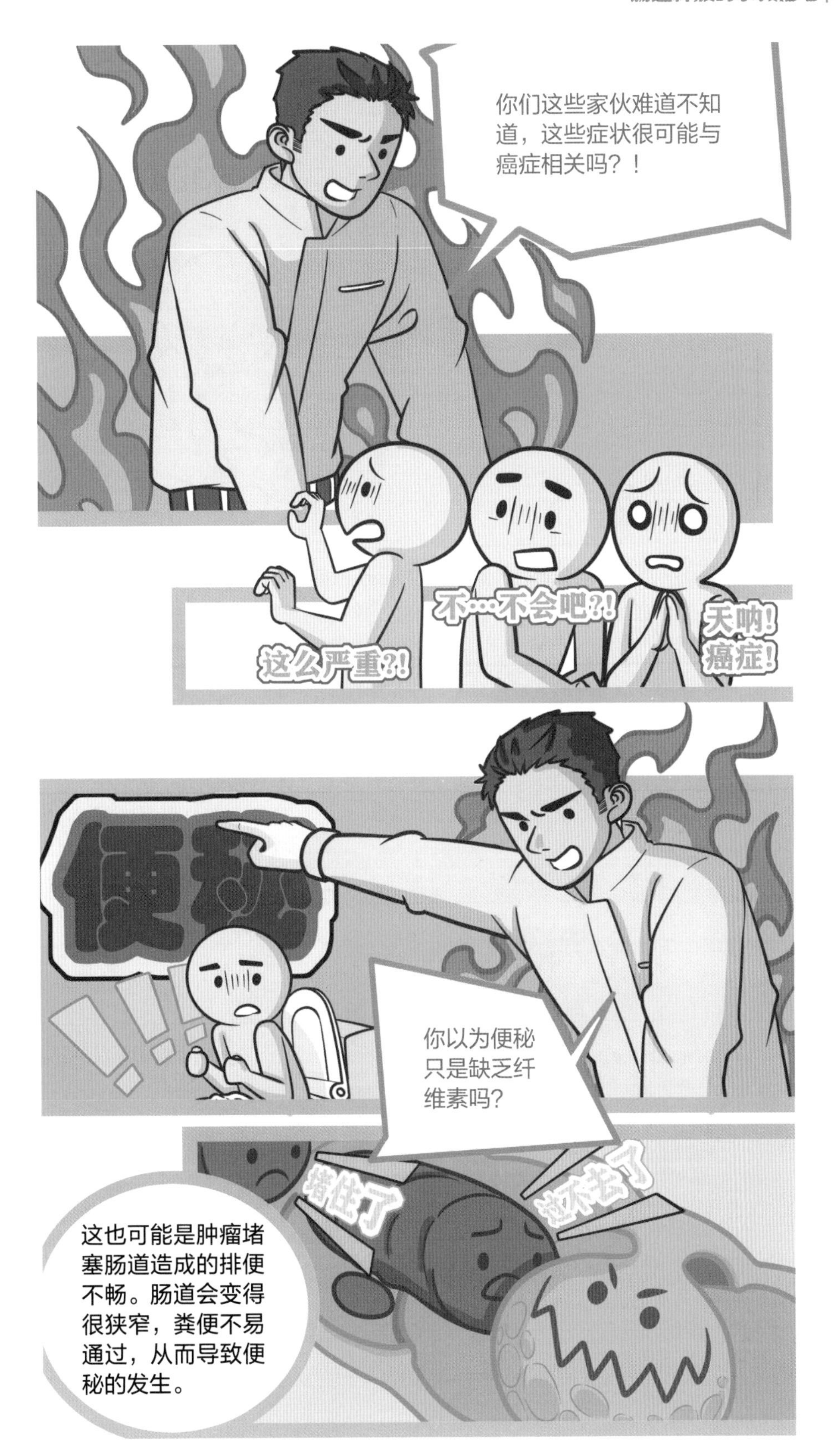
你们这些家伙难道不知道，这些症状很可能与癌症相关吗？！
这么严重?!
不…不会吧?!
天呐！癌症！
便秘
你以为便秘只是缺乏纤维素吗？
这也可能是肿瘤堵塞肠道造成的排便不畅。肠道会变得很狭窄，粪便不易通过，从而导致便秘的发生。
堵住了
过不去了

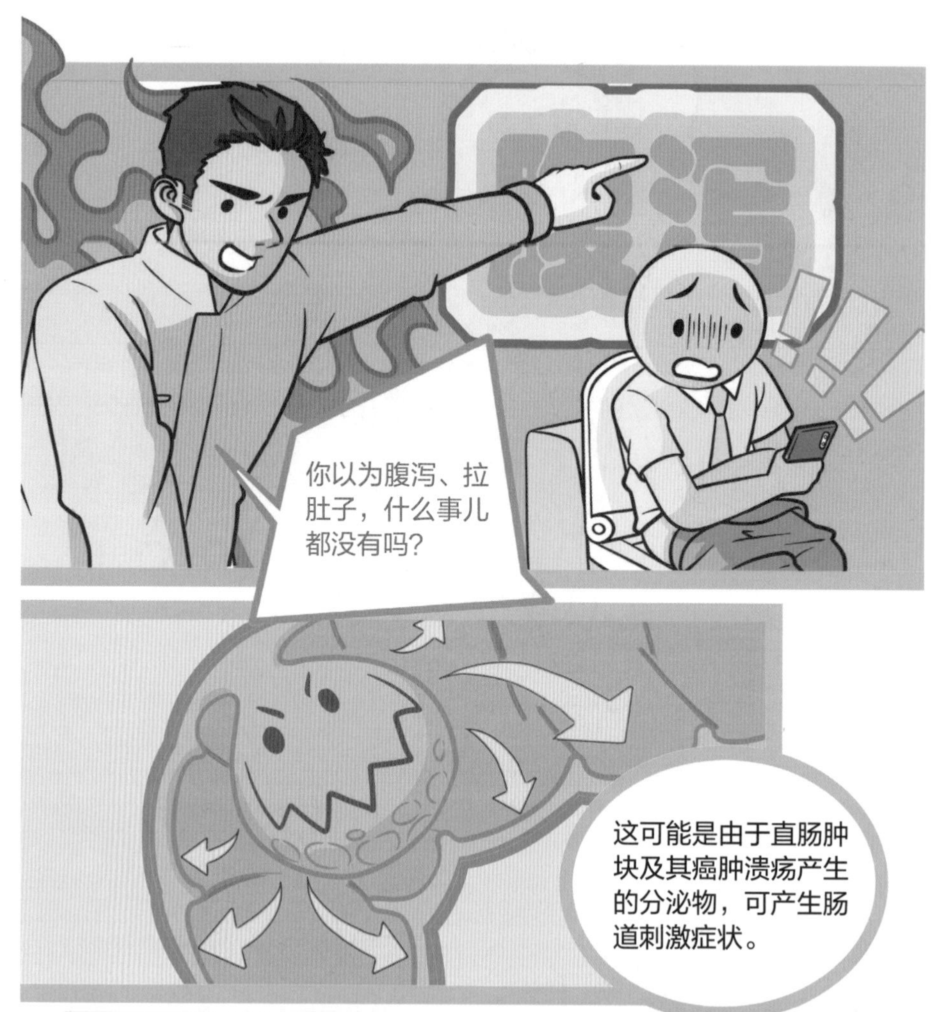
腹泻
你以为腹泻、拉肚子，什么事儿都没有吗？
这可能是由于直肠肿块及其癌肿溃疡产生的分泌物，可产生肠道刺激症状。

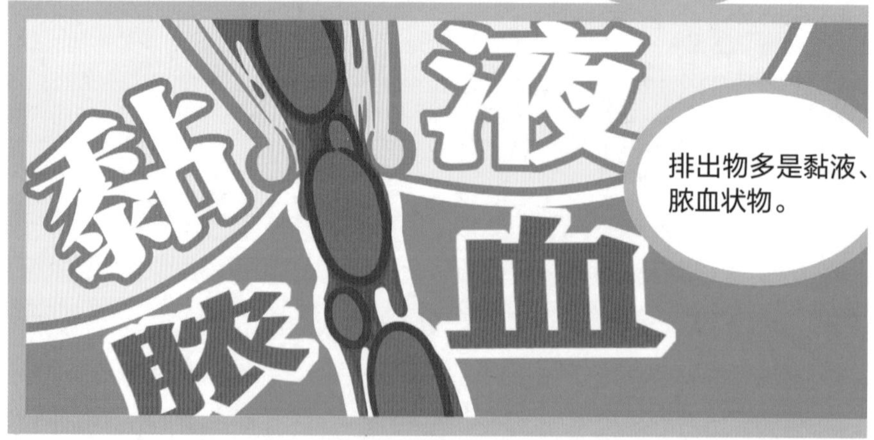
黏
液
脓
血
排出物多是黏液、脓血状物。

俗话说，“城门失火，殃及池鱼”，大肠发生癌变时，离它较近的膀胱和前列腺也免不了遭殃。受到肿瘤压迫，排尿功能可能受到一定的阻碍，并且伴有尿频、尿急等。所以一旦出现这种情况，也要及时排查大肠癌。

以上都是来自肠道的求救信号。在肠道发出“求救”的危险信号时，我们就要弥补自己的过失，及时止损，必要的时候尽快就医。要想让肠道舒服，首先得壮大肠道益生菌的队伍。比起白米饭、白馒头，谷物杂粮更适合肠道益生菌的生长，可以在煮粥的时候放些进去，既简单省事，又营养好。

要想马儿跑得好，又想马儿不吃草，天下哪有这等好事？肠道工作也一样，要给它足够的休息时间。晚饭不要过饱，以清淡容易消化的食物为主，让消化器官养精蓄锐，不然会增加胃肠的负担，扰乱胃肠道的正常休整。

如果可以的话，“我”希望主人积极参加体育锻炼，因为适当的运动能够增强个人体质，帮助改善肠道功能。而且体育活动能改善肠胃的血液循环，增强肠胃蠕动，所以大家可以适量做一些有氧运动，以提高肠胃的抵抗力。

由于早期结直肠癌往往没有症状，病魔只是在我们体内“悄悄地”生长，让我们无法早期感知，一旦出现排便习惯改变、腹痛、便血、体重减轻等症状时，往往已经进入中晚期，所以对无症状的人群筛查是早期发现大肠癌、提高其疗效、降低其发生率最经济、最有效的措施。

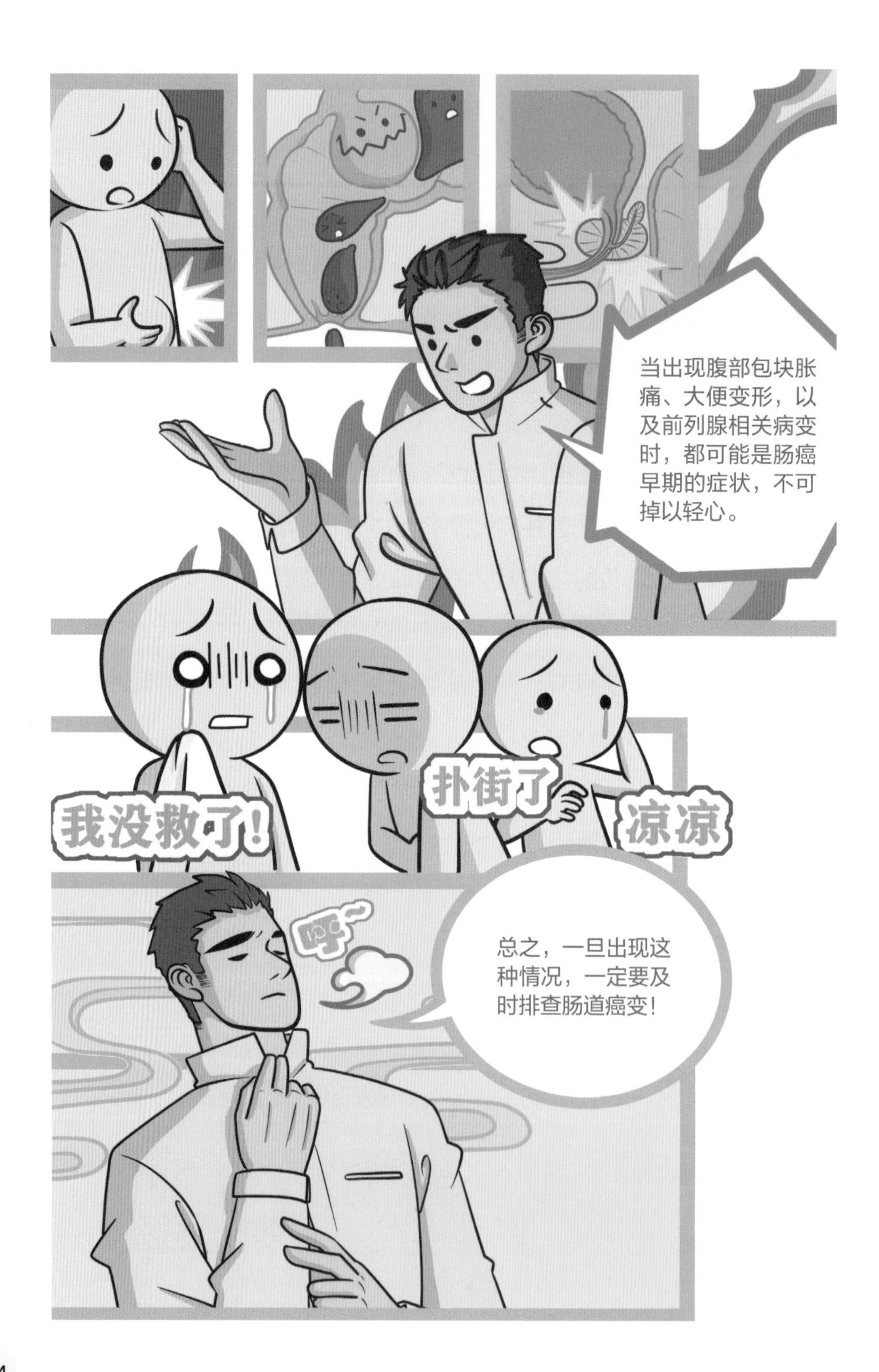
当出现腹部包块胀痛、大便变形，以及前列腺相关病变时，都可能是肠癌早期的症状，不可掉以轻心。
我没救了!
扑街了
凉凉
呼~
总之，一旦出现这种情况，一定要及时排查肠道癌变!

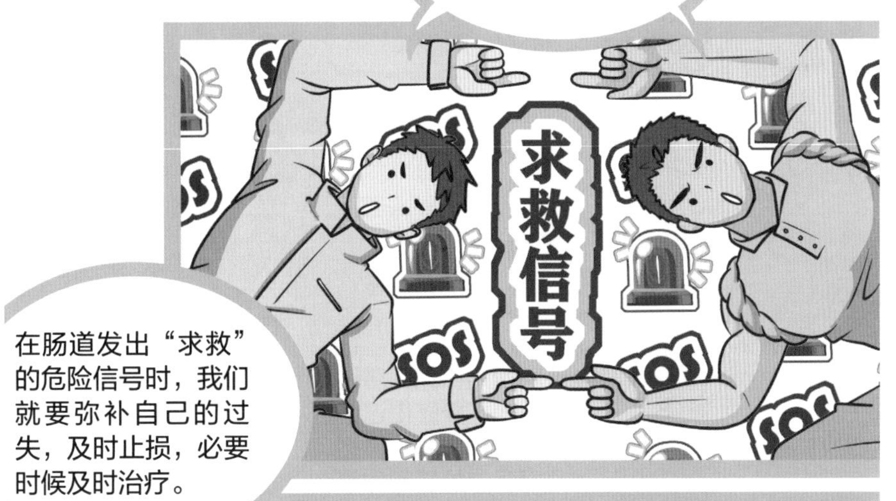
这些都是来自肠道的求救信号。
求救信号
SOS
在肠道发出“求救”的危险信号时，我们就要弥补自己的过失，及时止损，必要时候及时治疗。

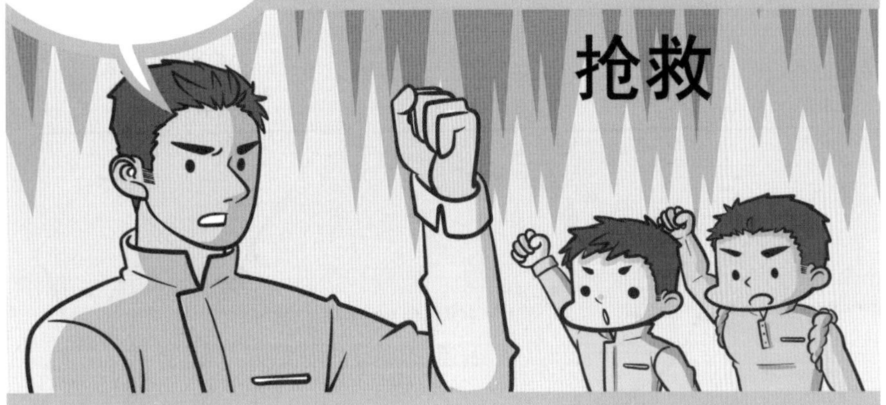
抢救

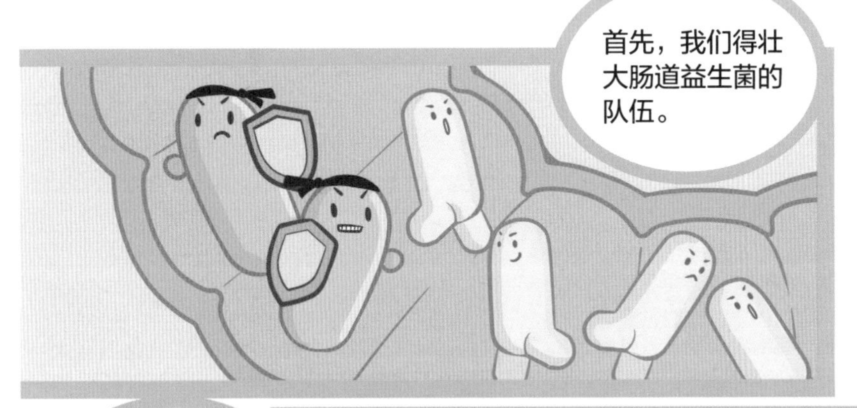
首先，我们得壮大肠道益生菌的队伍。

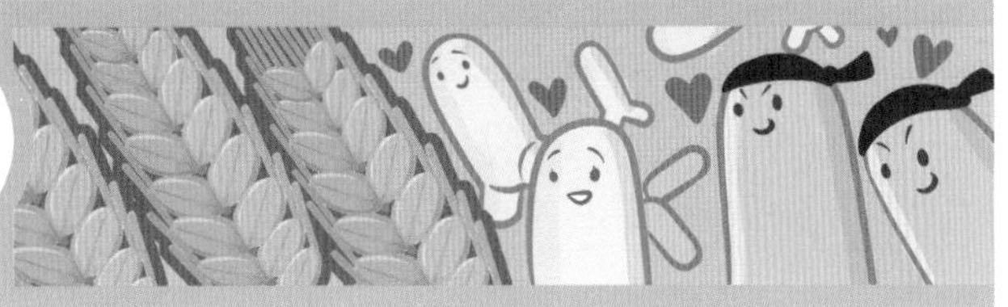
相比白米饭、白馒头，益生菌更喜欢全谷物杂粮。

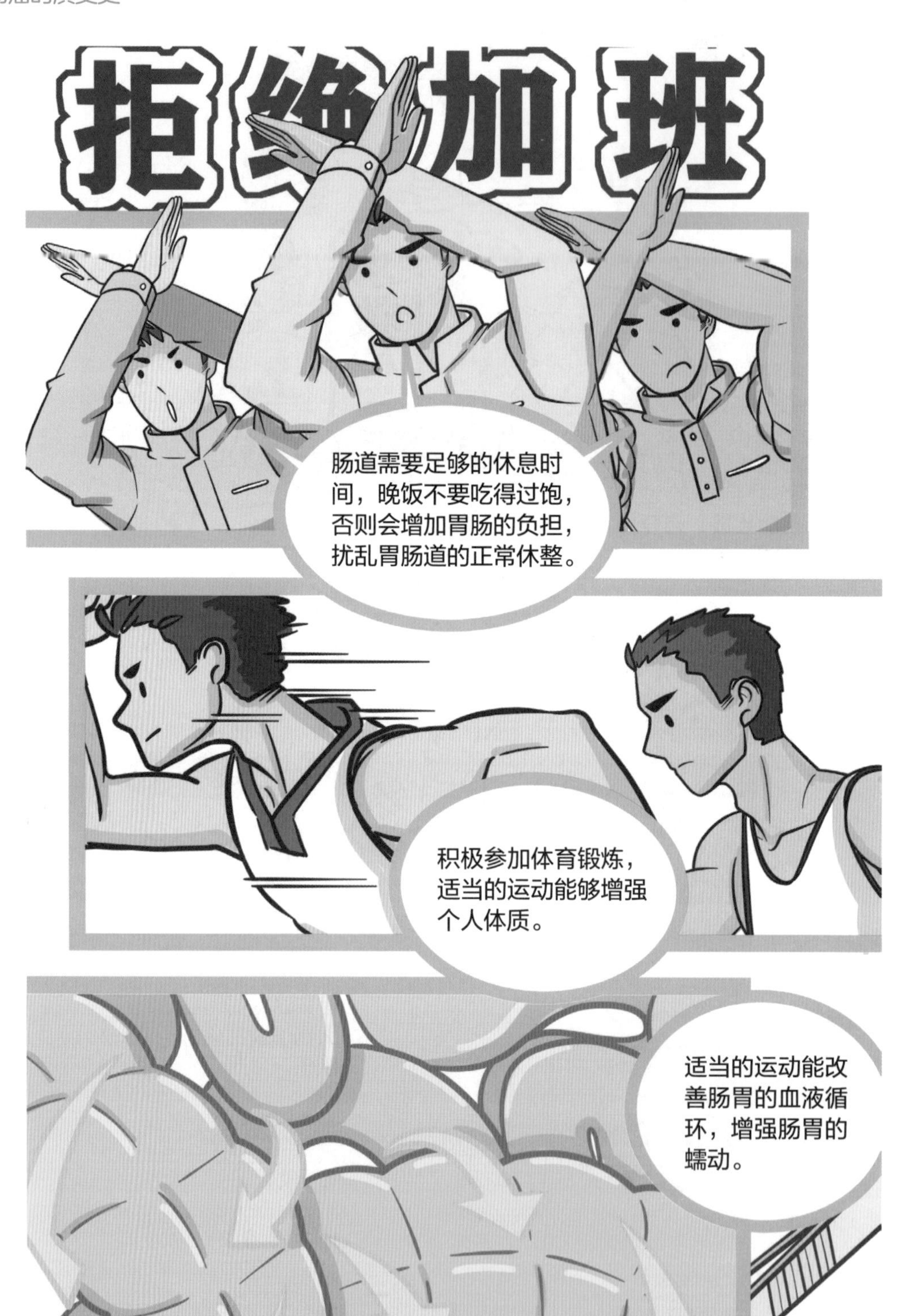
拒绝加班
肠道需要足够的休息时间，晚饭不要吃得过饱，否则会增加胃肠的负担，扰乱胃肠道的正常休整。
积极参加体育锻炼，适当的运动能够增强个人体质。
适当的运动能改善肠胃的血液循环，增强肠胃的蠕动。

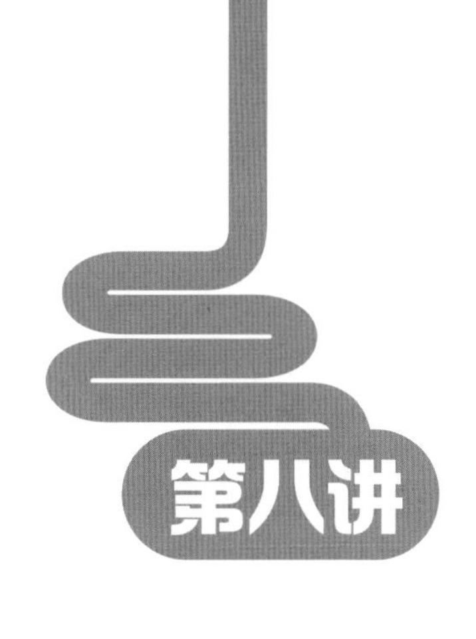

第八讲 谈谈防癌那些事儿

“上有老，下有小”，这是我们对中年人生状态的形象总结。中年人事业进入加速期，在家庭中也扮演着顶梁柱的角色，相对于年轻人，工作和生活上都承受着更多压力，供养子女、赡养父母、交际应酬等，身体和精神都很容易疲惫。衰老常常也从中年开始，特别是肠胃，如果不加以重视，许多疾病就随之而来。

肠胃不好已是现代中年人普遍存在的健康问题。国内一项调查显示，95% 的中年人有过肠胃不适、恶心、胃痛、胃胀、便秘等。据国家癌症中心在 2022 发表的中国肿瘤流行病学数据，我国结直肠癌发病率和死亡率在全部恶性肿瘤中分别位居第 2 位和第 4 位，每年新发病例 40.8 万，死亡人数 19.6 万。

随着年龄的增加，人体代谢速度变慢，肠道的功能也跟着下降。当肠道内有害菌和有益菌的比例失调时，就容易引起病人便秘、腹胀等。加上人们常常会有周末聚会、工作应酬等活动，过多的高热量食物进入体内，会加重代谢负担。再遇上一些“拼命三郎”，长期伏案工作、黑白颠倒、吃饭不规律、饮食结构不合理，很容易出现胃肠道功能异常。

之前我们已经了解了大肠癌早期的症状，现在我们来聊聊如何预防吧。首先我希望主人能多吃谷类、豆类、水果和蔬菜等高纤维食物。因为研究表明，经常吃这些食物可以预防大肠癌。那每天需要吃多少？答案是每天最少进食 400 克水果和蔬菜。少吃一些腌制的蔬菜，因为蔬菜腌制后，其所含的维生素损失较多。还有就是腌制的蔬菜中含有较多的草酸和钙，经肾脏排泄时，草酸钙结晶极易沉积在泌尿系统，形成结石。另外还应该注意少吃红肉和加工类肉食。什么是红肉？红肉是营养学名词，指的是在烹饪前呈现出红色的肉，如猪肉、牛肉、羊肉、鹿肉、兔肉等所有哺乳动物的肉都是红肉，由于红肉中含有很高的饱和脂肪，进食过多红肉会增加罹患大肠癌和乳腺癌的风险。

上有老
下有小
顶梁柱
赡养父母
供养子女
交际应酬
“上有老，下有小”这是对中年人生状态的形象总结，工作和生活上都承受更多压力。
40岁

肠道大人，十二指肠黏膜出现溃疡！
增强黏膜屏障，尽快修复。
肠道老大！大肠下段出现大量肠息肉，请指示！
减少养分供给抑制其生长！
肠道大人！不好啦！小肠上段出现慢性肠炎。
肠道老大！直肠下端出现异常，考虑痔疮。

人到中年，随着肠道问题的频繁发生，肠道的衰老也就开始了。

体力透支太多了！撑不住了！

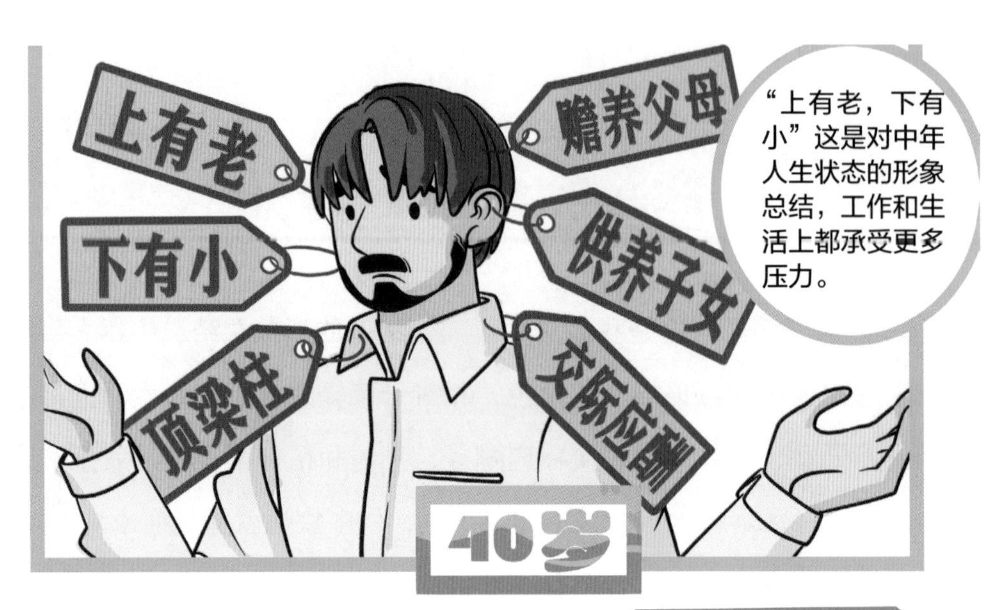

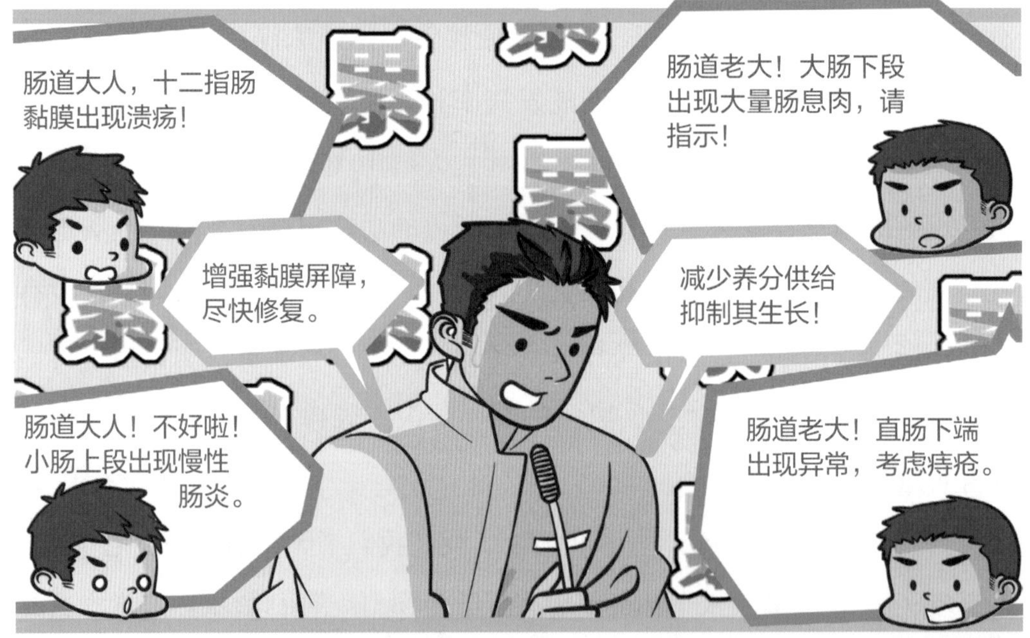

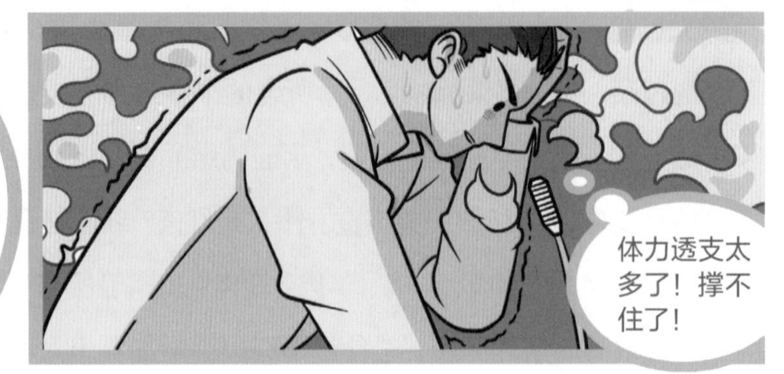

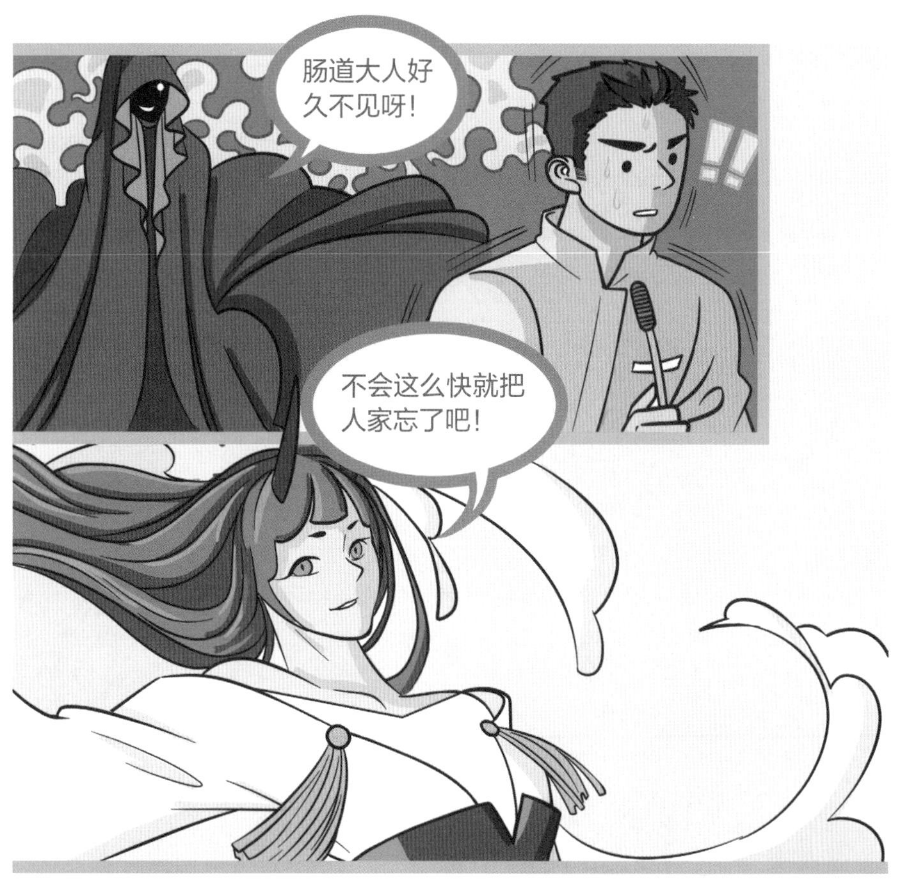
肠道大人好久不见呀!
!!
不会这么快就把人家忘了吧!

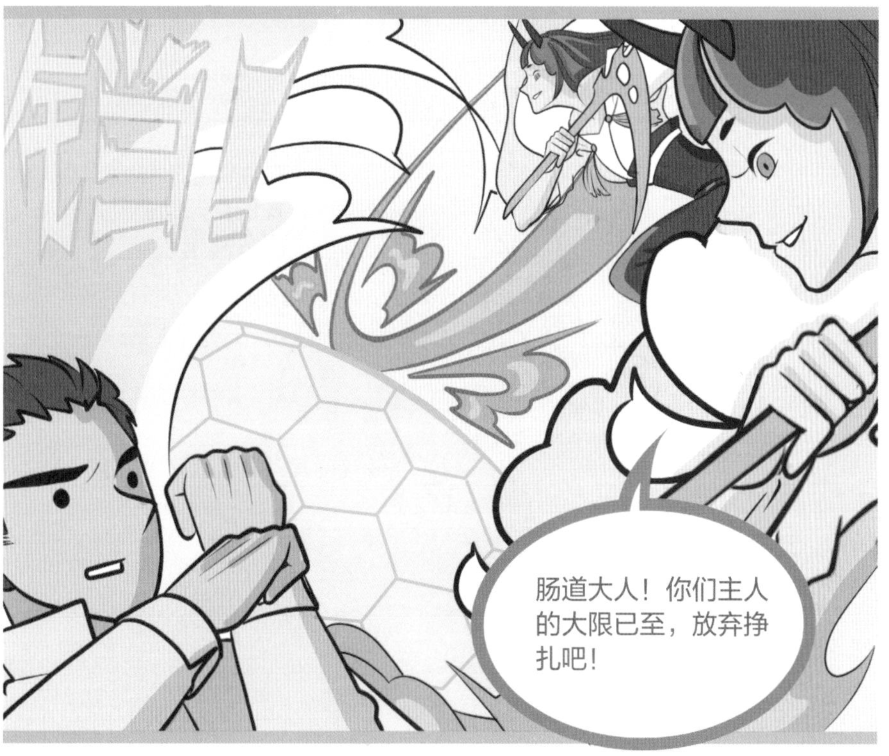
铛!
肠道大人！你们主人的大限已至，放弃挣扎吧!

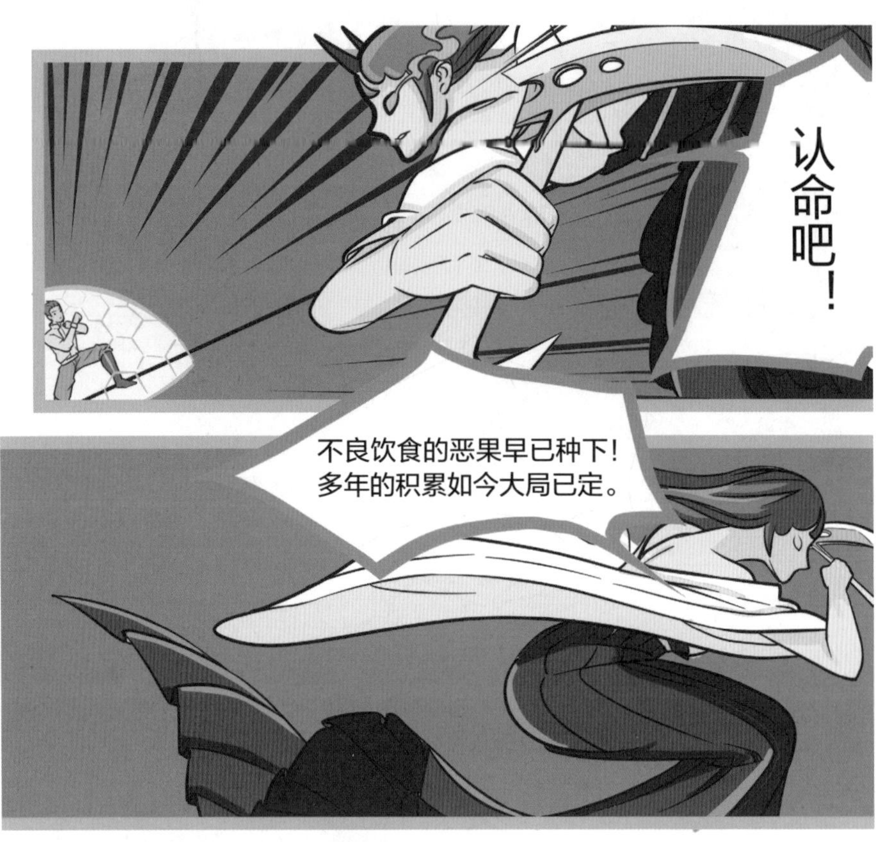
认命吧！
不良饮食的恶果早已种下！
多年的积累如今大局已定。

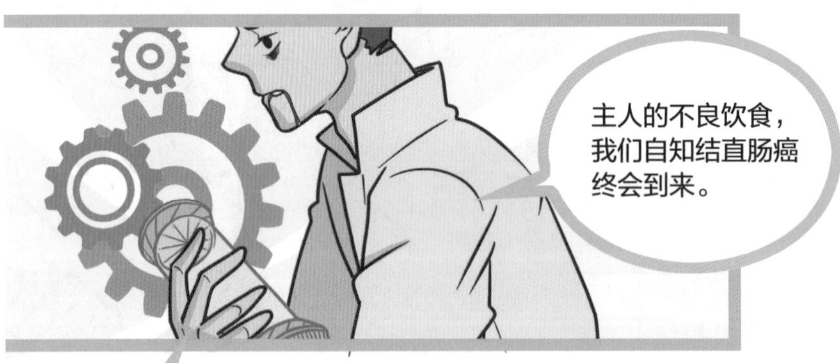
主人的不良饮食，
我们自知结直肠癌
终会到来。
所以，这枚回溯胶
囊就是为了回到过
去，为纠正主人的
陋习而准备的！

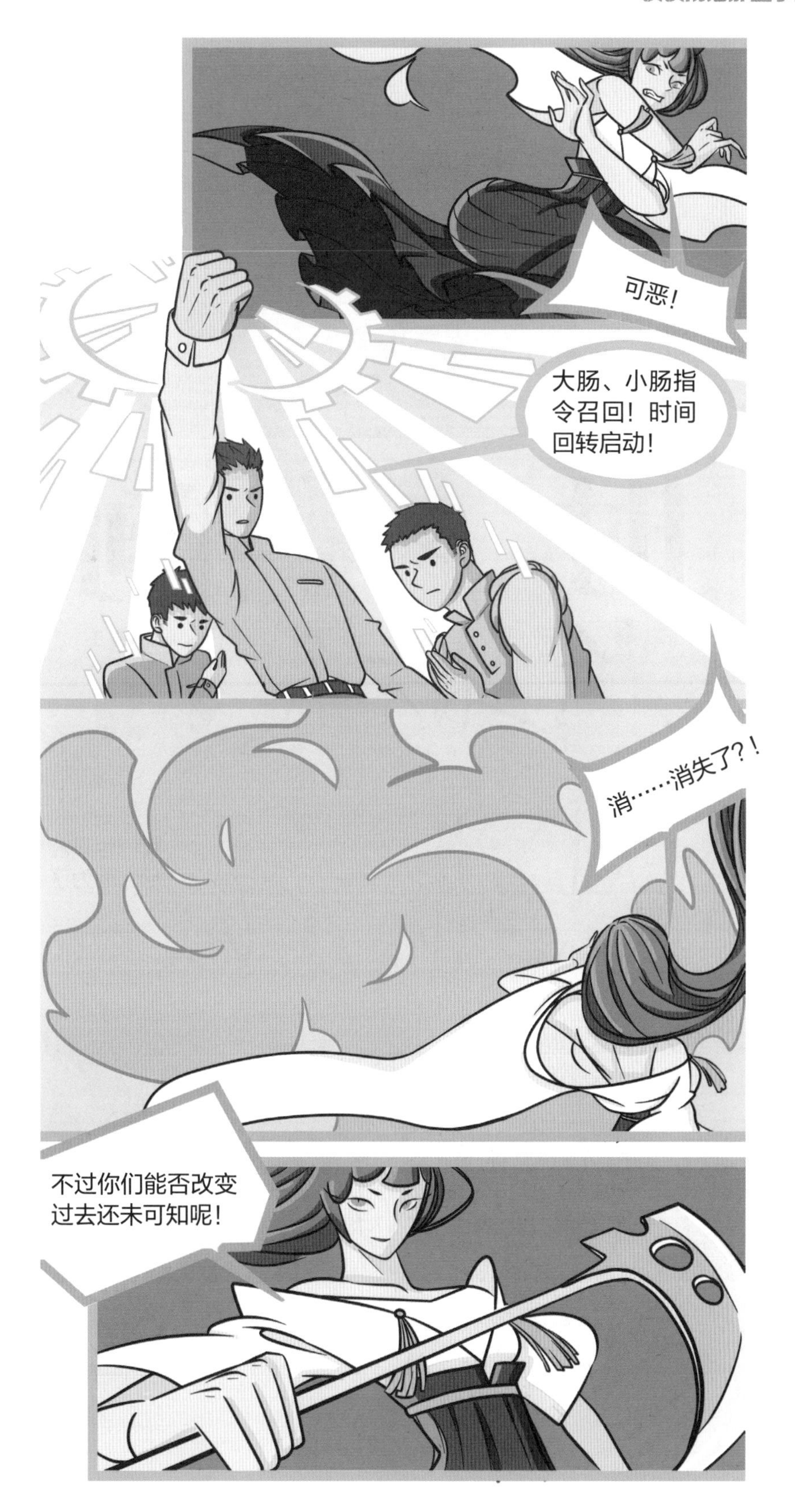
可恶!
大肠、小肠指令召回!时间回转启动!
消……消失了?!
不过你们能否改变过去还未可知呢!

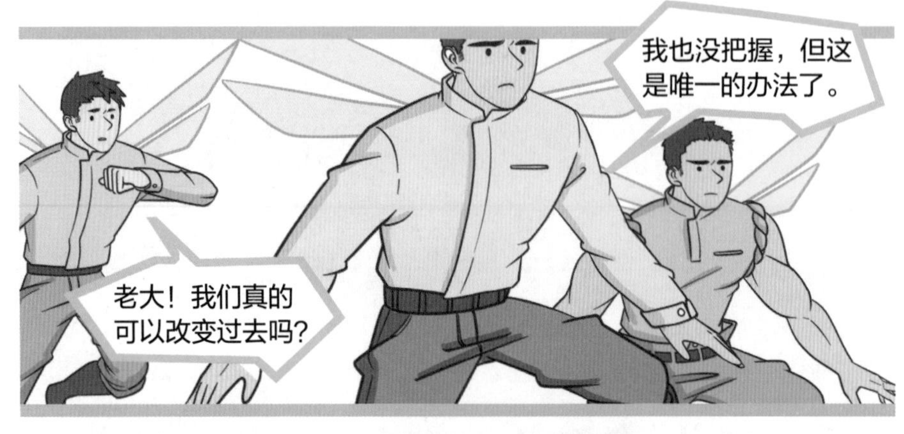
我也没把握，但这是唯一的办法了。
老大！我们真的可以改变过去吗？

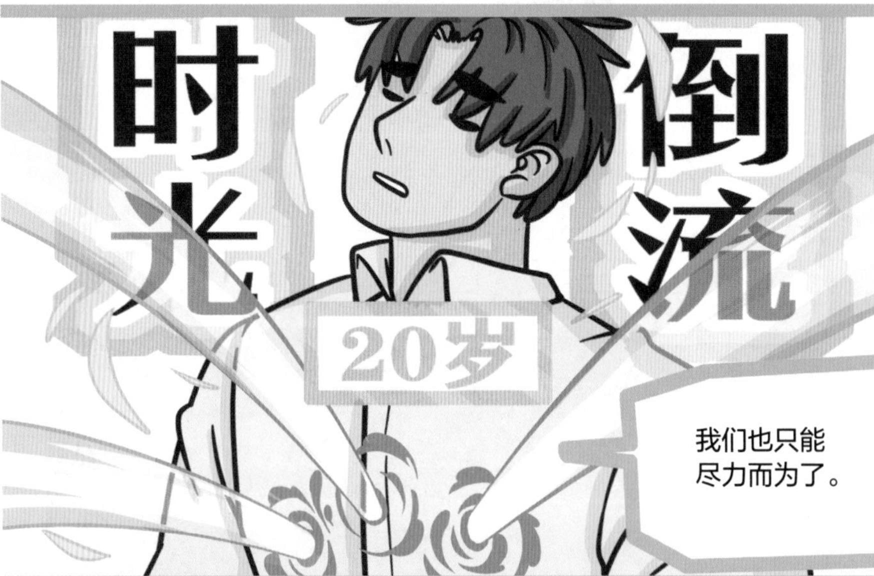
时光倒流
20岁
我们也只能尽力而为了。

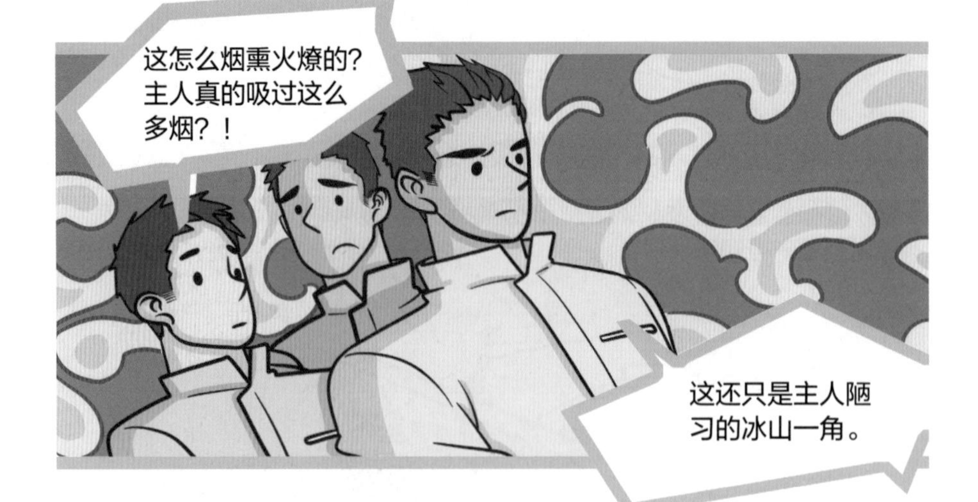
这怎么烟熏火燎的？主人真的吸过这么多烟？！
这还只是主人陋习的冰山一角。

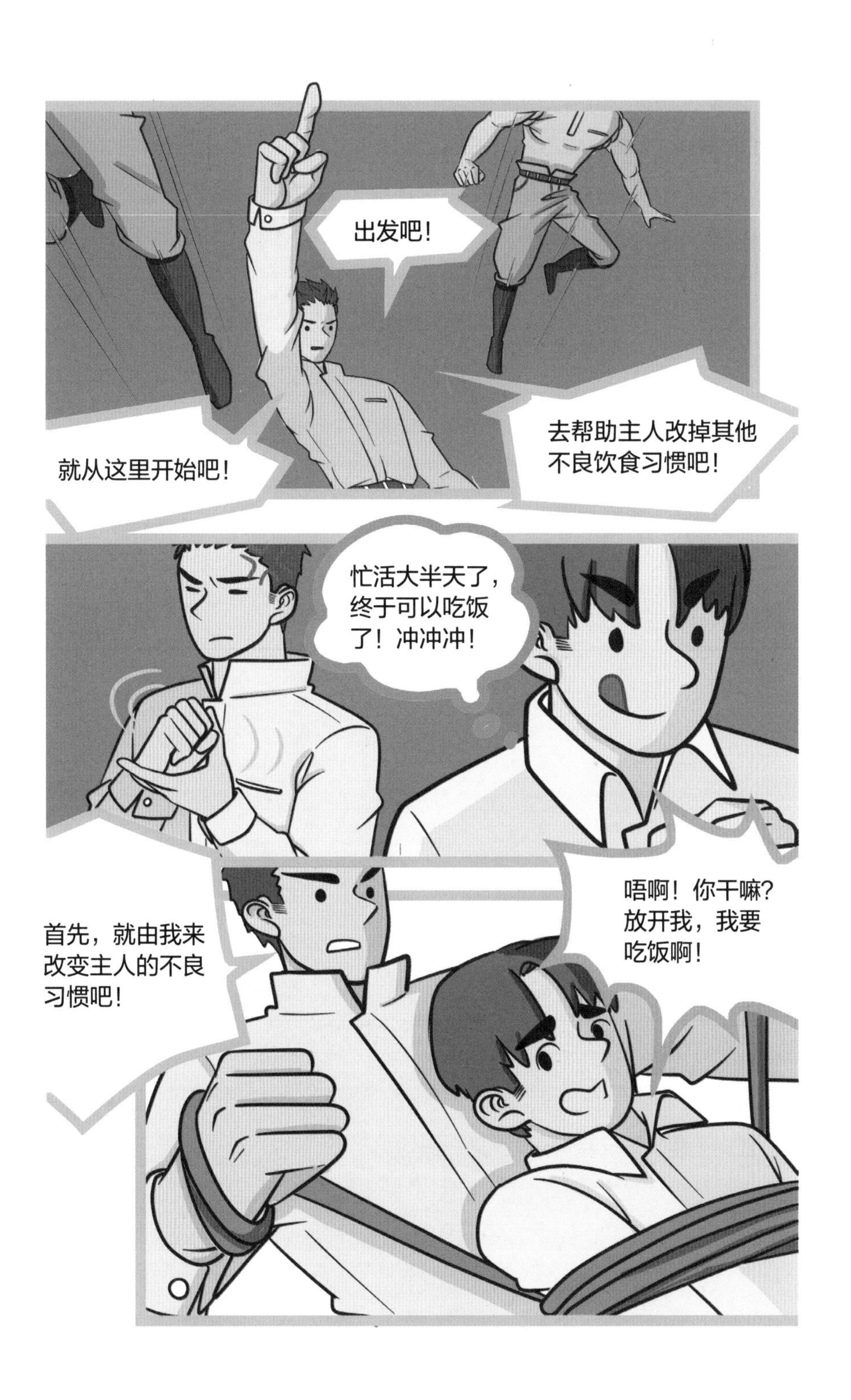
出发吧！
就从这里开始吧！
去帮助主人改掉其他
不良饮食习惯吧！
忙活大半天了，
终于可以吃饭
了！冲冲冲！
首先，就由我来
改变主人的不良
习惯吧！
唔啊！你干嘛？
放开我，我要
吃饭啊！

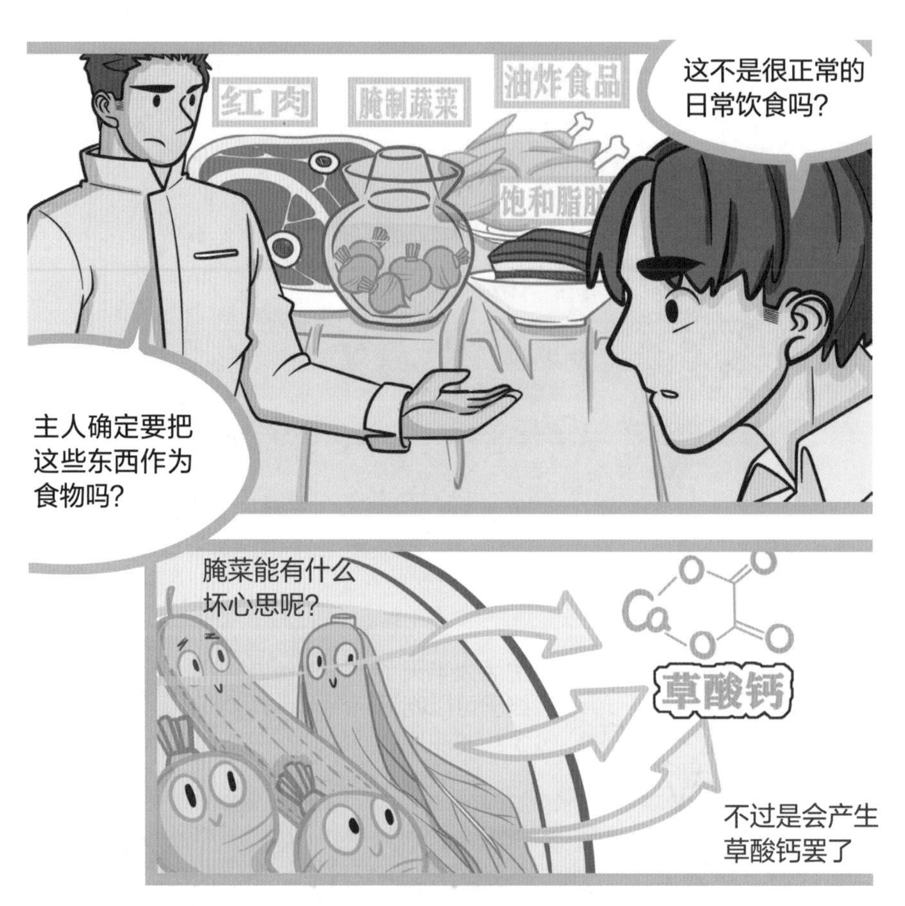
红肉
腌制蔬菜
油炸食品
饱和脂肪
这不是很正常的日常饮食吗？
主人确定要把这些东西作为食物吗？
腌菜能有什么坏心思呢？
草酸钙
不过是会产生草酸钙罢了

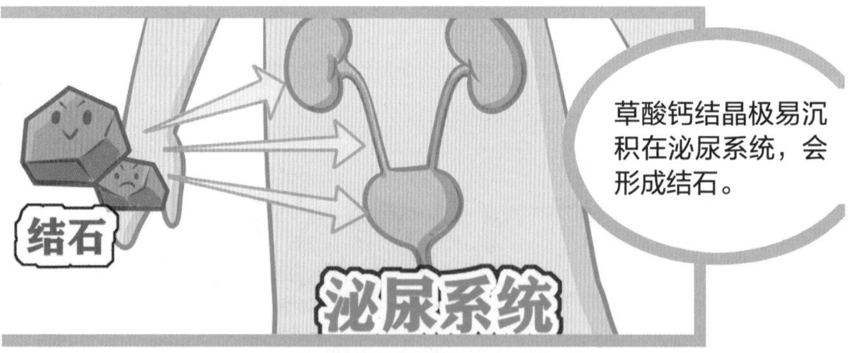
结石
草酸钙结晶极易沉积在泌尿系统，会形成结石。
泌尿系统

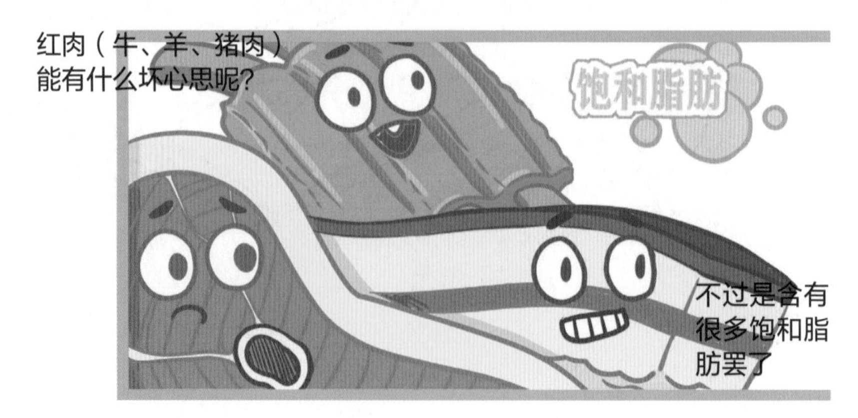
红肉（牛、羊、猪肉）能有什么坏心思呢？
饱和脂肪
不过是含有很多饱和脂肪罢了

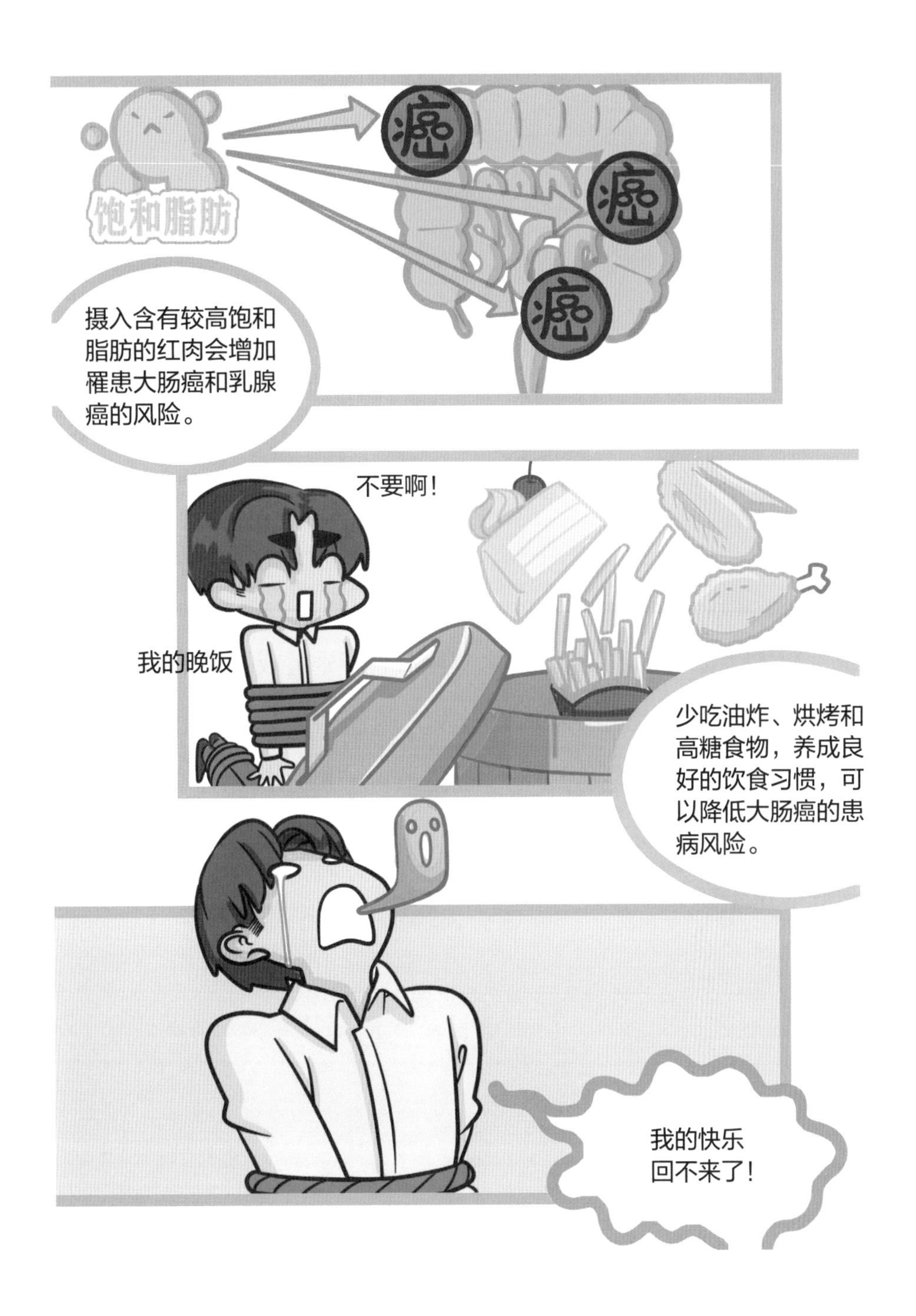
饱和脂肪
癌
癌
癌
摄入含有较高饱和脂肪的红肉会增加罹患大肠癌和乳腺癌的风险。
不要啊！
我的晚饭
少吃油炸、烘烤和高糖食物，养成良好的饮食习惯，可以降低大肠癌的患病风险。
我的快乐回不来了！

进行合理的身体锻炼可以增加肠道蠕动，降低患病风险。运动可增进心肺、肌肉和骨骼健康，帮助我们瘦身，控制好体重，增加肠胃的蠕动，加快有害物质排出体外，缩短在肠道停留的时间，减少罹患癌症的风险。可以选择中等强度的有氧体能活动（每周应进行最少 150 分钟）或可选择剧烈的体能活动（每周应进行至少 75 分钟）。中等强度的有氧体能活动包括快走、跳舞等。剧烈的体能活动包括跑步、快速上坡行走、爬山、快速骑自行车、快速游泳、竞技体育运动和游戏（如足球、排球、曲棍球、篮球）等。

另外，我国结直肠癌病人趋于年轻化，所以平均风险人群应从 50 岁开始定期进行大肠癌筛查，76～85 岁人群需个体化筛查。但如果有一级亲属在 60 岁前罹患大肠癌，则建议 40 岁时就开始进行大肠癌筛查。筛查方式有粪便隐血实验、粪便 DNA 检测、肠镜检查。肠镜是目前最精准的检查，因为它能够让整个肠道内部可视化，以便医生检查病人体内是否患癌或有无息肉出现。

俗话说，防大于治。要预防大肠癌，生活中要尽量戒酒、戒烟，烟草中含有尼古丁，尼古丁会对大肠产生刺激，从而引发大肠癌，在吸烟的过程当中还会产生二手烟，对于那些不吸烟人的危害更为严重。虽说“酒逢知己千杯少”，但是喝酒要适量，大量喝酒容易刺激肠道。很多人在聚会或者是应酬的时候都会喝大量的酒，这样会为肠癌的发生埋下隐患。

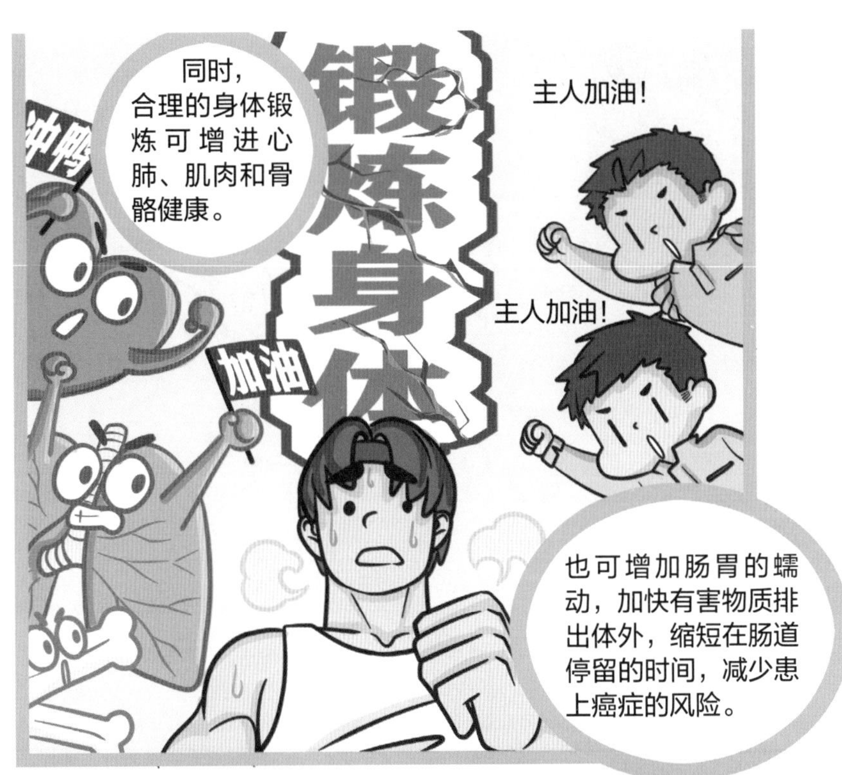
同时，合理的身体锻炼可增进心肺、肌肉和骨骼健康。
锻炼身体
主人加油！
主人加油！
冲鸭
加油
也可增加肠胃的蠕动，加快有害物质排出体外，缩短在肠道停留的时间，减少患上癌症的风险。

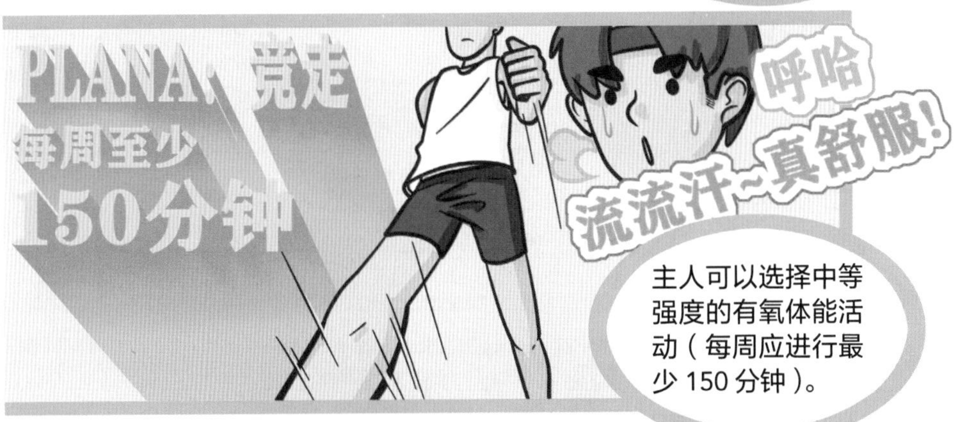
PLANA：竞走
每周至少
150分钟
呼哈
流流汗~真舒服！
主人可以选择中等强度的有氧体能活动（每周应进行最少 150 分钟）。

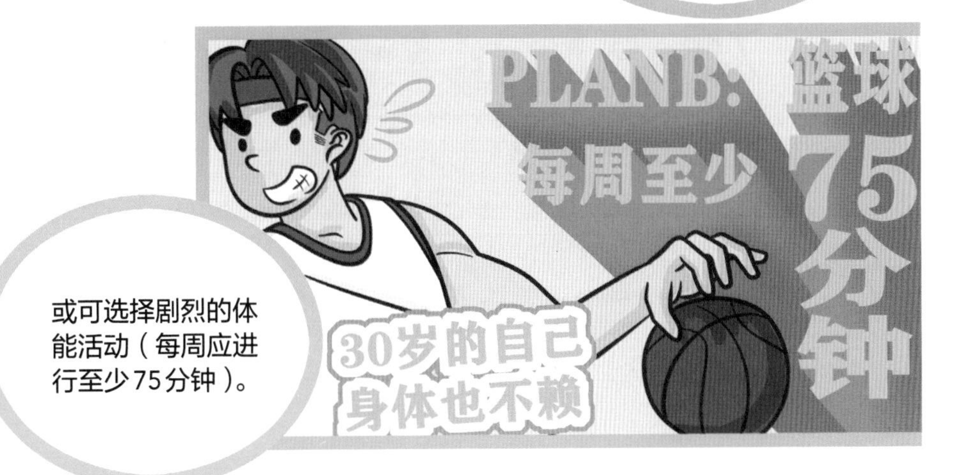
PLANB：篮球
每周至少
75
分
钟
或可选择剧烈的体能活动（每周应进行至少 75 分钟）。
30岁的自己
身体也不赖

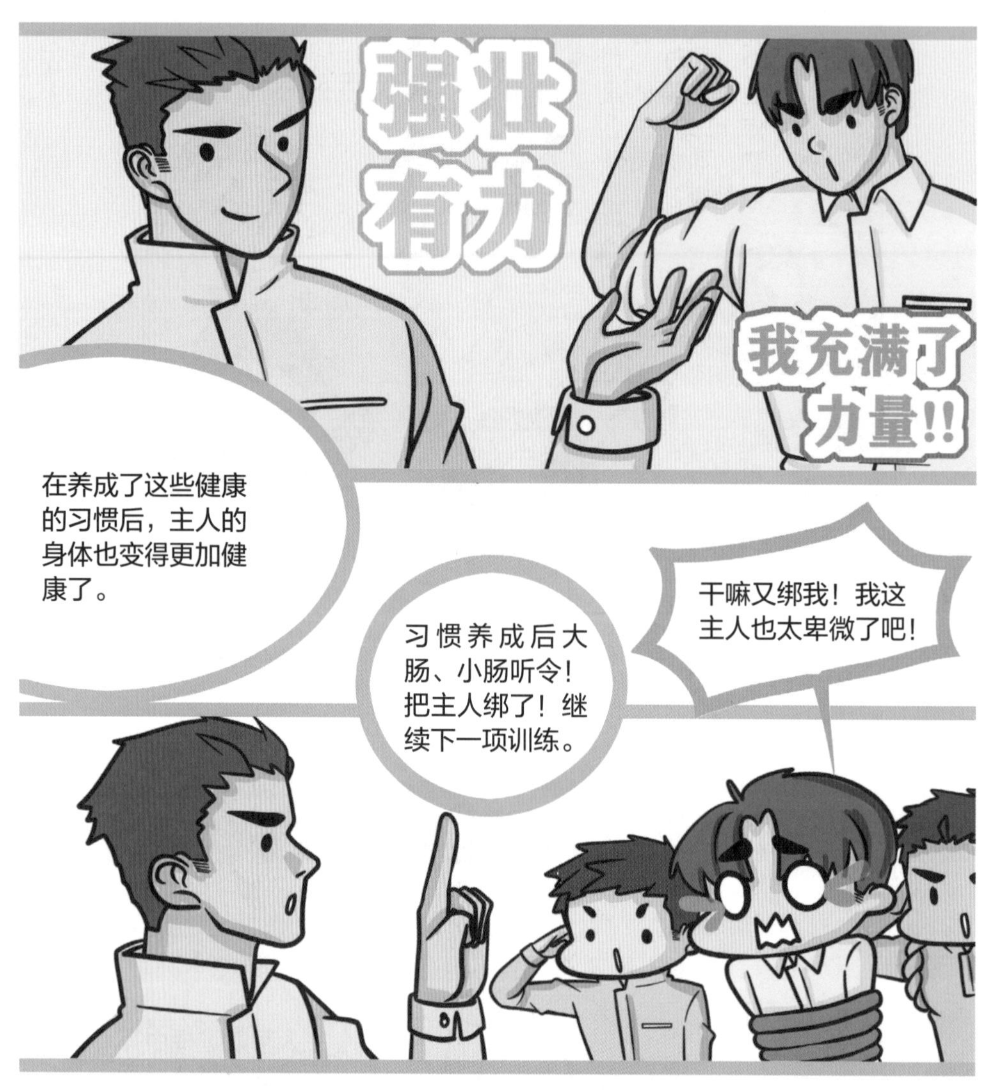
强壮有力
我充满了力量!!
在养成了这些健康的习惯后，主人的身体也变得更加健康了。
习惯养成后大肠、小肠听令！把主人绑了！继续下一项训练。
干嘛又绑我！我这主人也太卑微了吧！

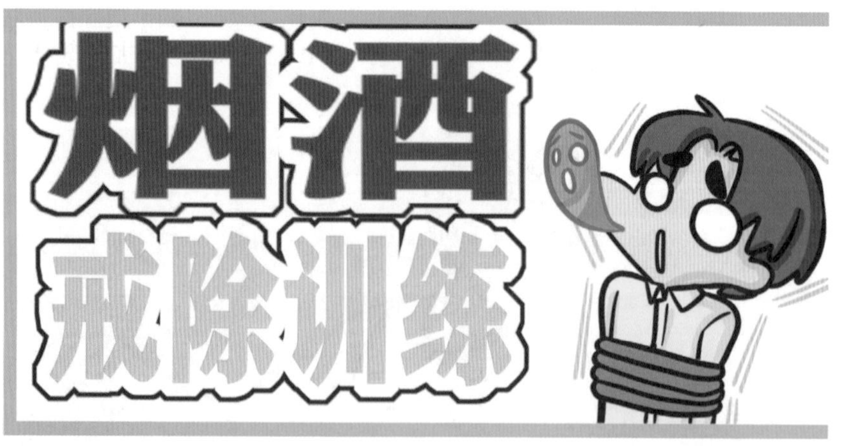
烟酒戒除训练

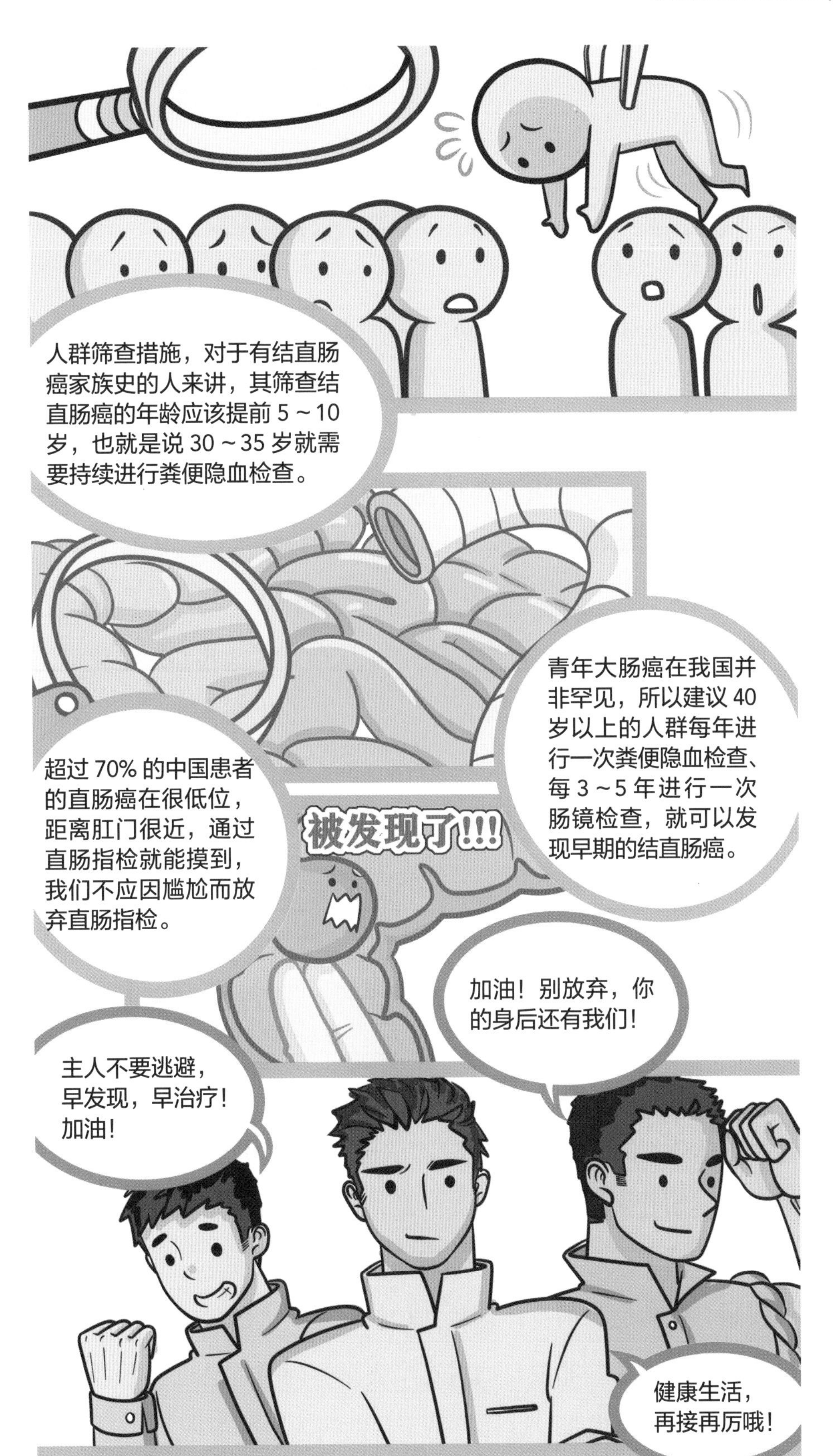
人群筛查措施，对于有结直肠癌家族史的人来讲，其筛查结直肠癌的年龄应该提前 5 ~ 10 岁，也就是说 30 ~ 35 岁就需要持续进行粪便隐血检查。
青年大肠癌在我国并非罕见，所以建议 40 岁以上的人群每年进行一次粪便隐血检查、每 3 ~ 5 年进行一次肠镜检查，就可以发现早期的结直肠癌。
超过 70% 的中国患者的直肠癌在很低位，距离肛门很近，通过直肠指检就能摸到，我们不应因尴尬而放弃直肠指检。
被发现了!!!
加油！别放弃，你的身后还有我们！
主人不要逃避，早发现，早治疗！加油！
健康生活，再接再厉哦！

第九讲 共筑心理防癌防线

随着社会的发展，我们的生活环境和习惯都发生了巨大的改变，但同时癌症的发生率也越来越高，成为危害人类健康的主要杀手之一。结直肠癌作为恶性肿瘤之一，在我国的发病率已经上升至第 2 位。在给我们身体带来伤害的同时，从确诊、治疗到康复的整个过程，更会引起各种各样的不同以往的情绪和感受。这些感受和情绪来得可能比患病前更加激烈和迅速，而且它们可能每分每秒都在变化。

癌症病人从诊断、治疗到康复或临终关怀的过程中，会经历巨大的心理变化，并表现出一些负面情绪如悲观、抑郁、恐慌、抗拒等。这些心理变化可能与癌症造成的生理影响有关，但大多数因素是间接的，可以通过照顾和关怀来改善。

肠癌病人在得知自己的病情后，一般出现的心理反应会包括以下 6 个阶段：体验阶段、怀疑阶段、恐惧阶段、幻想阶段、绝望阶段和平静阶段。在不同的时期，有针对性地开展不同的干预措施可以减轻病人的痛苦。

1. 体验阶段

艺术来源于生活，在观看一些影视剧的时候，我们会发现一个有趣的事情，那就是如果有人被医生宣布患上癌症，那么他自己或者身边的亲人常常会“当场晕倒”。其实这并不是无中生有，这种晕厥被称为“诊断休克”，这个阶段一般比较短暂，因为每个人体质不同，症状可能持续几分钟或者数天。

这个时候，突如其来的噩耗让病人的精神崩溃，大多数人会对未来不再抱有任何希望。此时周围的人无论说什么，他们一般也听不进去了，我们要做的就是给予适当的肢体安慰，保持适当的身体接触如轻轻握住病人的手或者给他一个拥抱等，这样可以使其体会到自己并非独自面对这个灾难。同时自己也要尽可能地控制自己的情绪，不要过度表现出慌张，这样有助于帮助病人平静下来。

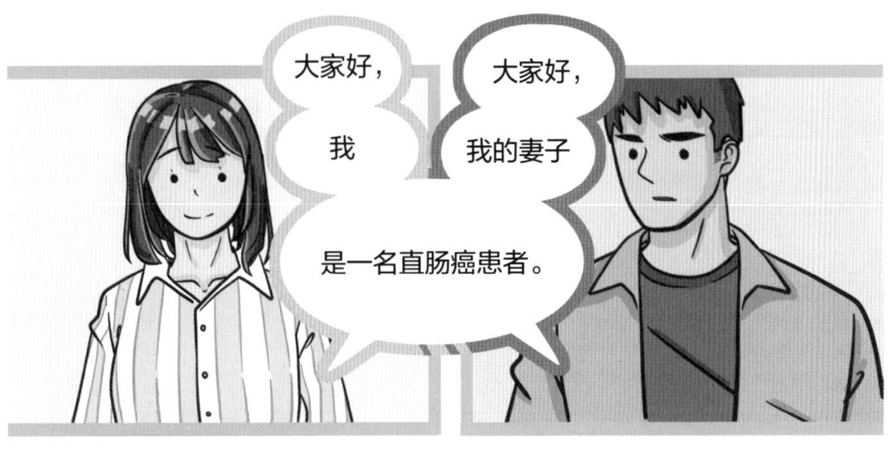
大家好，
我
大家好，
我的妻子
是一名直肠癌患者。

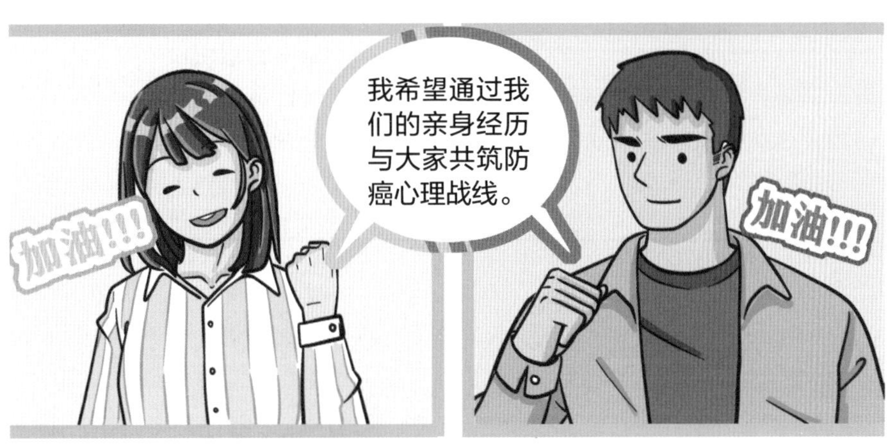
我希望通过我们的亲身经历与大家共筑防癌心理战线。
加油!!!
加油!!!

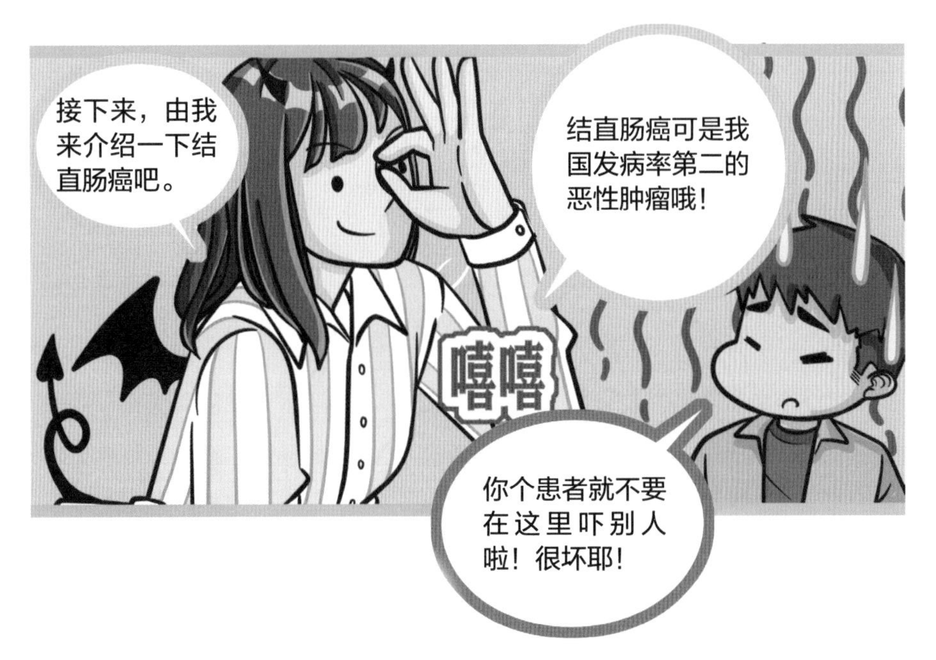
接下来，由我来介绍一下结直肠癌吧。
结直肠癌可是我国发病率第二的恶性肿瘤哦！
嘻嘻
你个患者就不要在这里吓别人啦！很坏耶！

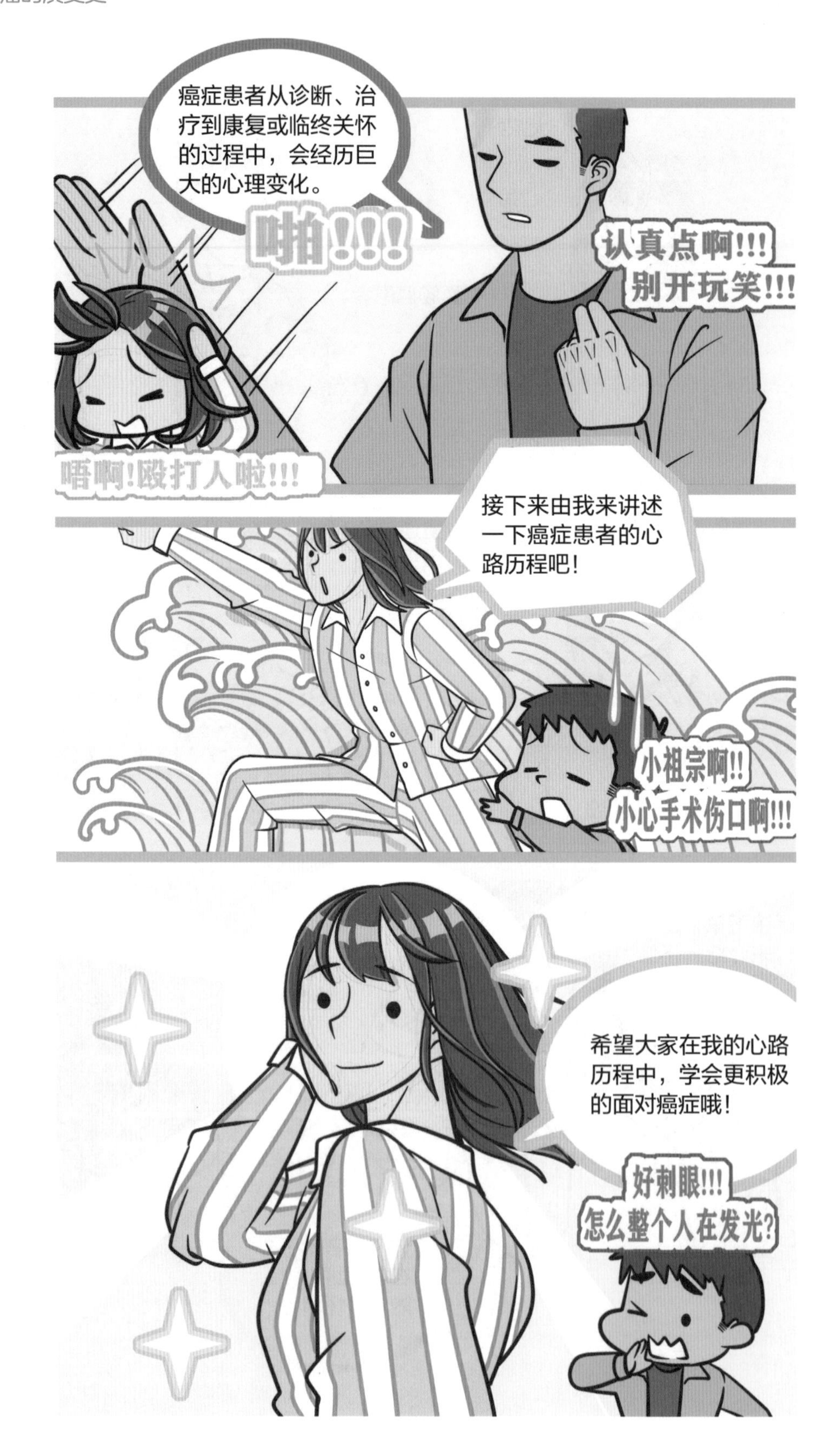
癌症患者从诊断、治疗到康复或临终关怀的过程中，会经历巨大的心理变化。
啪!!!
认真点啊!!!
别开玩笑!!!
唔啊!殴打人啦!!!
接下来由我来讲述一下癌症患者的心路历程吧！
小祖宗啊!!
小心手术伤口啊!!!
希望大家在我的心路历程中，学会更积极的面对癌症哦！
好刺眼!!!
怎么整个人在发光?

体验期

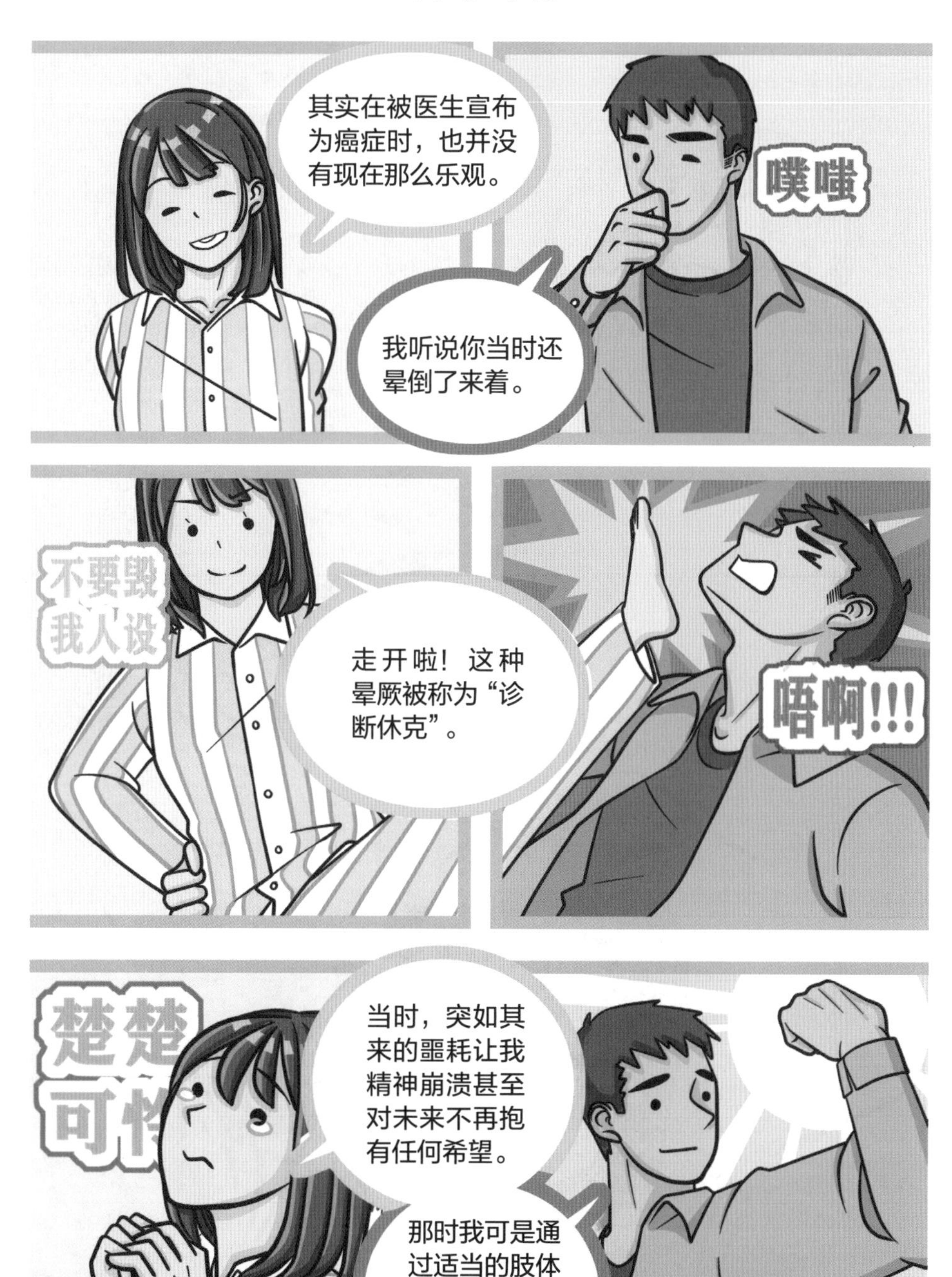
其实在被医生宣布为癌症时，也并没有现在那么乐观。
噗嗤
我听说你当时还晕倒了来着。
不要毁我人设
走开啦！这种晕厥被称为“诊断休克”。
唔啊!!!
楚楚可怜
当时，突如其来的噩耗让我精神崩溃甚至对未来不再抱有任何希望。
那时我可是通过适当的肢体安慰让你知道自己并非独自面对不幸。

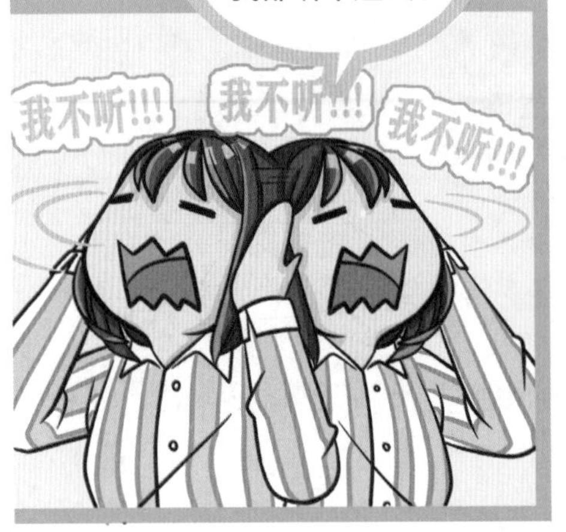
那时周围的人
无论说什么，
我都听不进去。
我不听!!!
我不听!!!
我不听!!!

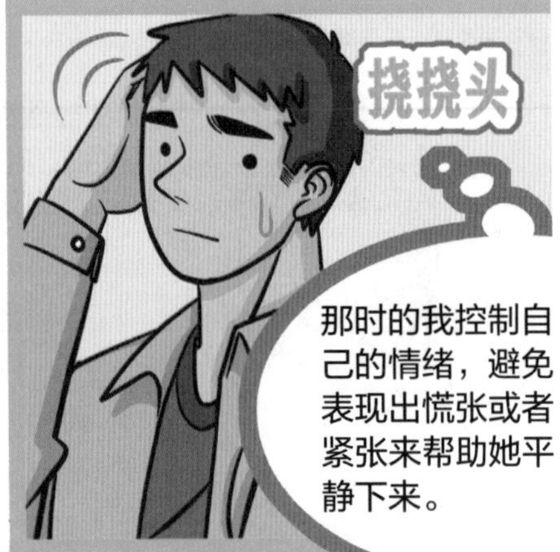
挠挠头
那时的我控制自
己的情绪，避免
表现出慌张或者
紧张来帮助她平
静下来。

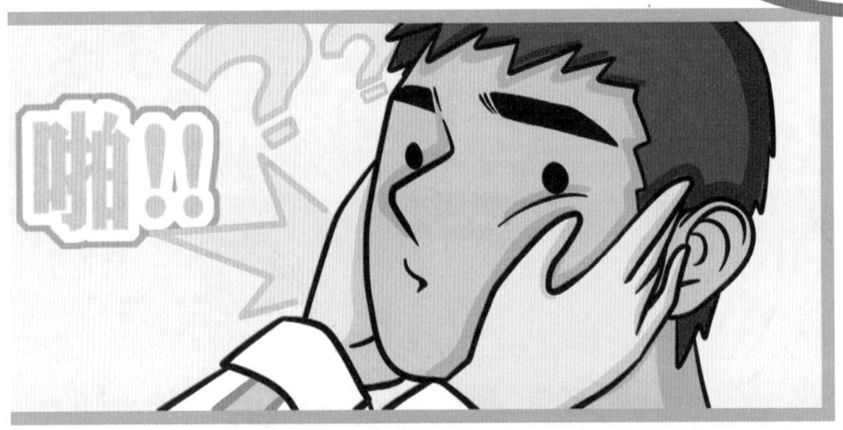
啪!!

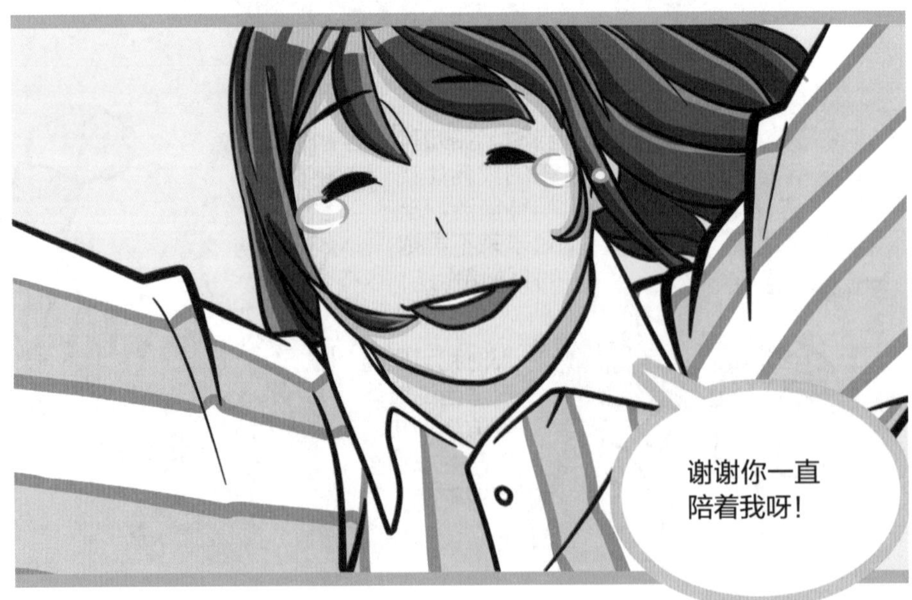
谢谢你一直
陪着我呀!

2. 怀疑阶段

这个时期病人往往存有侥幸心理，他们渴望再次确认自己的病情，并十分期望听到不是癌症的诊断。有些病人会对诊断的结果极力否认，并质疑医院的诊疗水平，通常他们会要求多到几家医院进行复查。其实这种情况并不能认为是病人的心理承受能力较弱，相反，这种拒绝接受事实的做法是人们在面对创伤或打击时，一种正常的应激和保护反应，可以在一定程度上降低恐惧和缓解痛苦，进入接受和适应变化的过渡期。

此时我们不要强迫病人立即接受现实，这样只会适得其反，使其遭受更大的打击。通常情况下，我们可以先告知病人现代医疗水平不断提高，对于癌症的治疗效果可能已经远超我们的认知水平。尽可能让病人表达自己的感受、发泄自己的不满情绪，并和他进行协商，最终使其接受治疗方案。

3. 恐惧阶段

在多次进行检查诊断之后，病人不能否认现实结果，就会产生恐惧，不仅包括对疾病的恐惧，还有对死亡的恐惧。这种恐惧心理导致病人生理发生变化，比如颤抖、出汗、哭泣等现象。

他们此时最需要一个感同身受的对象，来聆听自己产生恐惧的原因，了解他们所担忧或害怕的事情。通过病人及家属交流聊天群，找到感同身受的病人，他们更了解这些恐惧产生的原因，可以通过分享他们的经历来增加病人的安全感和对治疗的信心。家人也应尽可能地去了解疾病的相关知识、治疗方法，并且纠正病人因过于害怕而夸大或错误的认知。

4. 幻想阶段

经历了以上几个时期之后，病人开始逐渐接受现实，但却容易产生幻想。这时的他们十分相信奇迹，会搜集一些目前癌症治疗的最新研究成果，并开始关注研究进程，恨不得第二天一起床就得到攻克癌症的消息，甚至一些人开始盲目寻求偏方，希望能得到“灵丹妙药”。

怀疑期

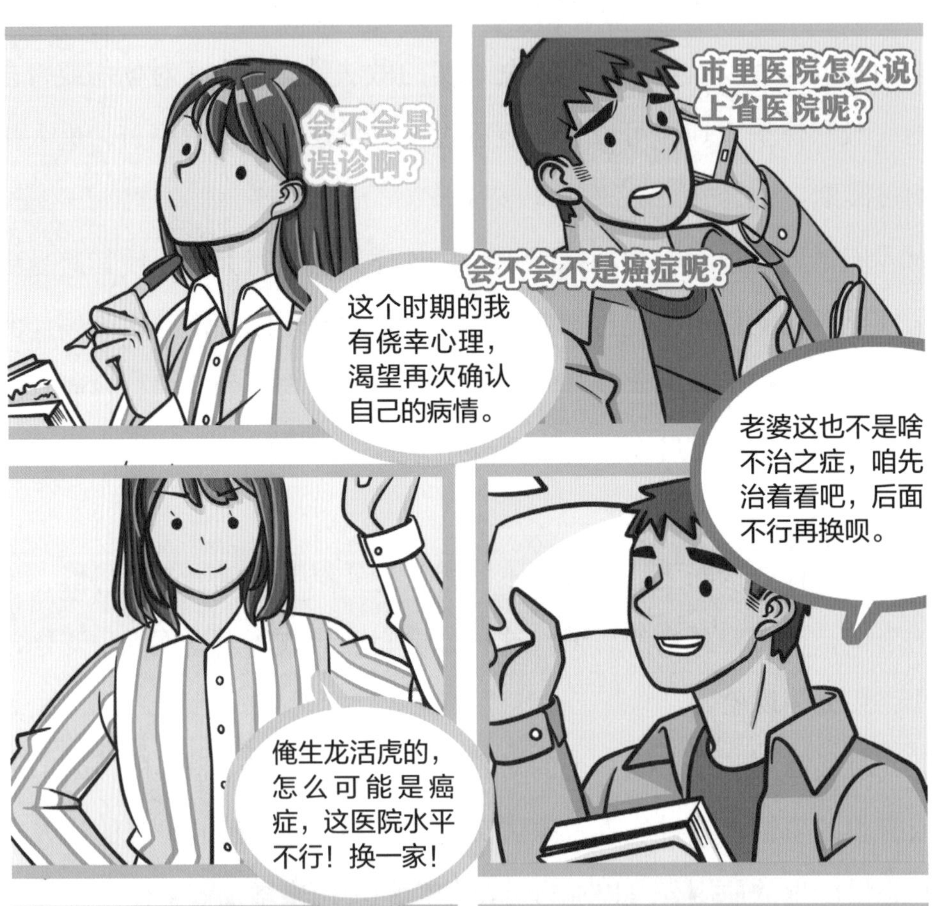
会不会是误诊啊?
市里医院怎么说上省医院呢?
会不会不是癌症呢?
这个时期的我有侥幸心理，渴望再次确认自己的病情。
老婆这也不是啥不治之症，咱先治着看吧，后面不行再换呗。
俺生龙活虎的，怎么可能是癌症，这医院水平不行！换一家！

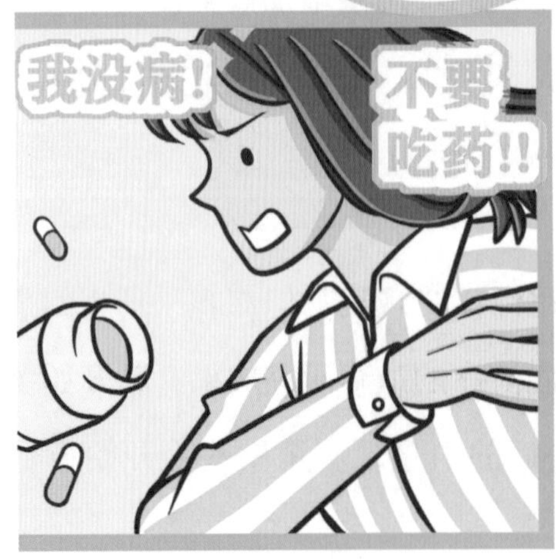
我没病!
不要吃药!!

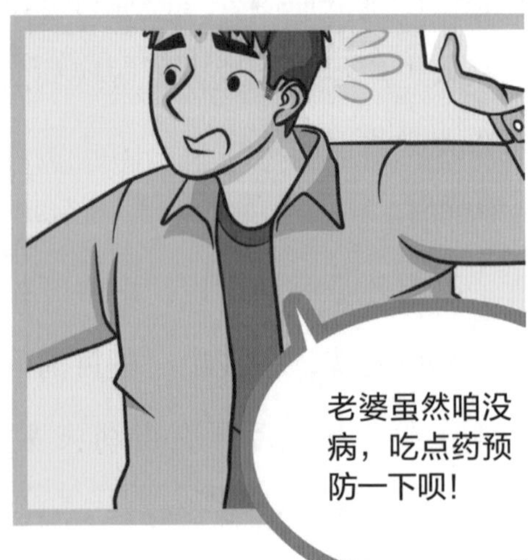
老婆虽然咱没病，吃点药预防一下呗!

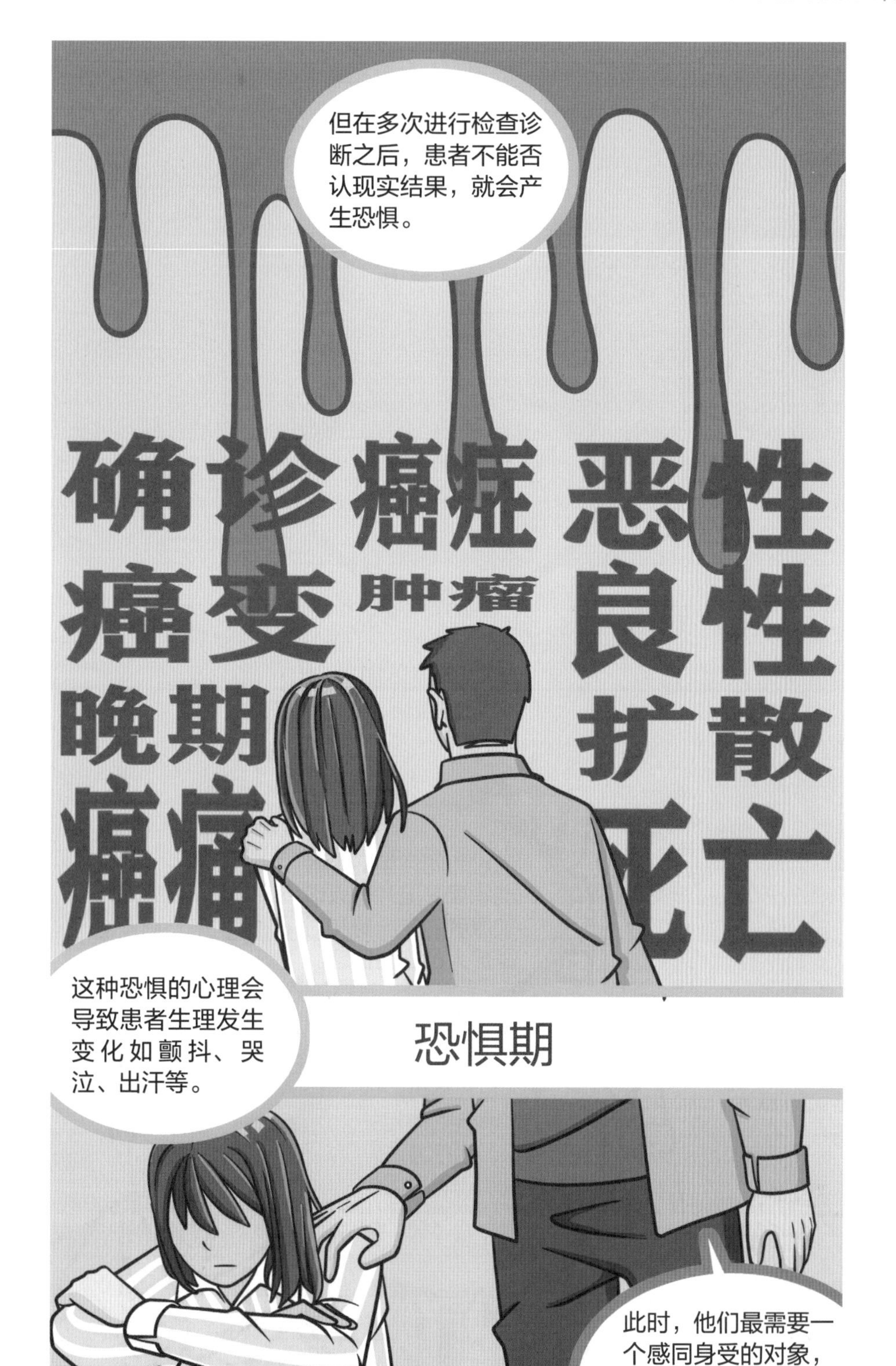

但在多次进行检查诊断之后，患者不能否认现实结果，就会产生恐惧。
确诊
癌症
恶性
癌变
肿瘤
良性
晚期
扩散
癌痛
死亡
这种恐惧的心理会导致患者生理发生变化如颤抖、哭泣、出汗等。
恐惧期
此时，他们最需要一个感同身受的对象，来聆听自己产生恐惧的原因，了解他们所担忧或害怕的事情。

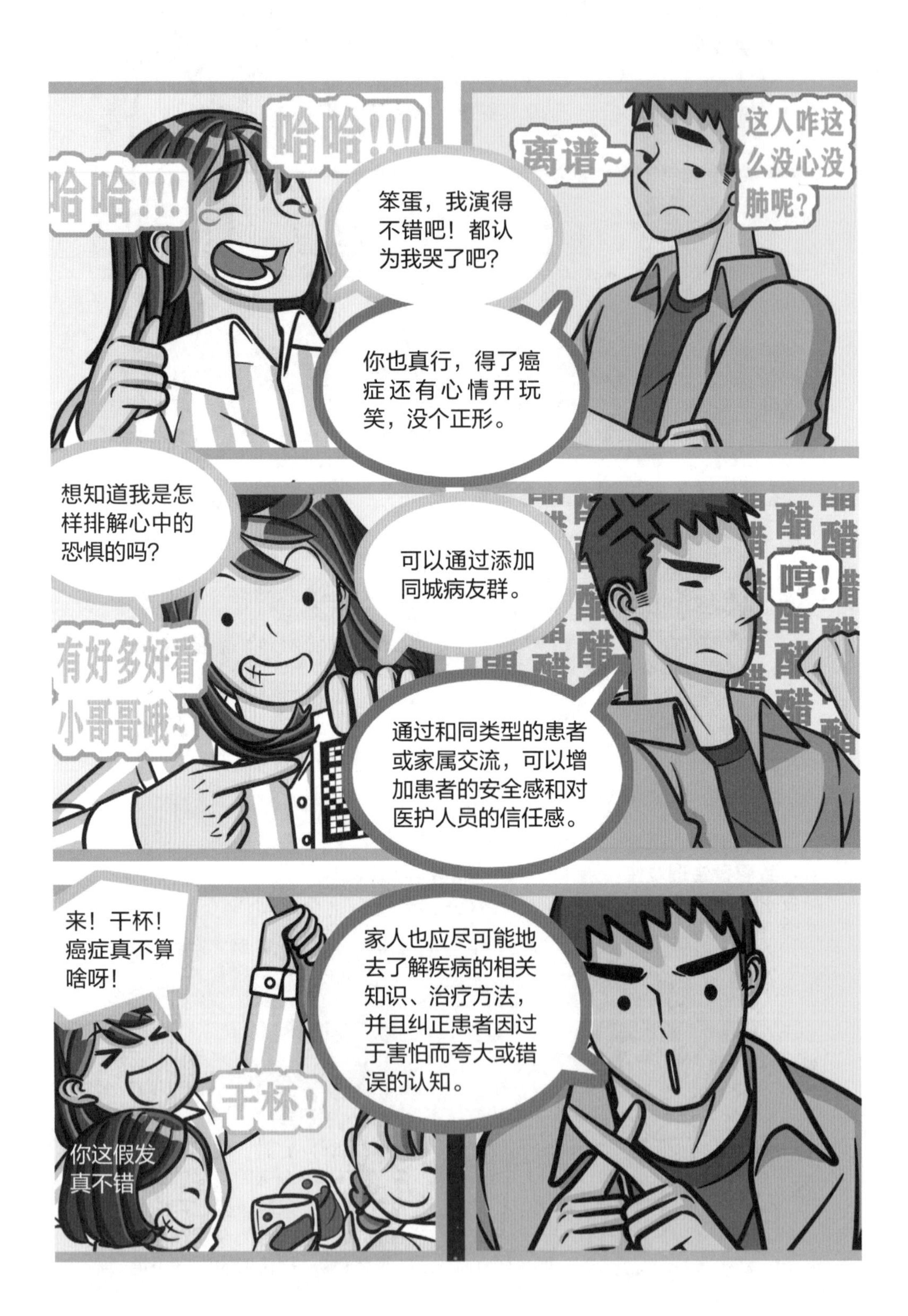
哈哈!!!
哈哈!!!
笨蛋，我演得不错吧！都认为我哭了吧？
离谱~
这人咋这么没心没肺呢？
你也真行，得了癌症还有心情开玩笑，没个正形。
想知道我是怎样排解心中的恐惧的吗？
可以通过添加同城病友群。
有好多好看小哥哥哦~
醋
哼！
通过和同类型的患者或家属交流，可以增加患者的安全感和对医护人员的信任感。
来！干杯！癌症真不算啥呀！
干杯！
你这假发真不错
家人也应尽可能地去了解疾病的相关知识、治疗方法，并且纠正患者因过于害怕而夸大或错误的认知。

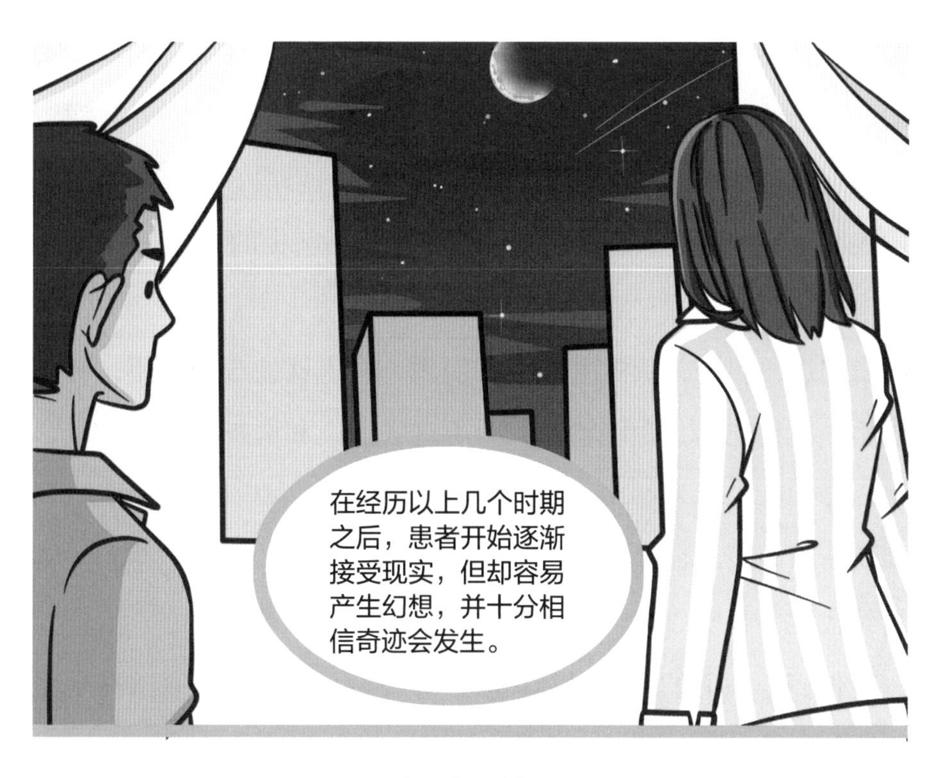
在经历以上几个时期之后，患者开始逐渐接受现实，但却容易产生幻想，并十分相信奇迹会发生。

幻想期

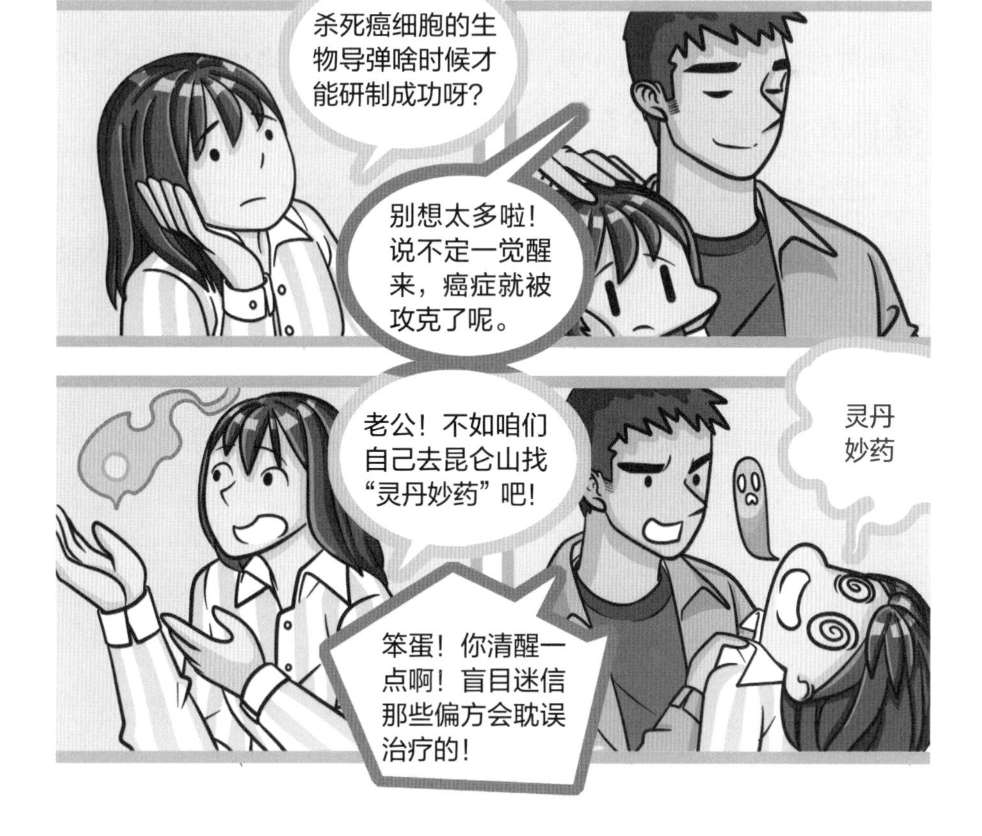
杀死癌细胞的生物导弹啥时候才能研制成功呀?
别想太多啦！说不定一觉醒来，癌症就被攻克了呢。
老公！不如咱们自己去昆仑山找“灵丹妙药”吧！
灵丹妙药
笨蛋！你清醒一点啊！盲目迷信那些偏方会耽误治疗的！

这种幻想也并不是完全不可取的，他们期待奇迹，是因为他们期望得到治疗，这是积极的一面。这时可以顺应他们的情绪，鼓励他们，提升病人与病魔抗争的信心，并为其讲述一些战胜病魔的案例，消除对癌症的恐惧。但也应该注意，此时的目的是让病人明白奇迹发生的可能性是以配合治疗为前提的。

5. 绝望阶段

随着病情的进一步恶化或者并发症的出现，病人就会心生绝望，对一切事物都产生强烈抗拒。拒绝吃药、拒绝治疗，听不进去家人和医护人员的劝说，甚至出现挑衅行为。

面对疾病，这一段时期他们不知道自己的未来如何，但他们感到并不乐观。这时他们的情绪极其不稳定，我们不要急于控制，要有足够的耐心，给他们一定的时间和空间，让他们心理上的压力得到释放，并表达自己愿意一直陪在他身边，和他共同对抗病魔的意愿。

6. 平静阶段

最后一个阶段，病人会接受现实，承认自己的病人身份，情绪也会比较稳定一些，对死亡不再那么恐惧。有部分人开始感到希望，很多病友的病症可能严重得多，但是他们现在依然很好地活着，这给了病人战胜癌症的希望。

有人形象地把癌症称为“唤醒电话”，它会唤醒另外一个你，从不同的角度重新看待生活，积极发现并享受生活中的小美好。他们可能去到以前未去过的地方，可能完成了搁置很久的事情，可能有了更多时间和家人朋友在一起，甚至放下心里的“爱恨情仇”，修补了破裂的关系。此时这个“唤醒电话”会告诉病人，敞开心扉后，发现生活中原来有这么多有意义的事情存在。

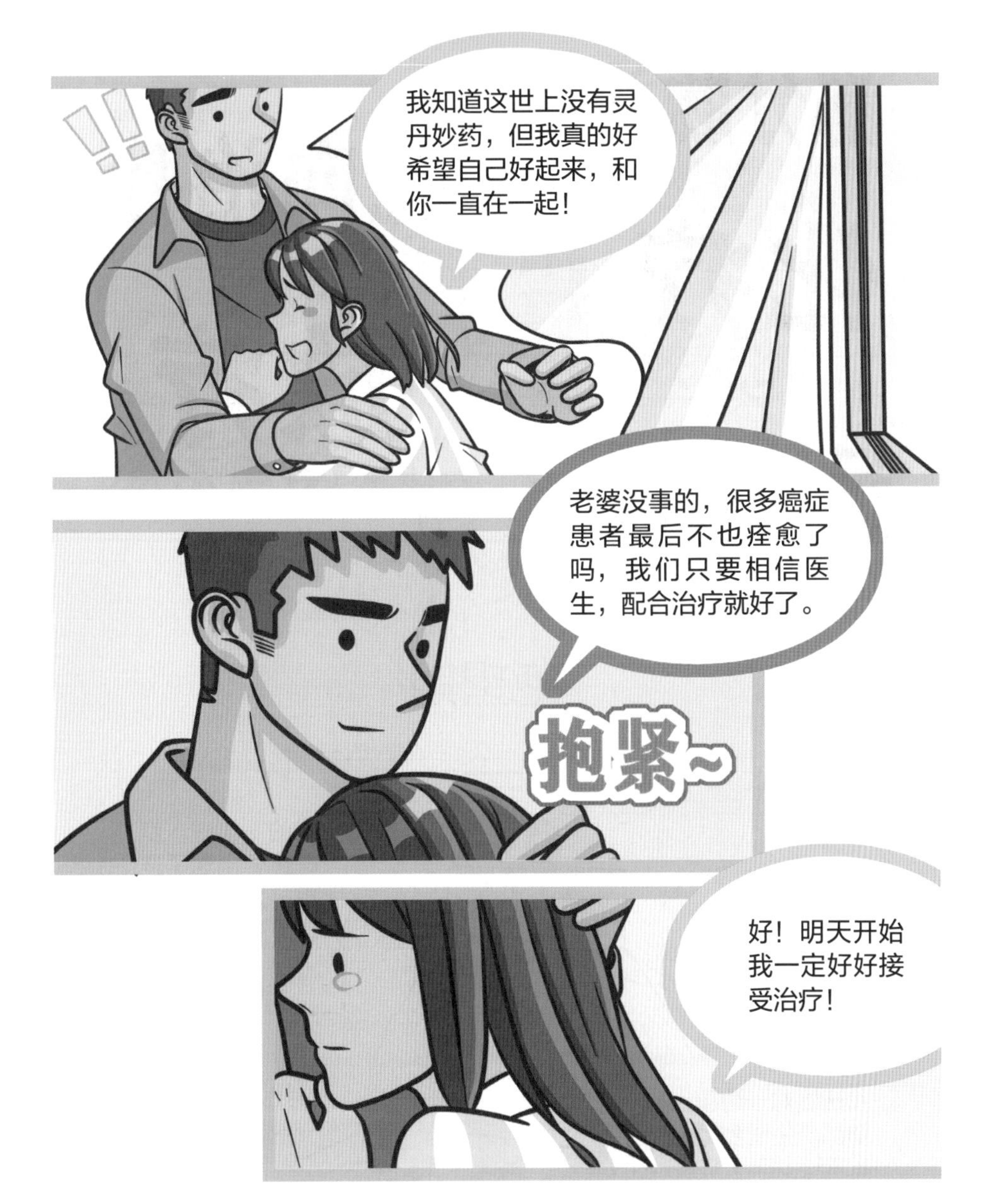

我知道这世上没有灵丹妙药，但我真的好希望自己好起来，和你一直在一起！
老婆没事的，很多癌症患者最后不也痊愈了吗，我们只要相信医生，配合治疗就好了。
抱紧~
好！明天开始我一定好好接受治疗！

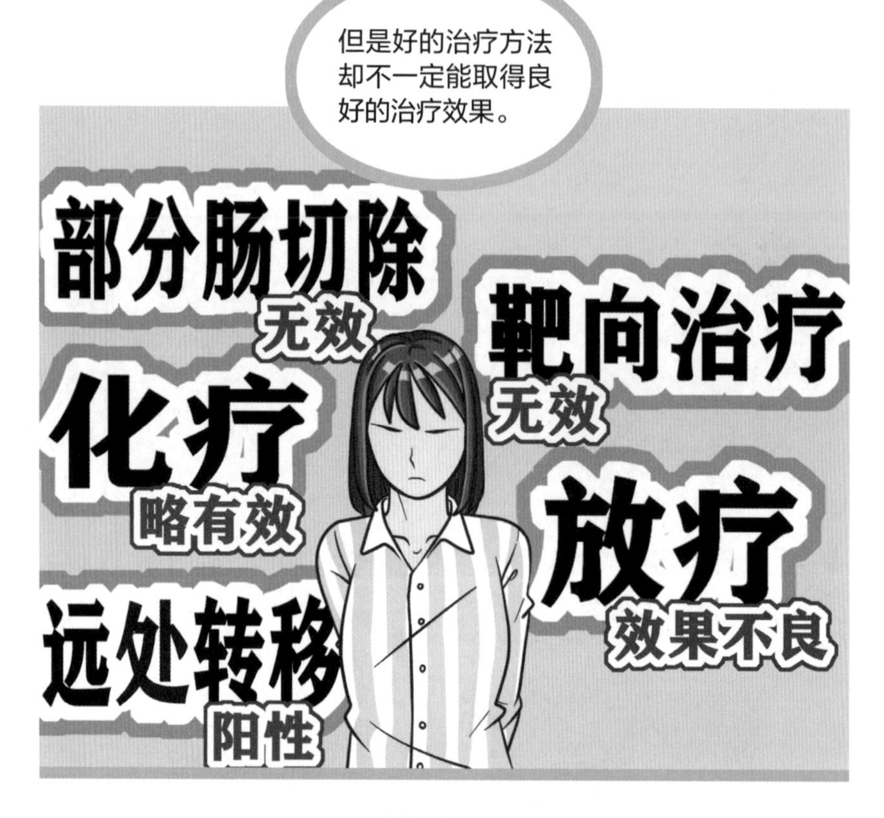
但是好的治疗方法却不一定能取得良好的治疗效果。
部分肠切除
无效
靶向治疗
无效
化疗
略有效
放疗
效果不良
远处转移
阳性

绝望期

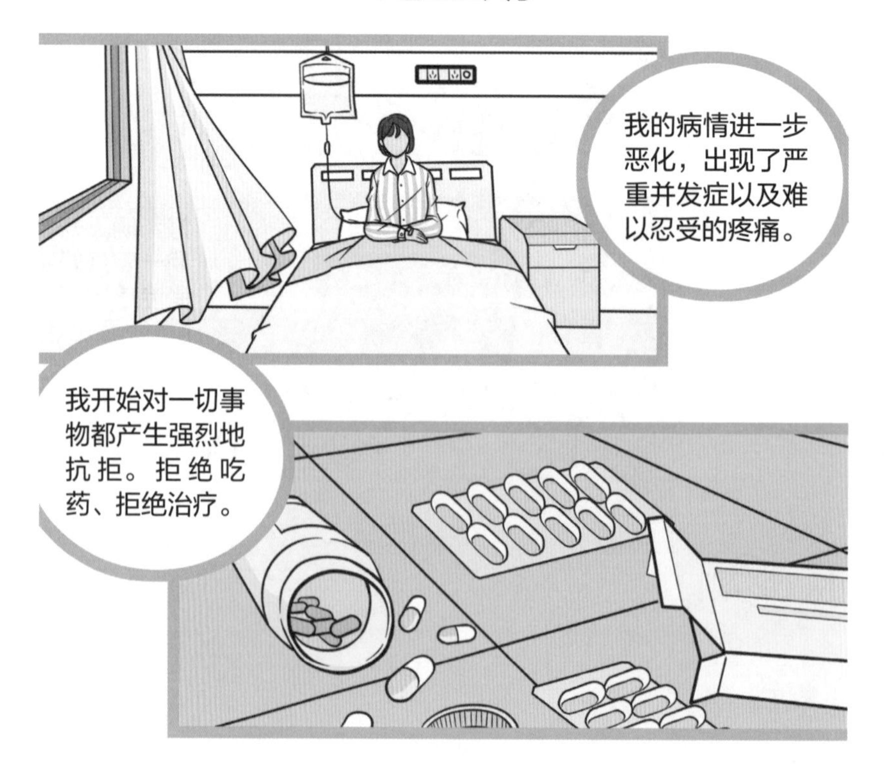
我的病情进一步恶化，出现了严重并发症以及难以忍受的疼痛。
我开始对一切事物都产生强烈地抗拒。拒绝吃药、拒绝治疗。

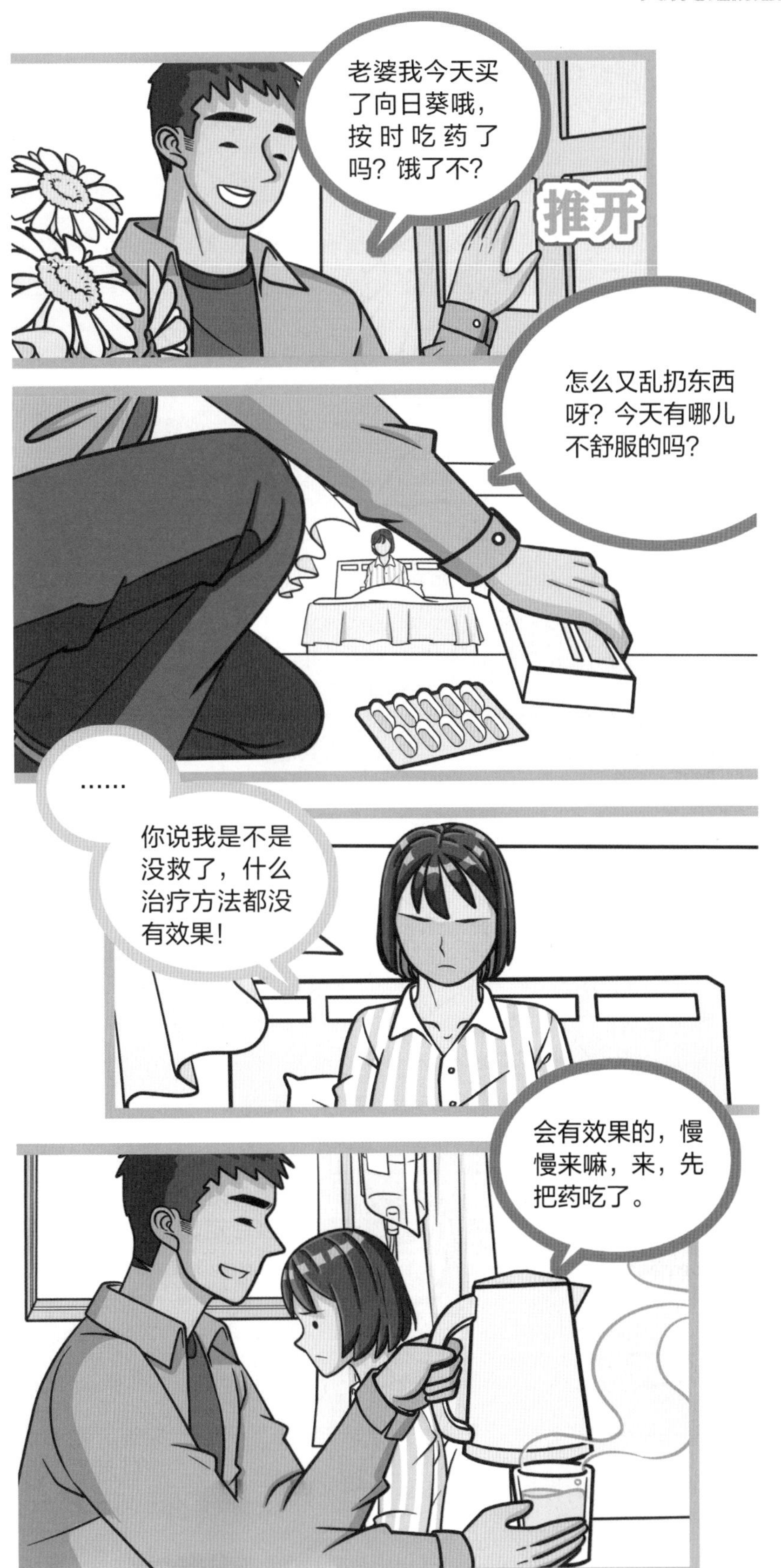
老婆我今天买了向日葵哦，按时吃药了吗？饿了不？
推开
怎么又乱扔东西呀？今天有哪儿不舒服的吗？
……
你说我是不是没救了，什么治疗方法都没有效果！
会有效果的，慢慢来嘛，来，先把药吃了。

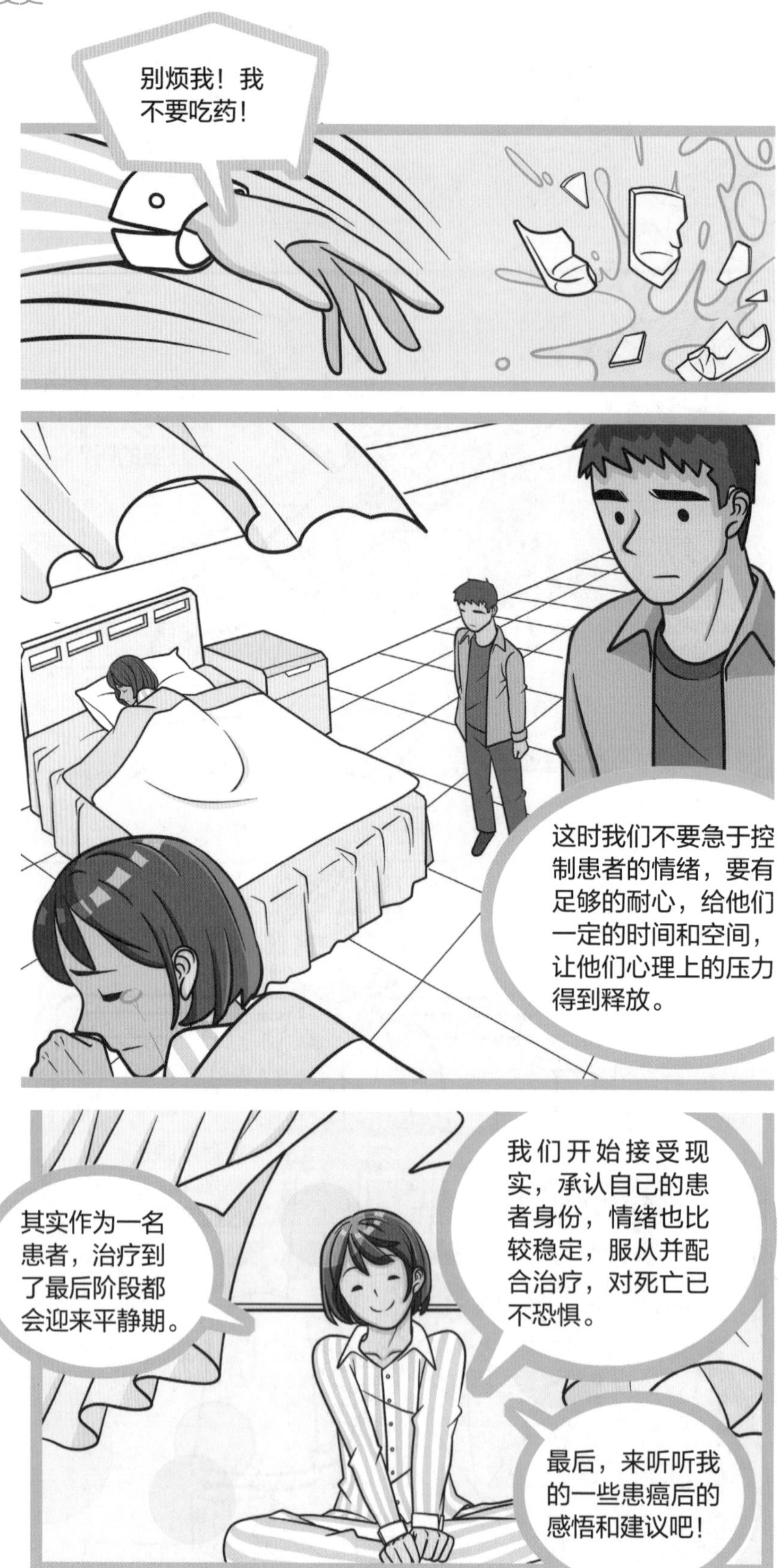
别烦我！我不要吃药！
这时我们不要急于控制患者的情绪，要有足够的耐心，给他们一定的时间和空间，让他们心理上的压力得到释放。
其实作为一名患者，治疗到了最后阶段都会迎来平静期。
我们开始接受现实，承认自己的患者身份，情绪也比较稳定，服从并配合治疗，对死亡已不恐惧。
最后，来听听我的一些患癌后的感悟和建议吧！

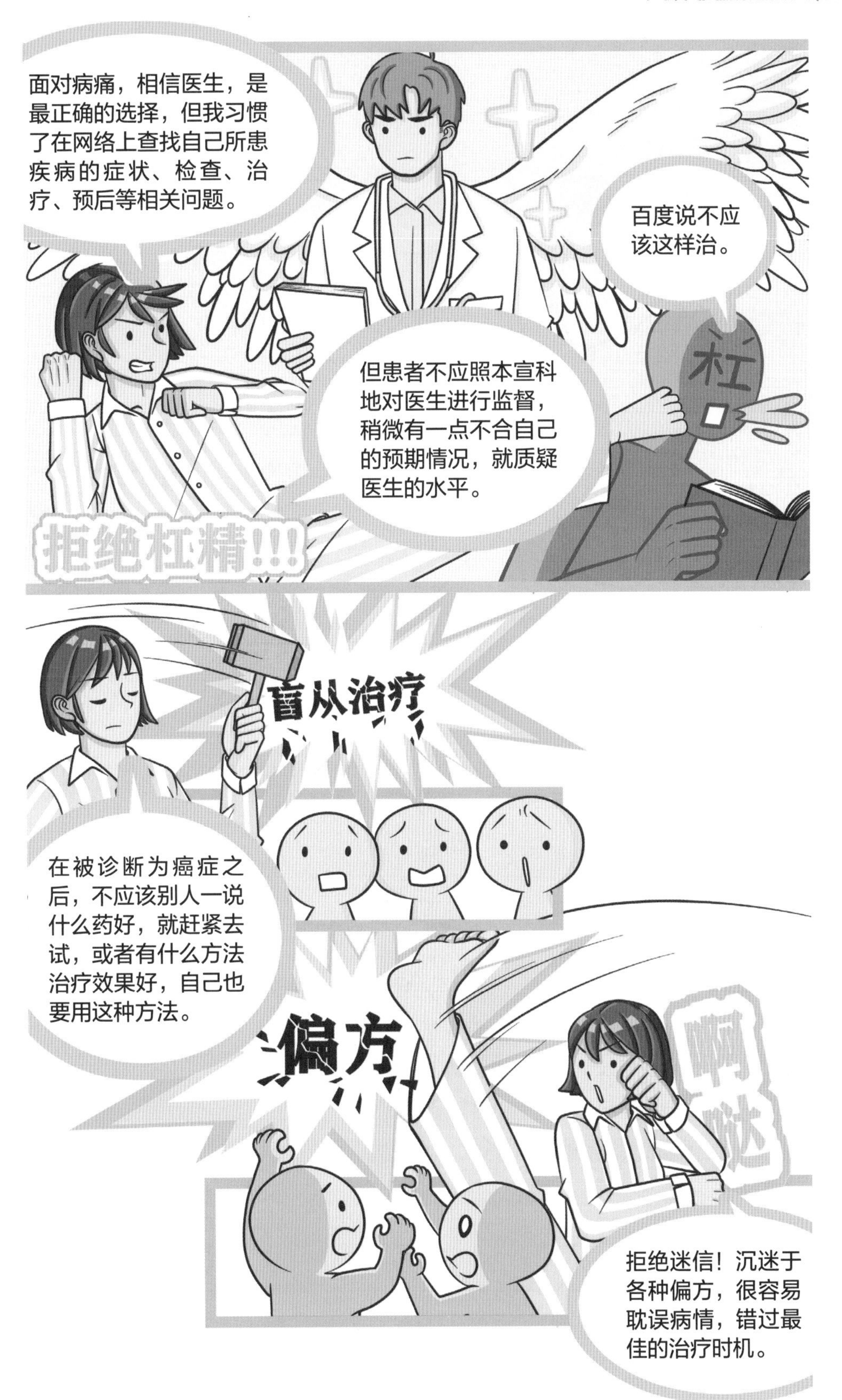
面对病痛，相信医生，是最正确的选择，但我习惯了在网络上查找自己所患疾病的症状、检查、治疗、预后等相关问题。
百度说不应该这样治。
杠
但患者不应照本宣科地对医生进行监督，稍微有一点不合自己的预期情况，就质疑医生的水平。
拒绝杠精!!!
盲从治疗
在被诊断为癌症之后，不应该别人一说什么药好，就赶紧去试，或者有什么方法治疗效果好，自己也要用这种方法。
偏方
啊哒
拒绝迷信！沉迷于各种偏方，很容易耽误病情，错过最佳的治疗时机。

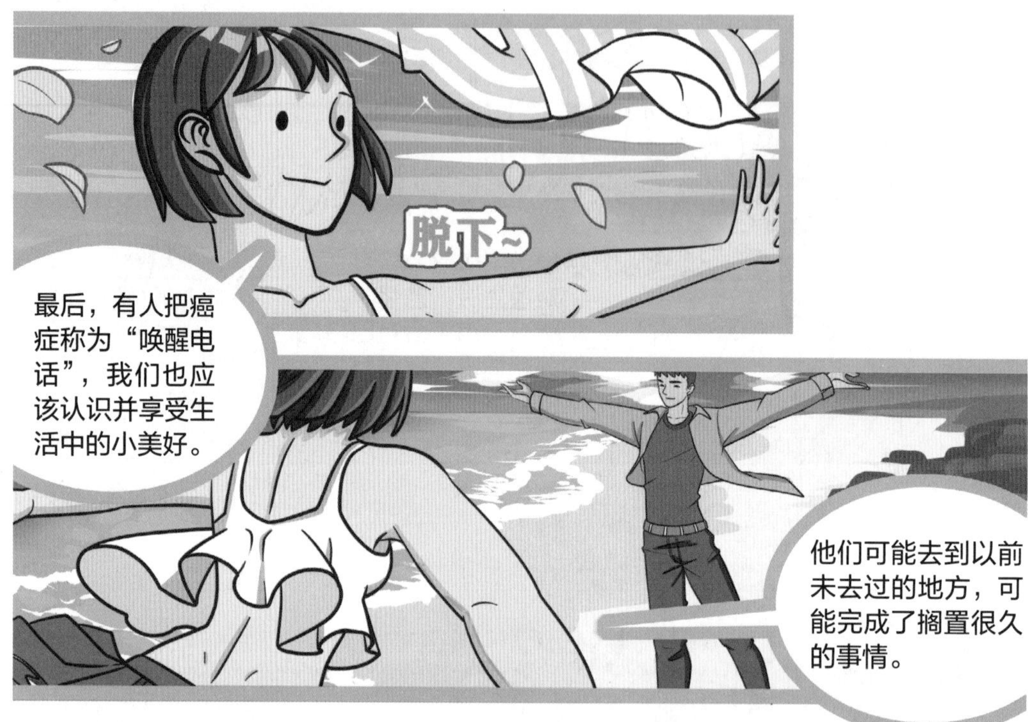
脱下~
最后，有人把癌症称为“唤醒电话”，我们也应该认识并享受生活中的小美好。
他们可能去到以前未去过的地方，可能完成了搁置很久的事情。

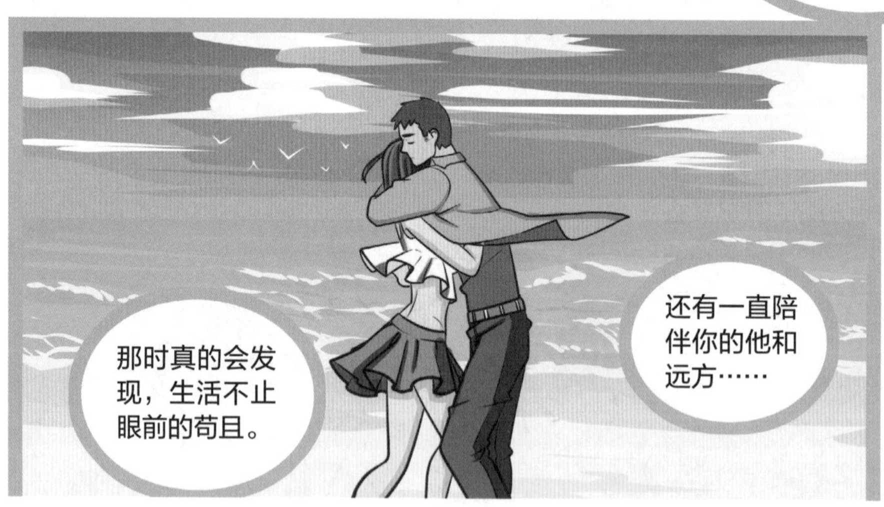
那时真的会发现，生活不止眼前的苟且。
还有一直陪伴你的他和远方……

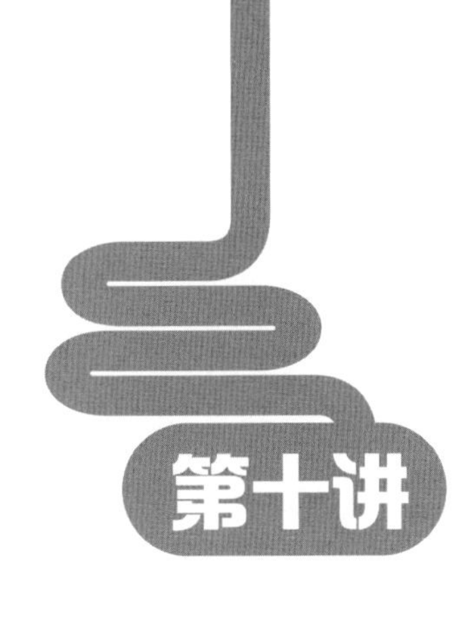

第十讲 医患携手，共同防癌

“有什么别有病，没什么别没钱”，这是民众最常挂在嘴边的一句话，却寄托着他们最单纯也最珍贵的期望。很多人在事业上风生水起，却不注重自己的身体健康，为疾病的发生埋下伏笔。

患病之后自然会来到医院，在这里陪伴病人较久的是医生和护士。医护和病人有着共同的目标，那就是把病治好，他们是战友，齐心协力共同抗击人类的“敌人”。

作为癌症病人的家属，某著名影视演员曾经在一次演讲中讲道：“我想用自己近 30 年的亲身经历来告诉大家，癌症来的时候的确会让我们感到害怕，但是癌症是可以预防的，也是可以治疗的。作为一个普通人，我们要养成良好健康的生活习惯，要保持乐观积极的心态去杜绝癌症的发生；当癌症找上门的时候，我们要做的事情是选择相信，相信科学、相信医生、相信自己。”

面对病痛，选择相信医生，是病人最正确的选择。以前人们生病后总会在第一时间想到找大夫，这是一种依靠，是一种信任。随着科学技术的进步，互联网的发展，现在的人们很容易就能在网络上找到自己想找的东西。患病之后，人们已经习惯了在网络上查找自己所患疾病的症状、检查、治疗、预后等相关问题。甚至有的人生搬硬套地对医生进行“监督”，与网上的相关信息哪怕稍微有一点儿不同，就会质疑医生的水平，但其实病人之间是存在个体差异的，每个人的治疗方案都可能略有不同。

想要有效地治疗癌症，就要配合医生，进行全面的检查，根据个人情况制订出详细的诊疗方案。面对不同的病人，即使业务熟练的医生，在治疗的过程中，也很可能无法避免意外情况的发生，但是医生会根据治疗的效果及时调整治疗方案。

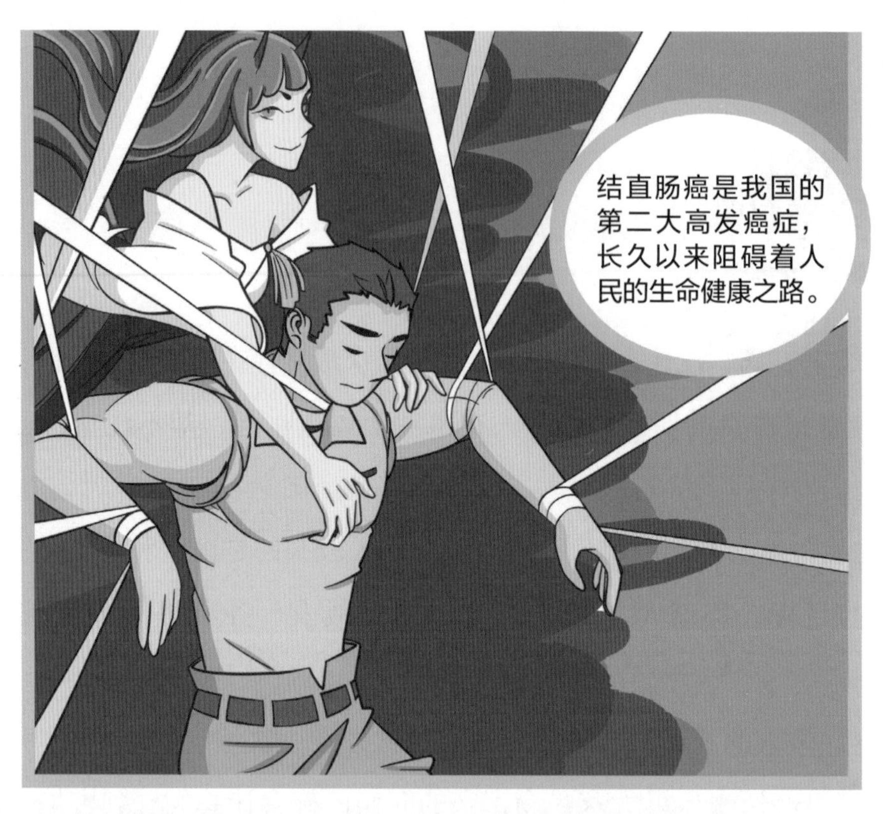
结直肠癌是我国的第二大高发癌症，长久以来阻碍着人民的生命健康之路。

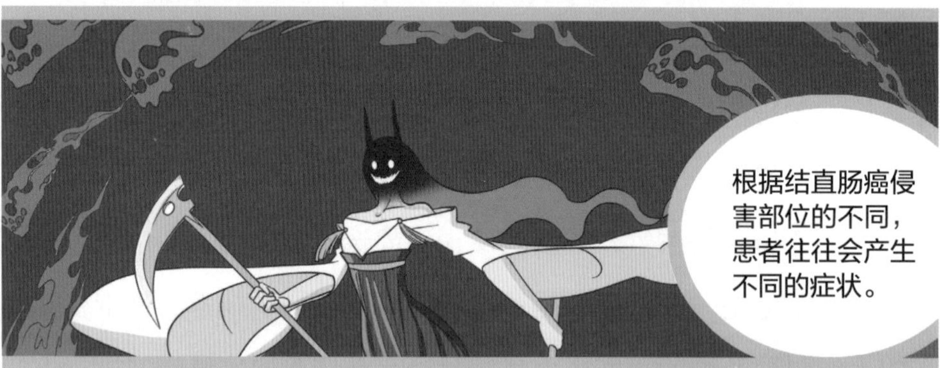
根据结直肠癌侵害部位的不同，患者往往会产生不同的症状。

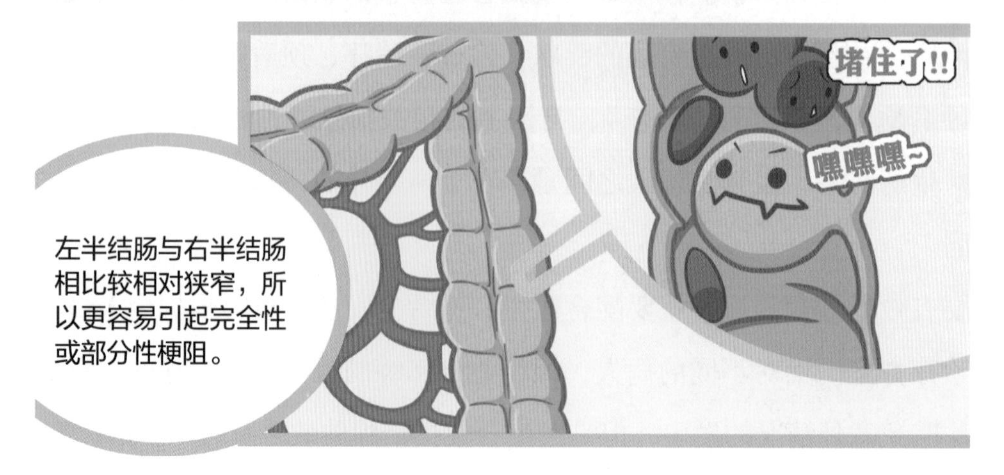
堵住了!!
嘿嘿嘿~
左半结肠与右半结肠相比较相对狭窄，所以更容易引起完全性或部分性梗阻。

尤其是乙状结肠，
粪便进行到这里的
时候大多数已经基
本成型、干结，容
易发生肠道的阻塞。
乙状结肠

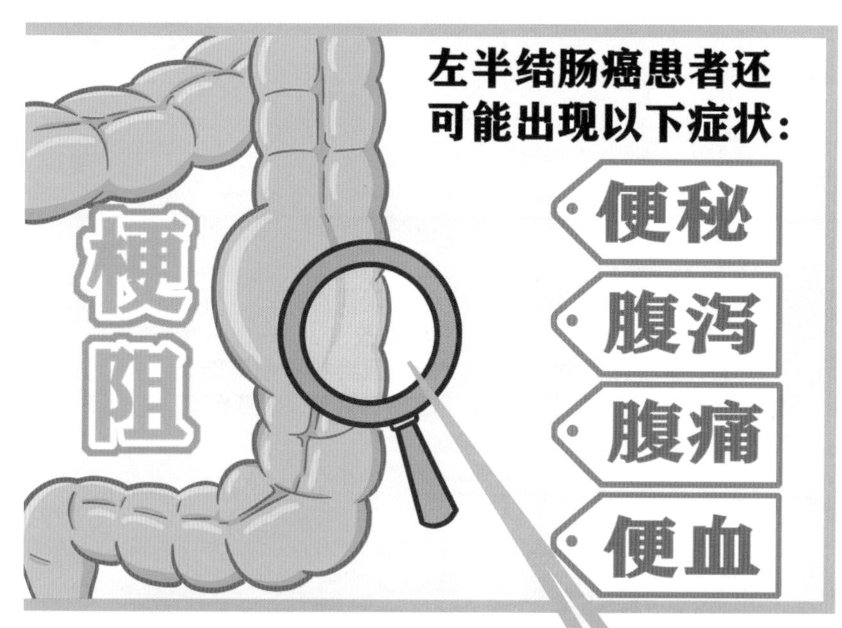
左半结肠癌患者还
可能出现以下症状：
梗
阻
便秘
腹泻
腹痛
便血

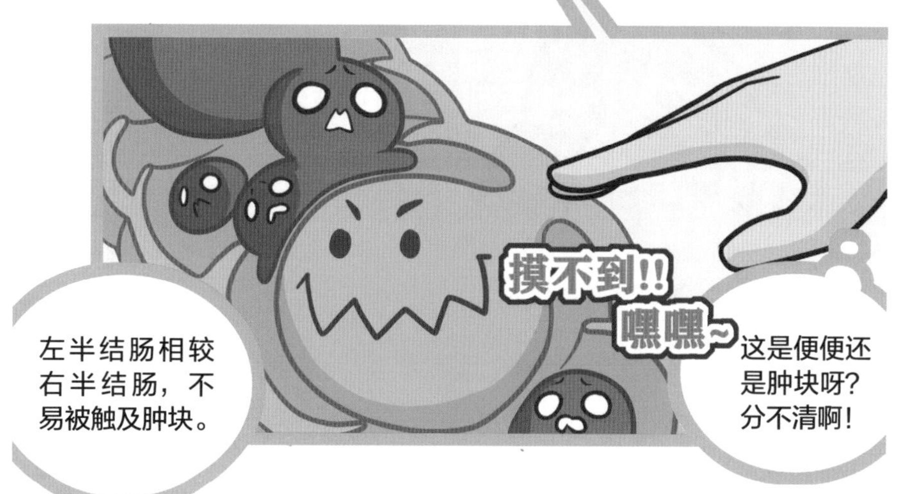
左半结肠相较
右半结肠，不
易被触及肿块。
摸不到!!
嘿嘿~
这是便便还
是肿块呀?
分不清啊!

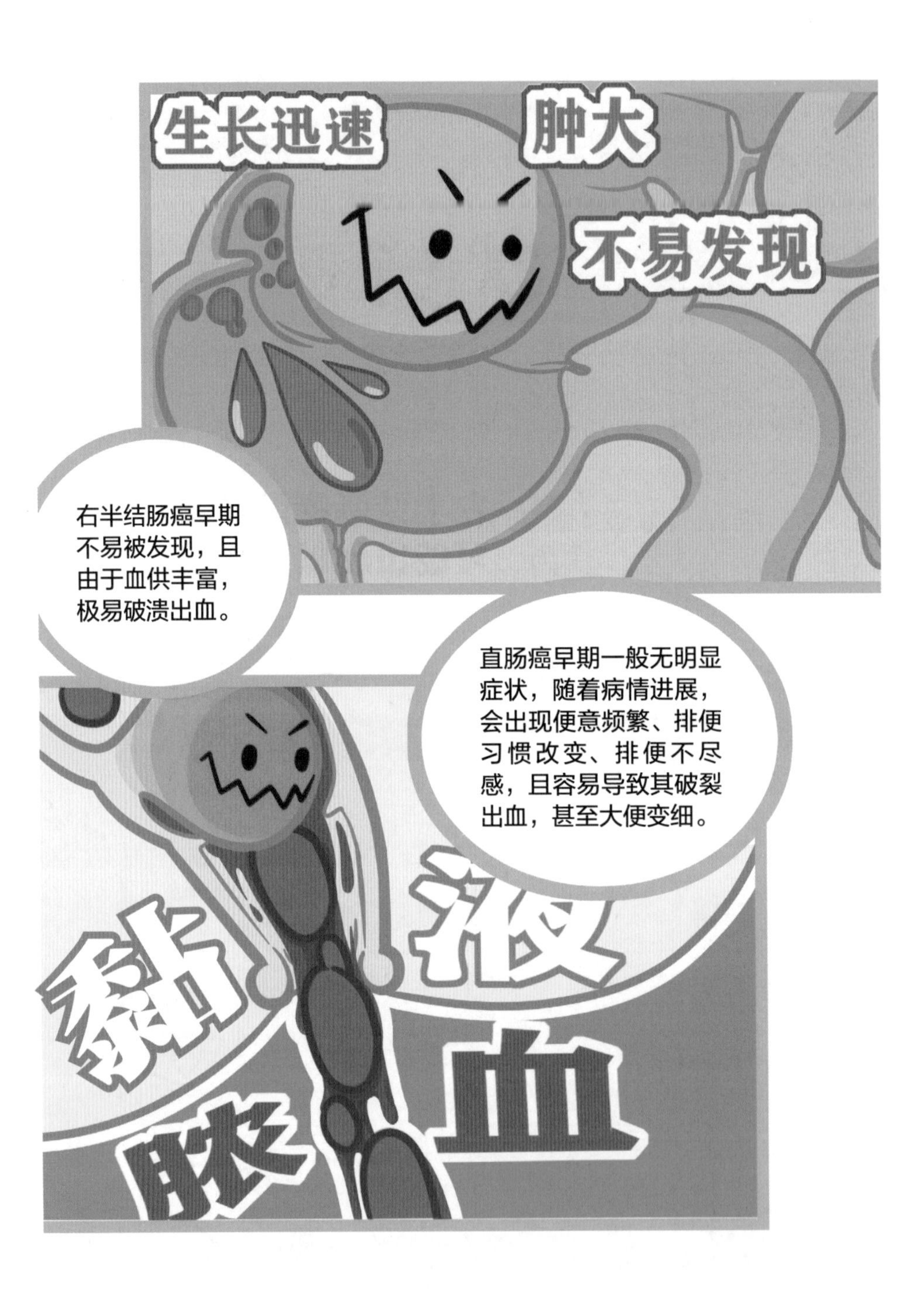
生长迅速
肿大
不易发现
右半结肠癌早期不易被发现，且由于血供丰富，极易破溃出血。
直肠癌早期一般无明显症状，随着病情进展，会出现便意频繁、排便习惯改变、排便不尽感，且容易导致其破裂出血，甚至大便变细。
黏
液
脓
血

科学治疗在影响癌症预后的因素当中占据了重要位置，临床上有很多癌症病人因为治疗不当，而导致治疗失败。很多病人在被诊断为癌症之后，十分害怕，听别人一说什么药好，就赶紧去试，或者有什么方法治疗效果好，自己也偏要用这种方法。

有些癌症病人则对各种偏方以及小广告无比执着，深信偏方就是救人的良方。比如热死癌细胞、小苏打杀死癌细胞、喝马尿治癌……即便我们渴求生命和健康，但仍要保持理智。迷信偏方是很危险的一种行为，如果没有在第一时间采取正确的治疗措施，很容易耽误病情，错过最佳的治疗时机。

一位央视主持人曾说：大家到医生这儿来，往往都是带着苦痛，带着绝望。归根到底，与其说是到医生那儿来看病，不如说是到医生那儿来寻找希望。我们常说，医生是治病救人。其实治病就够了，为什么还要说救人？治病只是治疗病状，但是救人是一个综合的概念，它要求医生不光治疗病症，还要兼顾病人的心理状态。

疾病是令人讨厌的，当一个人患了病，尤其是癌症病人，他们无法把控身体，但可以管理情绪，调整心态，使自己积极地面对病痛。首先要配合治疗，相信自己的主治医生。因为相信，医生就可以放下心来，给病人和家属提出最中肯的建议，制订出最适合的治疗方案。其次，肿瘤病人还要调整好自己的心态，不要把疾病当作全部，生活中本来就有很多生病的可能，要学会看淡一切。活好当下，享受生活中的乐趣，珍惜家人和朋友的陪伴。

只要医生和病人相互信任，共同配合，选择有效的治疗方案，保持良好的心理状态，即使是结肠癌晚期病人，也可以有效延续生命，达到 5 年生存率提高近一倍的治疗效果，并提高生活质量。

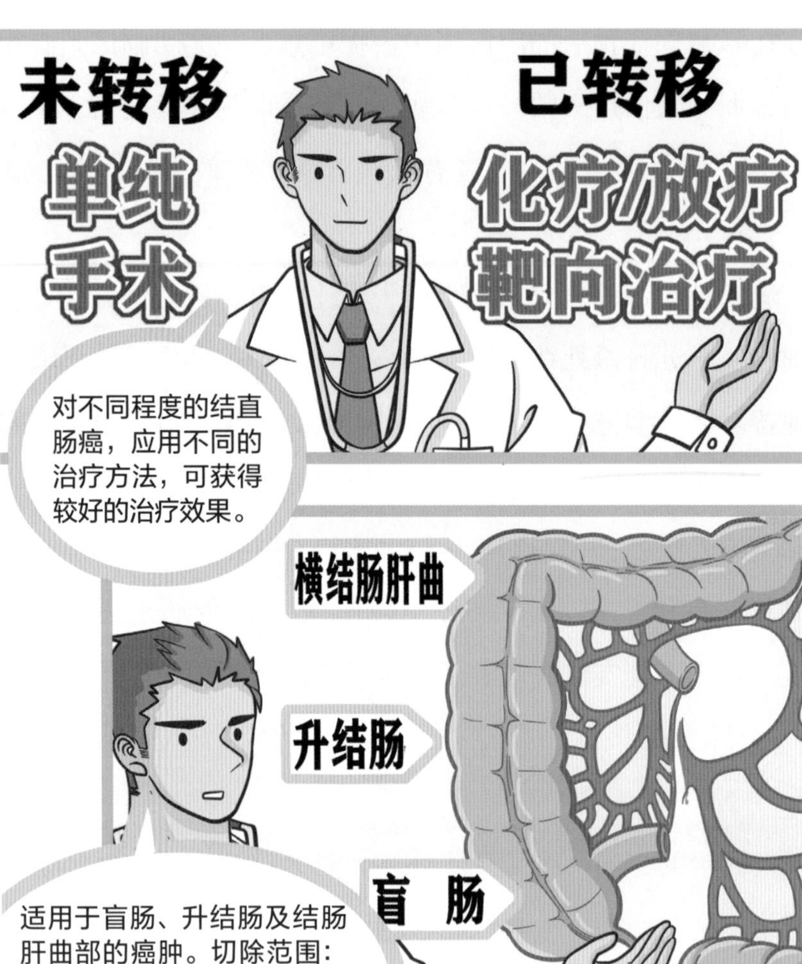
未转移
单纯
手术
已转移
化疗/放疗
靶向治疗
对不同程度的结直肠癌，应用不同的治疗方法，可获得较好的治疗效果。
横结肠肝曲
升结肠
盲 肠
适用于盲肠、升结肠及结肠肝曲部的癌肿。切除范围：回肠末端15～20厘米、盲肠、升结肠及横结肠的右半段，连同所属系膜及淋巴结。

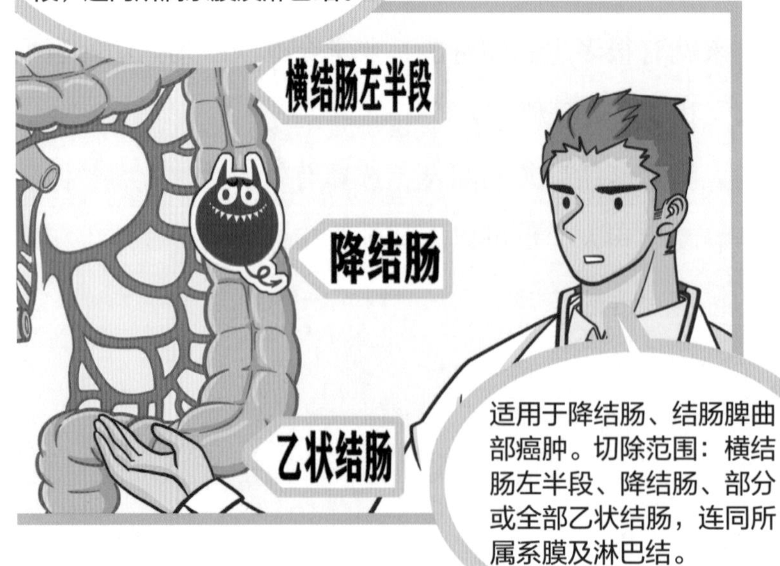
横结肠左半段
降结肠
乙状结肠
适用于降结肠、结肠脾曲部癌肿。切除范围：横结肠左半段、降结肠、部分或全部乙状结肠，连同所属系膜及淋巴结。

横结肠切除术适用于横结肠癌肿。切除范围：横结肠及其肝曲、脾曲，切除后作升、降结肠端端吻合。

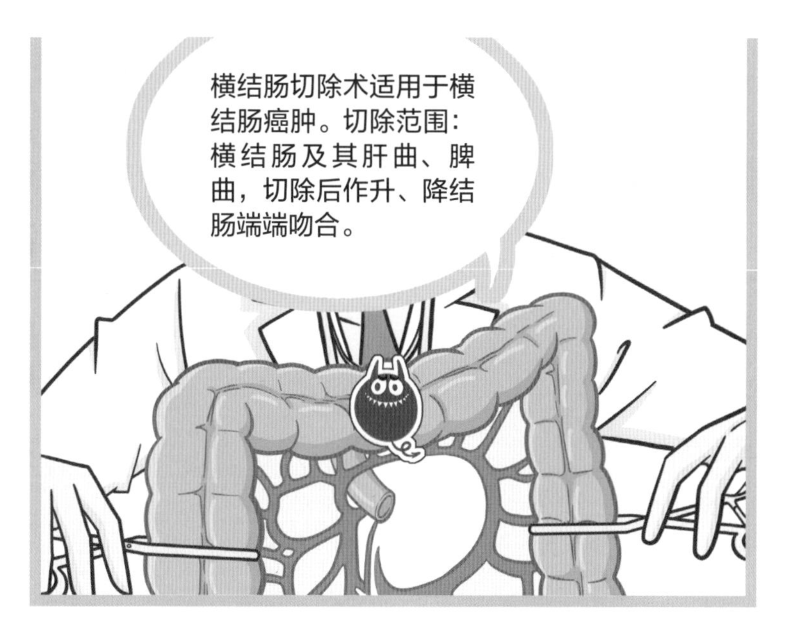

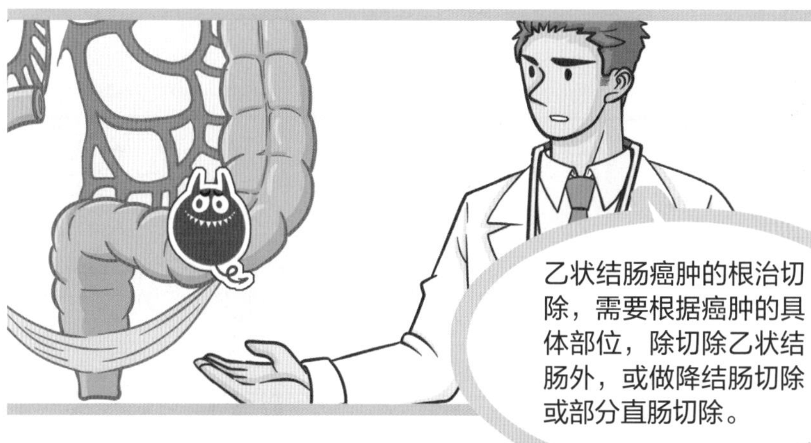

针对结直肠癌的手术主要有3种

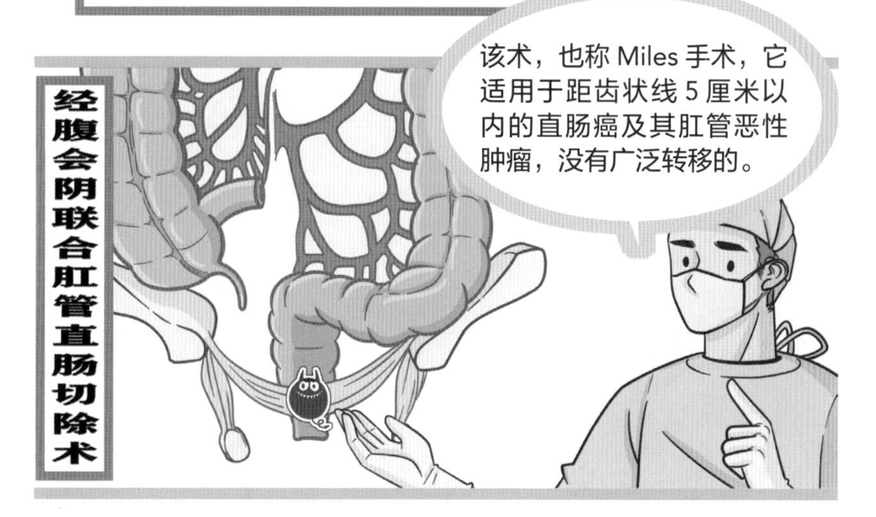

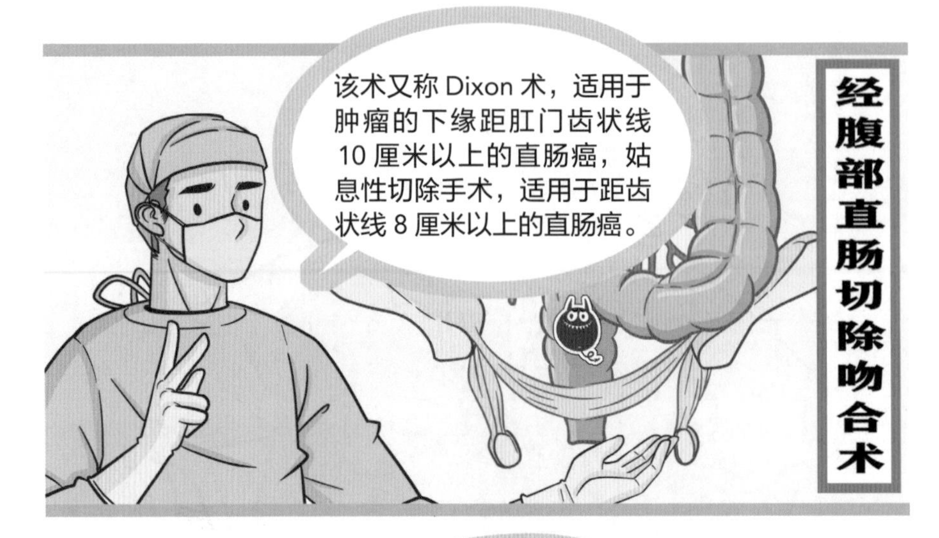
经腹部直肠切除吻合术
该术又称 Dixon 术，适用于肿瘤的下缘距肛门齿状线 10 厘米以上的直肠癌，姑息性切除手术，适用于距齿状线 8 厘米以上的直肠癌。

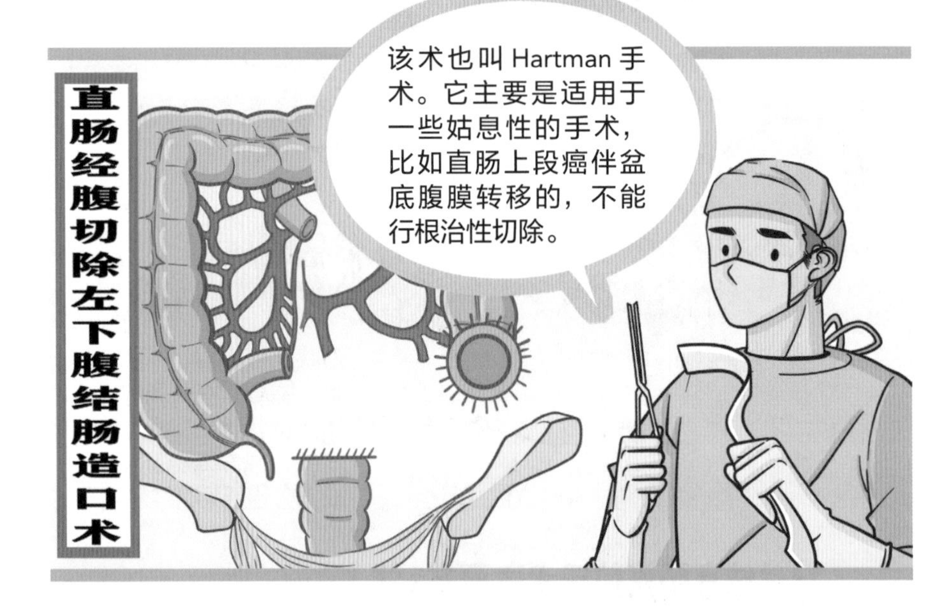
直肠经腹切除左下腹结肠造口术
该术也叫 Hartman 手术。它主要是适用于一些姑息性的手术，比如直肠上段癌伴盆底腹膜转移的，不能行根治性切除。

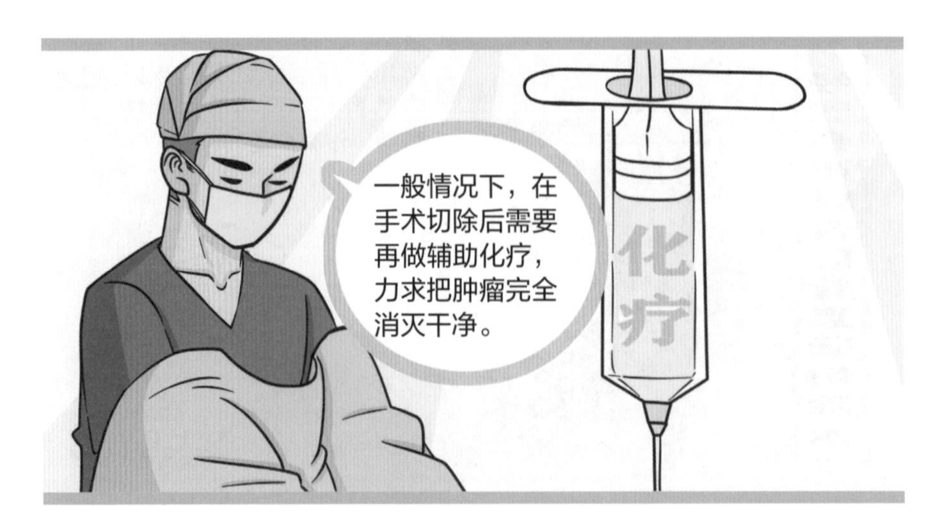
一般情况下，在手术切除后需要再做辅助化疗，力求把肿瘤完全消灭干净。
化疗

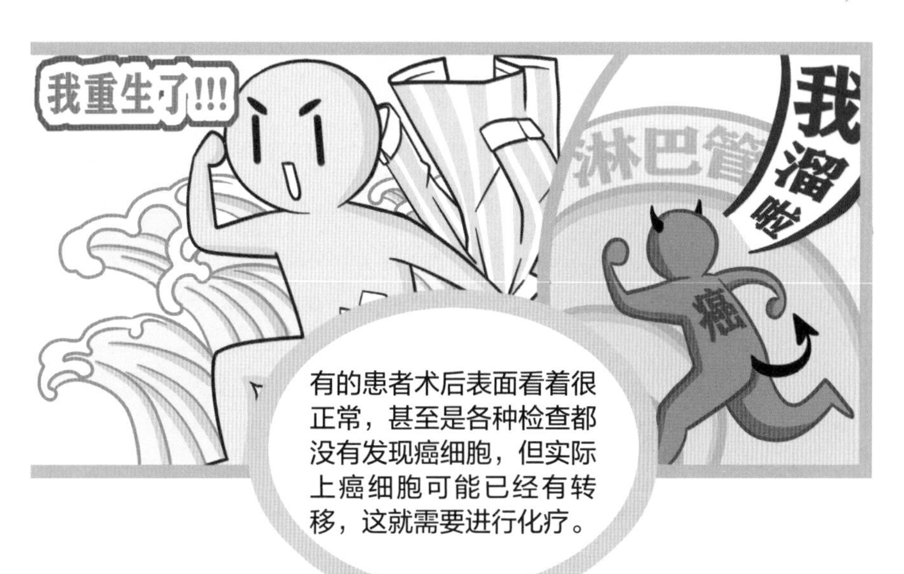
我重生了!!!
淋巴管
我溜啦
癌
有的患者术后表面看着很正常，甚至是各种检查都没有发现癌细胞，但实际上癌细胞可能已经有转移，这就需要进行化疗。

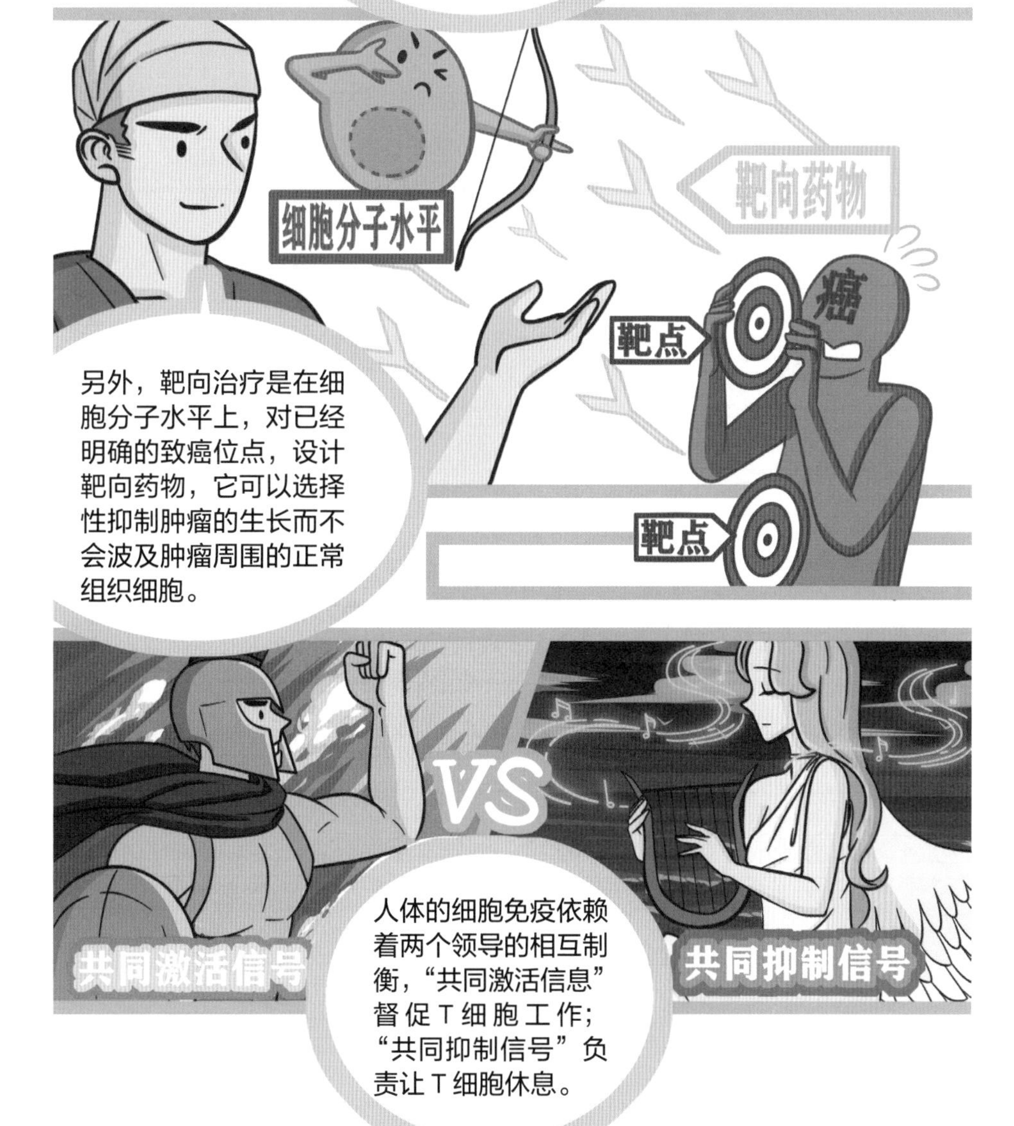
细胞分子水平
靶向药物
癌
靶点
靶点
另外，靶向治疗是在细胞分子水平上，对已经明确的致癌位点，设计靶向药物，它可以选择性抑制肿瘤的生长而不会波及肿瘤周围的正常组织细胞。
VS
共同激活信号
共同抑制信号
人体的细胞免疫依赖着两个领导的相互制衡，“共同激活信息”督促T细胞工作；“共同抑制信号”负责让T细胞休息。

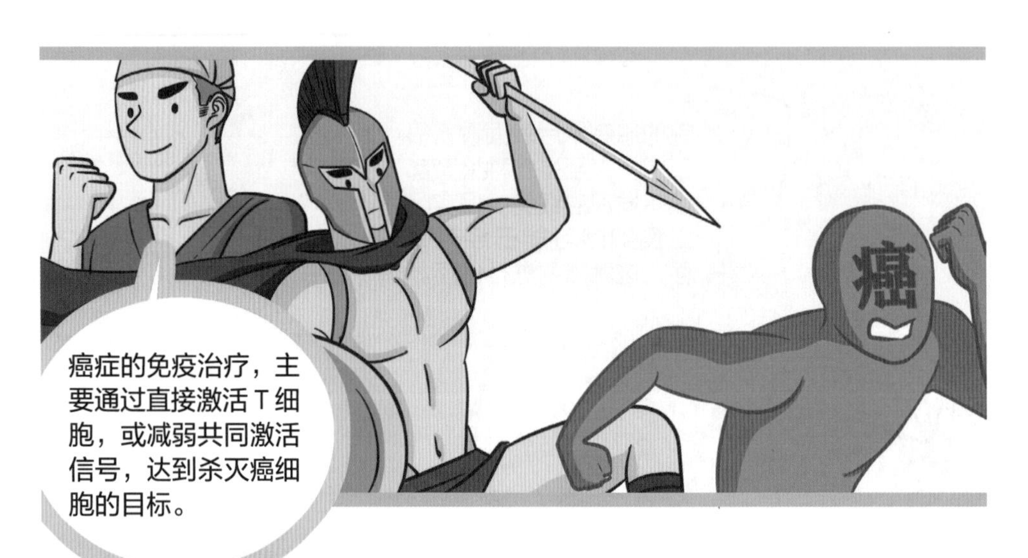
癌
癌症的免疫治疗，主要通过直接激活 T 细胞，或减弱共同激活信号，达到杀灭癌细胞的目标。

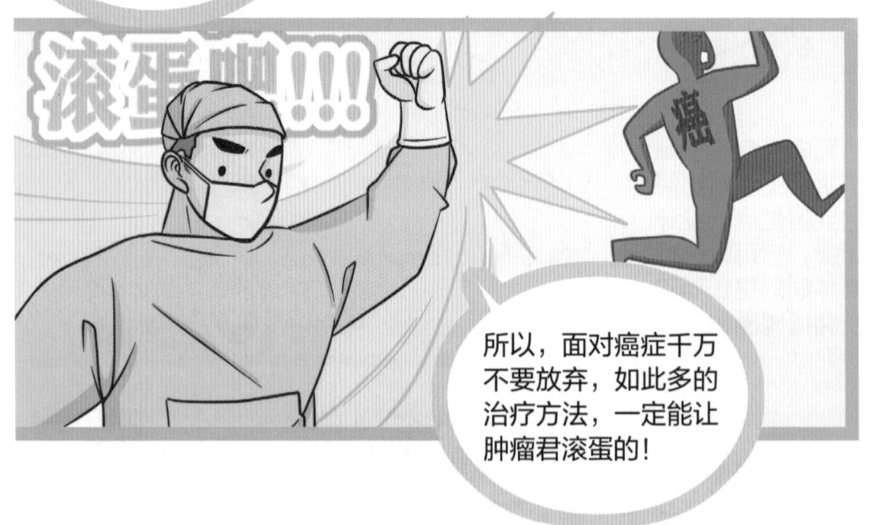
癌
所以，面对癌症千万不要放弃，如此多的治疗方法，一定能让肿瘤君滚蛋的！

第十一讲 寻找早期肠癌的治疗宝典

自从主人发现自己得了肠癌之后，整个人都失去了往日的风采，灯红酒绿、熬夜应酬的日子一去不复返了。不可否认，这些以健康为代价的工作，使得主人的生活水平有所提高，但“本肠”很清楚主人患病后有多么后悔，一个健康的身体是多少金钱都买不来的。

亡羊补牢，为时未晚，现在主人的健康观念越来越强，总是积极学习疾病相关的知识，最近他又了解到治疗早期消化道肿瘤的两大法宝：EMR 和 ESD，可以说是治疗早期消化道肿瘤的“哼哈二将”。当在内镜下发现早期息肉和肿瘤时，并不一定需要外科手术，EMR 和 ESD 就可以完美地解决这个问题。那到底什么是 EMR 和 ESD 呢？各位看官甭着急，让我们一起来瞧瞧。

EMR，即内镜下黏膜剥离切除术（endoscopic mucosal resection），是对扁平隆起性病变，比如早期胃肠癌、扁平腺瘤和广基无蒂息肉，经内镜下注射和吸引措施使病变与其固有层分离，成为假蒂息肉，然后圈套或电切的技术。EMR 是利用高频电刀技术，将病变所在黏膜剥离，从而达到治疗目的，或做大块组织活检而协助诊断的内镜下操作技术。

ESD，全称是内镜下黏膜整片切除术（endoscopic submucosal dissection），它是在 EMR 的基础上发展而来的，也可以理解为“升级版”。它主要针对消化道早期癌和癌前病变，切除深度可包含黏膜浅层、黏膜肌层及大部分黏膜下层，方法是在黏膜下注射后再利用特殊高频电刀，将病变所在黏膜剥离，而达到治疗目的。ESD 可以切除较大的整块早期病变，并且更好地对肿瘤进行分期，降低肿瘤的复发风险。

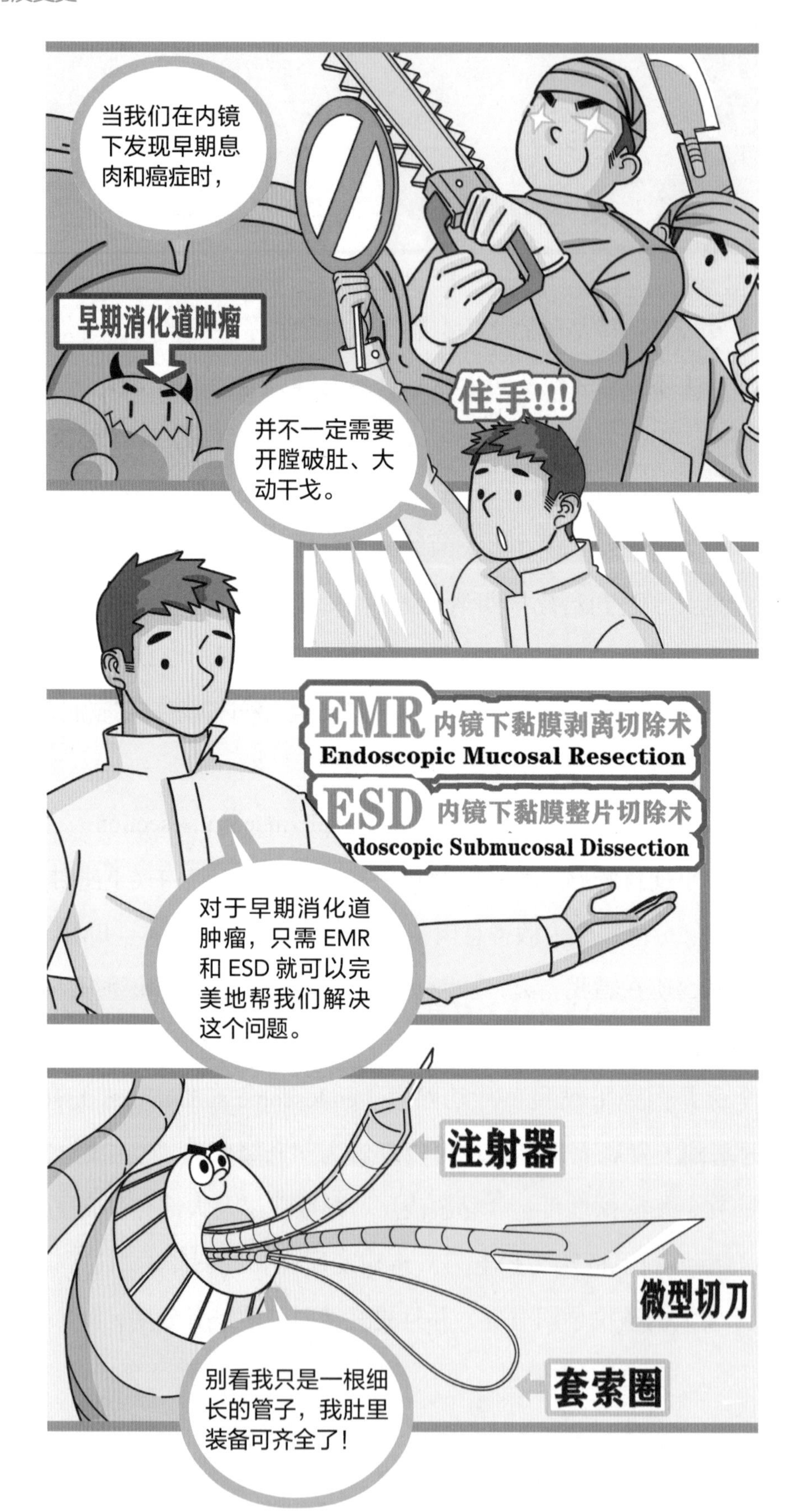
当我们在内镜下发现早期息肉和癌症时，
早期消化道肿瘤
住手!!!
并不一定需要开膛破肚、大动干戈。
EMR 内镜下黏膜剥离切除术
Endoscopic Mucosal Resection
ESD 内镜下黏膜整片切除术
ndoscopic Submucosal Dissection
对于早期消化道肿瘤，只需 EMR 和 ESD 就可以完美地帮我们解决这个问题。
注射器
微型切刀
套索圈
别看我只是一根细长的管子，我肚里装备可齐全了！

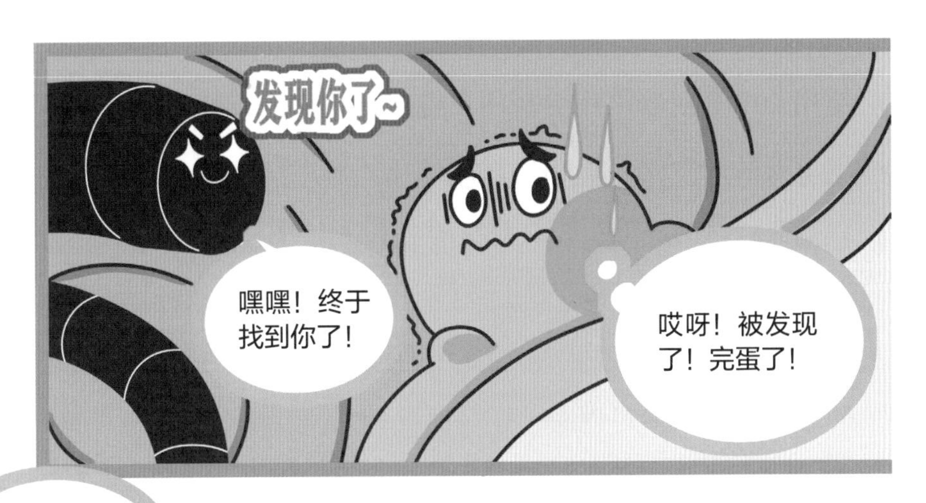
发现你了~
嘿嘿！终于找到你了！
哎呀！被发现了！完蛋了！

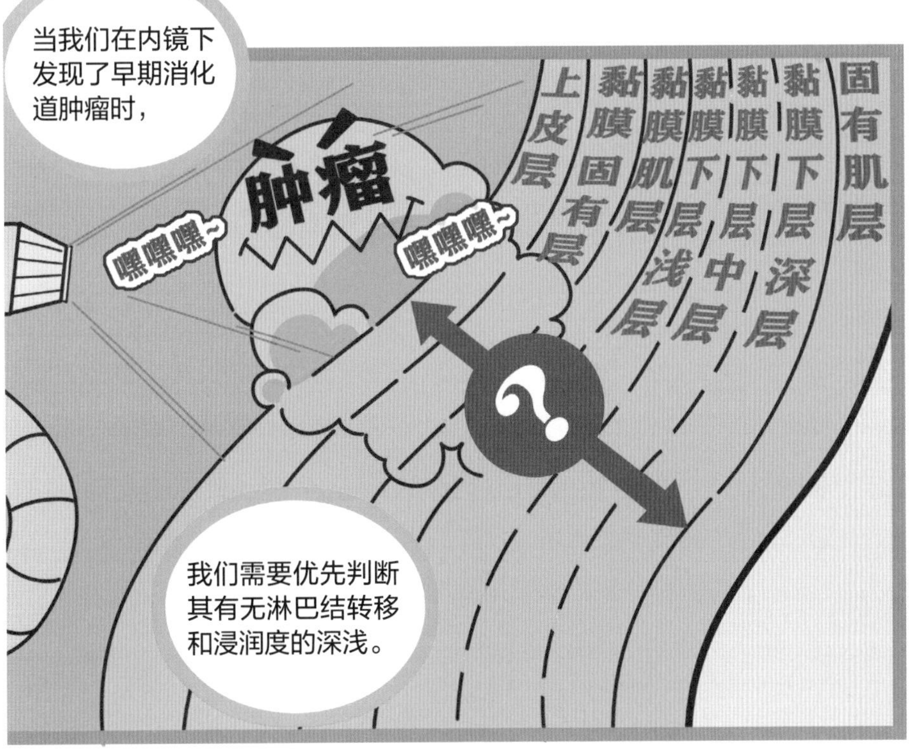
当我们在内镜下发现了早期消化道肿瘤时，
肿瘤
嘿嘿嘿~
嘿嘿嘿~
上皮层
黏膜固有层
黏膜肌层
黏膜下层浅层
黏膜下层中层
黏膜下层深层
固有肌层
?
我们需要优先判断其有无淋巴结转移和浸润度的深浅。

EMR 的操作方法有三种：息肉切除法、透明帽法、套扎器法。对于息肉切除法，早期病变如果在黏膜下层以上，首先要分离黏膜下层，就像是分离树皮和树干，“树皮”相当于发生病变的黏膜下层，“树干”相当于黏膜肌层。我们会先往“树皮”下面注射液体，这样液体就会撑开“树皮”和“树干”，使病变被完全抬起来，然后使用一个套圈器将病变套住，接着从根部进行切除。透明帽法是在内镜头端所在的地方安装一个塑料透明帽，同样在“树皮”下注水后将圈套器放入透明帽凹槽，再对准要切除的病变组织，把它套住拉到透明帽内，然后进行电切除。

ESD 的操作步骤和 EMR 有着异曲同工之妙，首先对病灶周围进行标记，然后向“树皮”里注射液体，使病灶与下层组织分开，再沿着标记点或者标记点外侧切开黏膜，最后剥离病灶并对创面进行止血处理。

既然 EMR 和 ESD 治疗消化道早期病变的效果这么神奇，那是不是所有人都可以使用呢？其实并不是所有人都可以使用，因为它毕竟是有创操作，可能会有一些人不能耐受。更重要的是，对于肿瘤范围较广，或者较晚期的病人来说，做内镜下切除的意义不大，对于这些病人应该尽快进行外科手术的干预和治疗。对于 EMR 来说，只有病变组织标本、消化道息肉小于 2 厘米并且局限于黏膜层的早期消化道癌、部分来源于黏膜肌层和黏膜下层的肿瘤才能选择这种治疗方式。如果超出这个范围，肿瘤生长较深的话，恐怕无法根治。同样，ESD 虽然能够切除的范围更大，对于 2 厘米以上的病灶也能进行完整切除，但如果肿瘤长得深，或者不止一处病灶时，由于操作空间有限，也可能造成切除组织边缘不完整，此时进行彻底的外科手术才是王道。

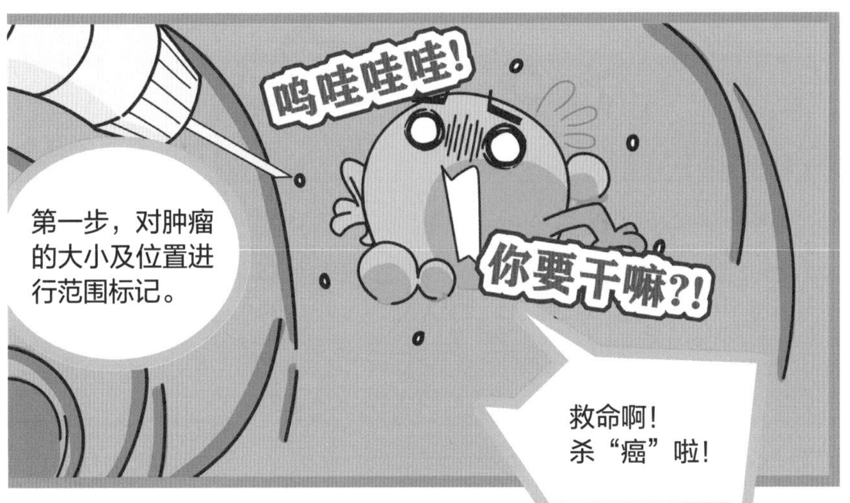
第一步，对肿瘤的大小及位置进行范围标记。
呜哇哇哇!
你要干嘛?!
救命啊!
杀“癌”啦!

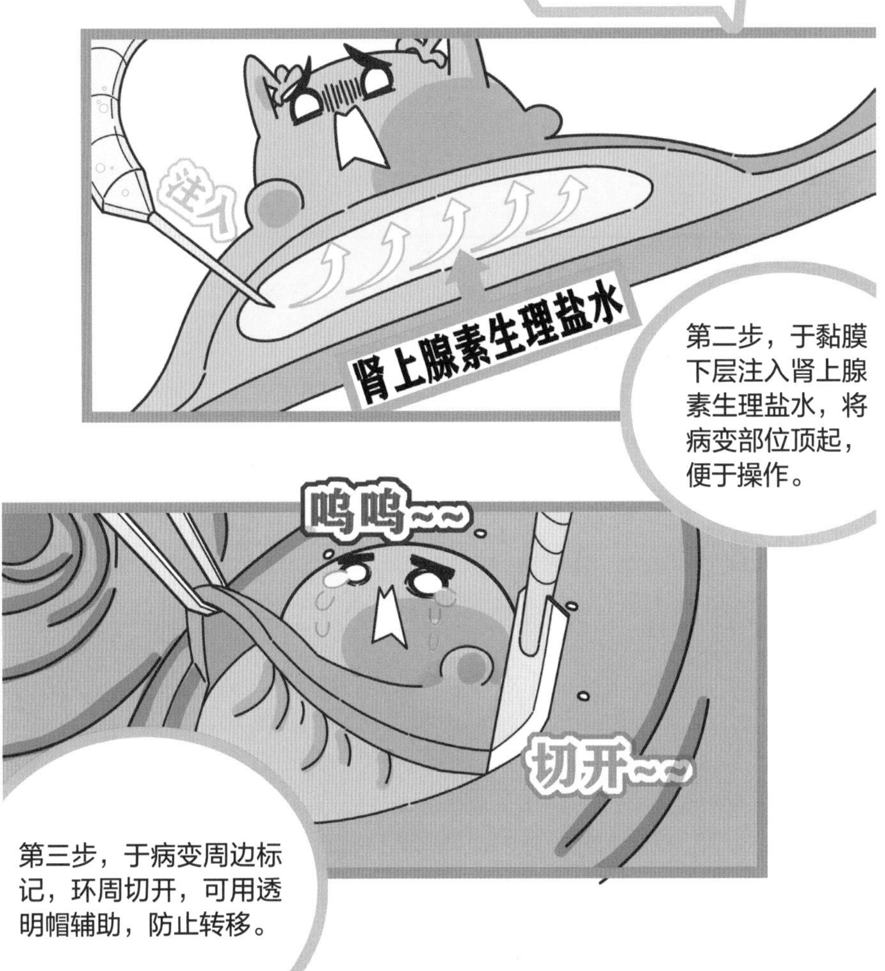
注入
肾上腺素生理盐水
第二步，于黏膜下层注入肾上腺素生理盐水，将病变部位顶起，便于操作。
呜呜~~
切开~~
第三步，于病变周边标记，环周切开，可用透明帽辅助，防止转移。

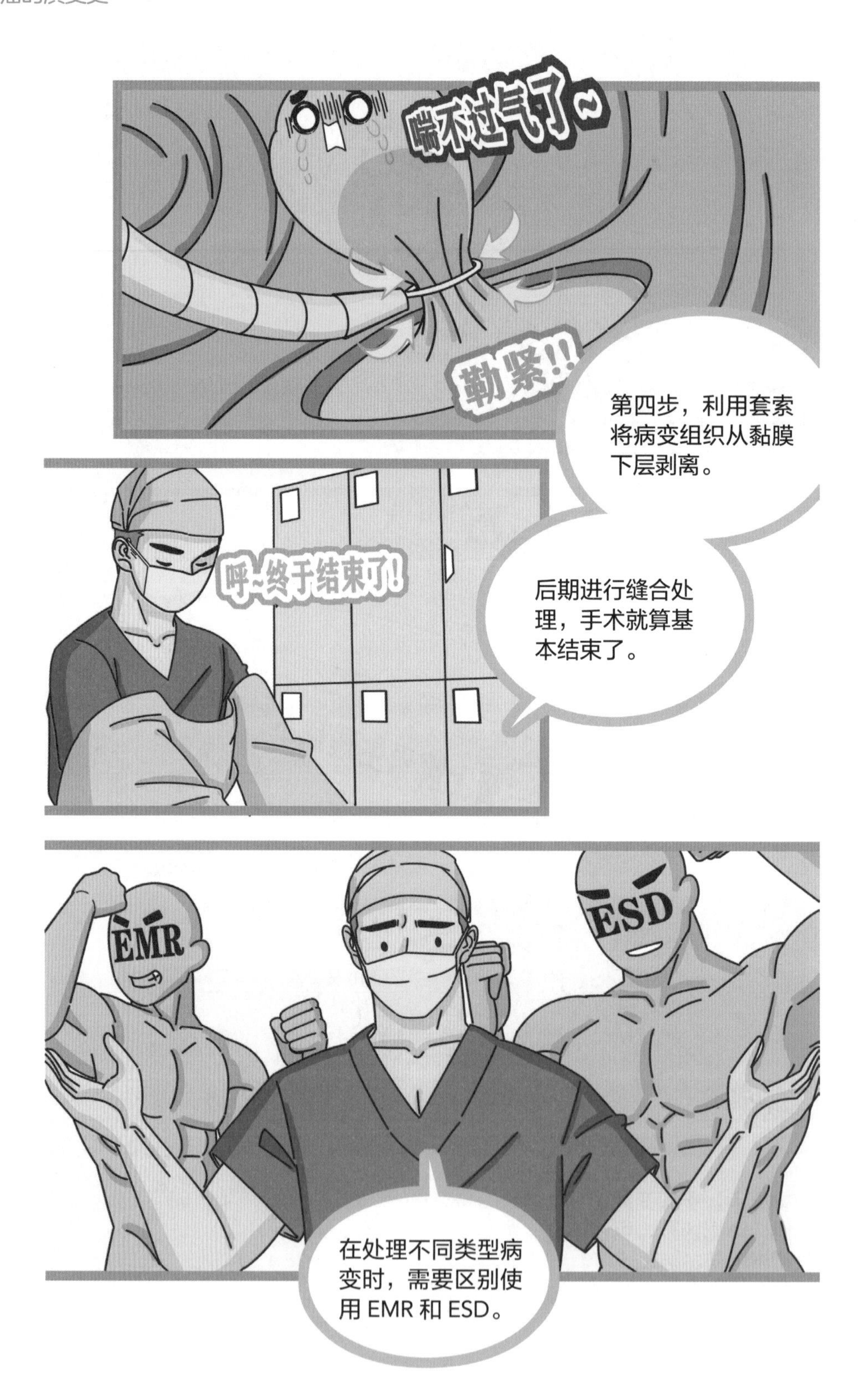
喘不过气了~
勒紧!!
第四步，利用套索将病变组织从黏膜下层剥离。
呼~终于结束了!
后期进行缝合处理，手术就算基本结束了。
EMR
ESD
在处理不同类型病变时，需要区别使用 EMR 和 ESD。

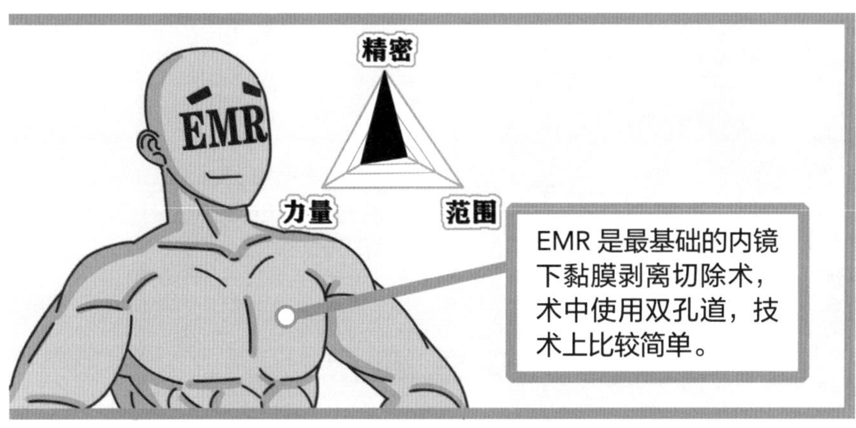
EMR
精密
力量
范围
EMR 是最基础的内镜下黏膜剥离切除术，术中使用双孔道，技术上比较简单。

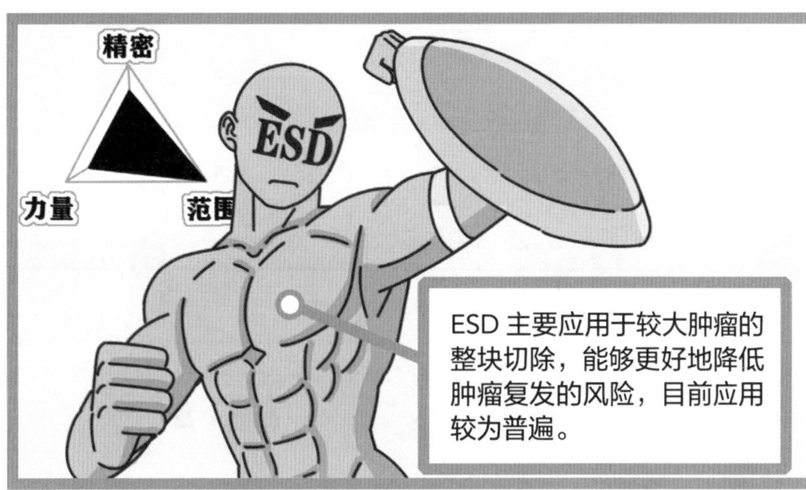
精密
ESD
力量
范围
ESD 主要应用于较大肿瘤的整块切除，能够更好地降低肿瘤复发的风险，目前应用较为普遍。

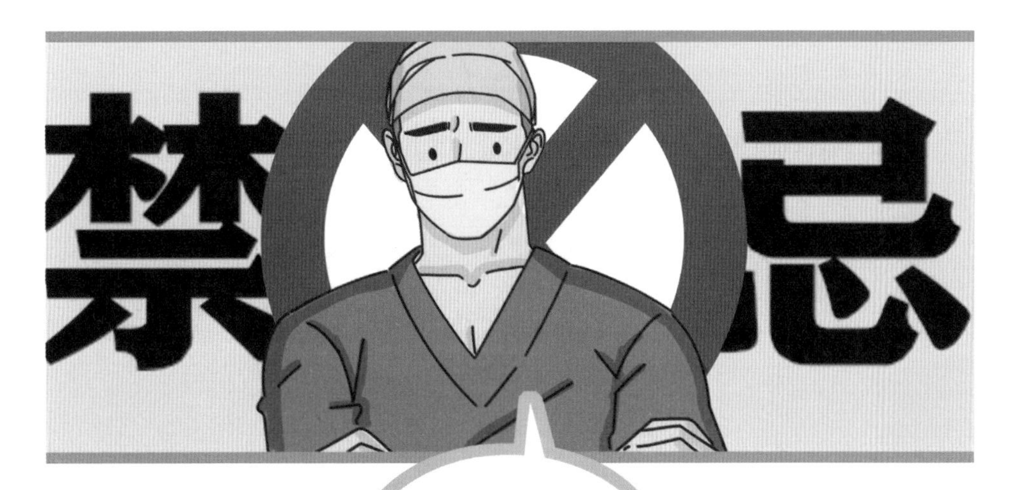
禁
忌
EMR 和 ESD 应用虽然广泛，但依旧有一些禁忌证需要我们注意。

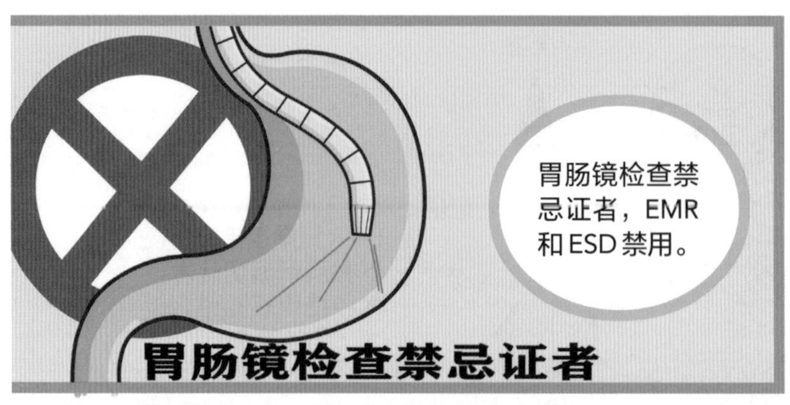
胃肠镜检查禁忌证者，EMR和ESD禁用。
胃肠镜检查禁忌证者

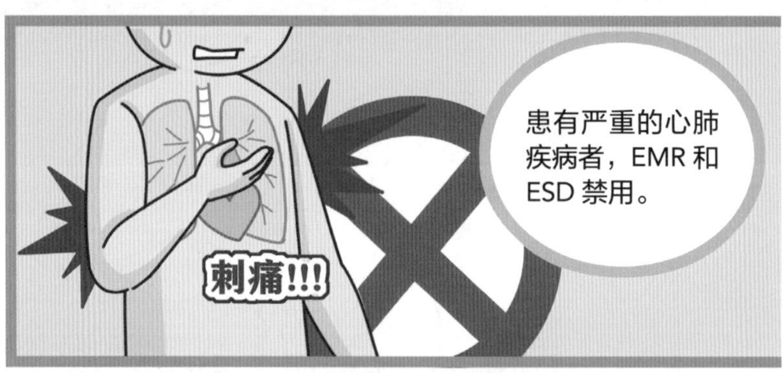
患有严重的心肺疾病者，EMR和ESD禁用。
刺痛!!!

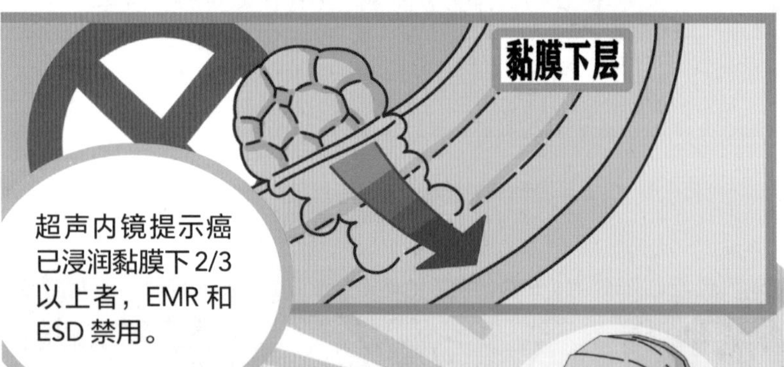
黏膜下层
超声内镜提示癌已浸润黏膜下2/3以上者，EMR和ESD禁用。

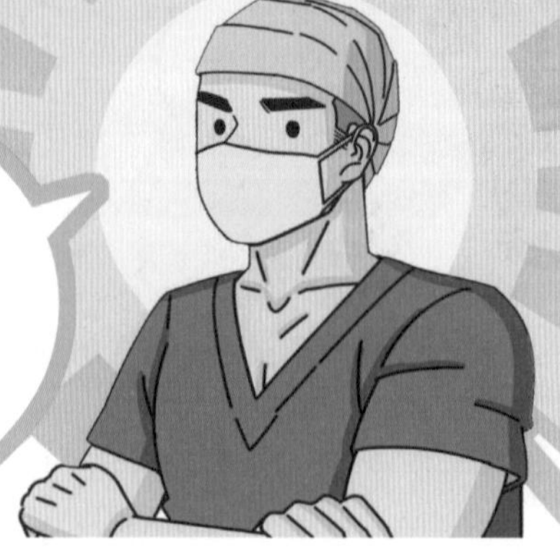
总之，早期消化道肿瘤的治疗已然非常先进，但一个健康的身体是多少金钱都买不来的，别让身体为自己的不良行为买单。

第十二讲 快给肠子做个体检吧

雪崩时，没有一片雪花是无辜的。如果我的主人能早点注意到不健康的生活方式给我带来的伤害，并且作出改变，那或许就能避免患病。可是世界上没有卖后悔药的，直到有一天肿瘤悄无声息地向我们走来，主人快要倒下的时候，才终于想起为我做一个健康体检……

“曾经有一个健康的肠道摆在我的面前，没有珍惜，直到失去时我才后悔莫及”，主人的忏悔之声常常萦绕耳边。肠道对人体的健康至关重要，99% 以上的营养是靠肠道吸收的。许多的慢性病是从营养吸收不好开始的，长期营养不良容易导致贫血、维生素缺乏、抵抗力下降、影响生长发育等，此时人体容易被病毒侵入，许多疾病就是这么来的。很少有人知道，除了消化吸收，肠道还是人体重要的免疫卫士，一旦免疫力低下，人体就会遭受病毒侵袭，也很容易生病。另外，肠道还是人体重要的排泄系统，我们体内大部分毒素是依靠肠道排泄出去的。

作为人体这么重要的器官，主人当然不应该忽视我的健康监测。肠道的健康筛查包括大便潜血试验、肛门指检、肠镜、钡灌肠、粪便基因检测等。大多数人不了解肠镜检查的重要性，肿瘤在肠道里悄无声息地生长，病人却没有一点儿感觉，等有了症状，往往已经发展到不容易处理的阶段。其实在消化道疾病专科检查中，胃肠镜等技术便捷、准确、视野清晰，还可以进行镜下组织活检及治疗，使病人获益良多。

为什么要做肠镜呢？对于处在易患肠癌的环境中或者有家族遗传史的人员，定期的肠镜检查对于早期防治结直肠癌具有重要意义。早期肿瘤很小，比较容易治愈，通过肠镜发现并切除息肉，可以防止息肉癌变。如果在肠癌的早期阶段就发现病变，治疗效果会很好，大多数早期病人经过治疗后都能够达到健康长寿。

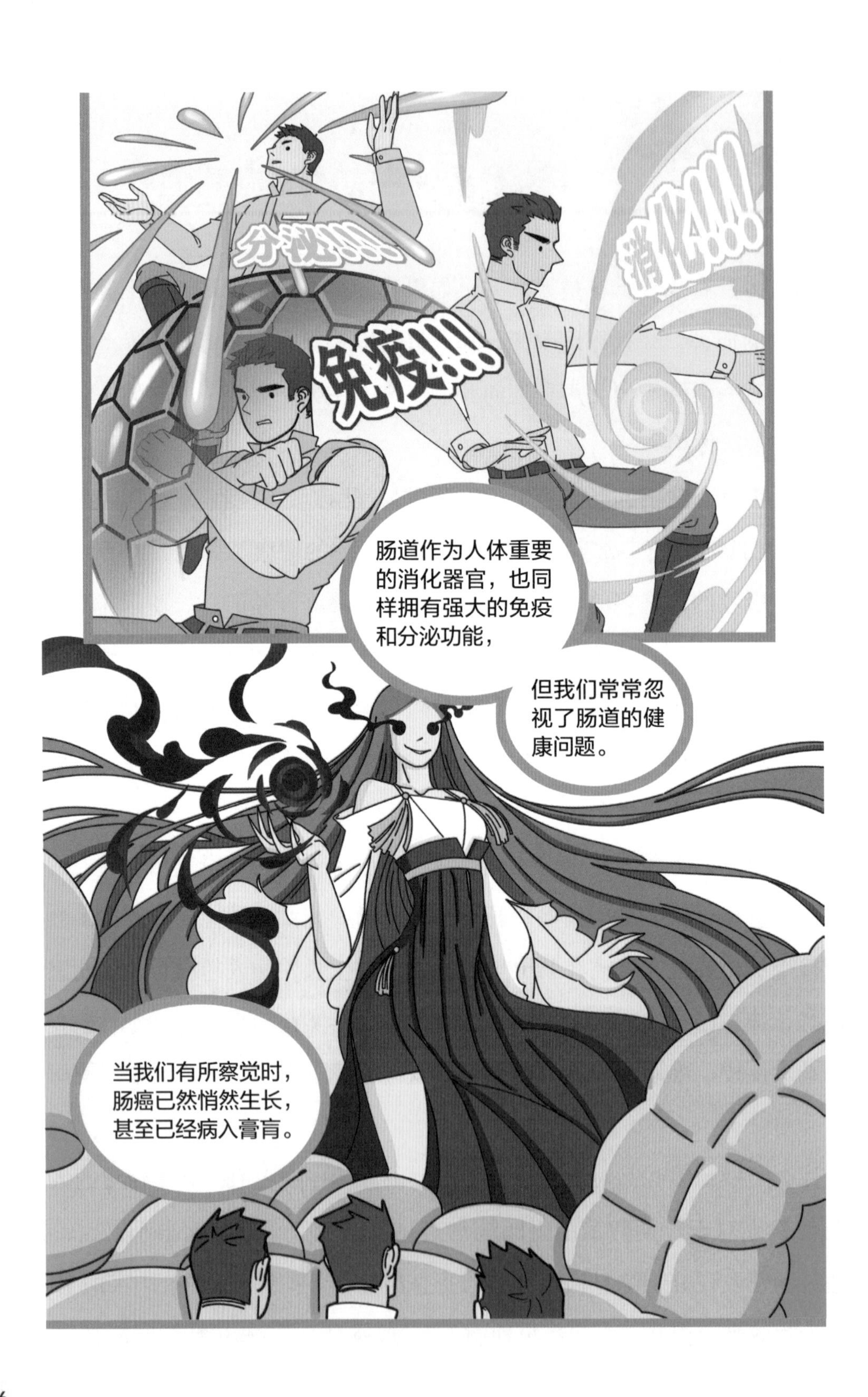
分泌!!!
消化!!!
免疫!!!
肠道作为人体重要的消化器官，也同样拥有强大的免疫和分泌功能，
但我们常常忽视了肠道的健康问题。
当我们有所察觉时，肠癌已然悄然生长，甚至已经病入膏肓。

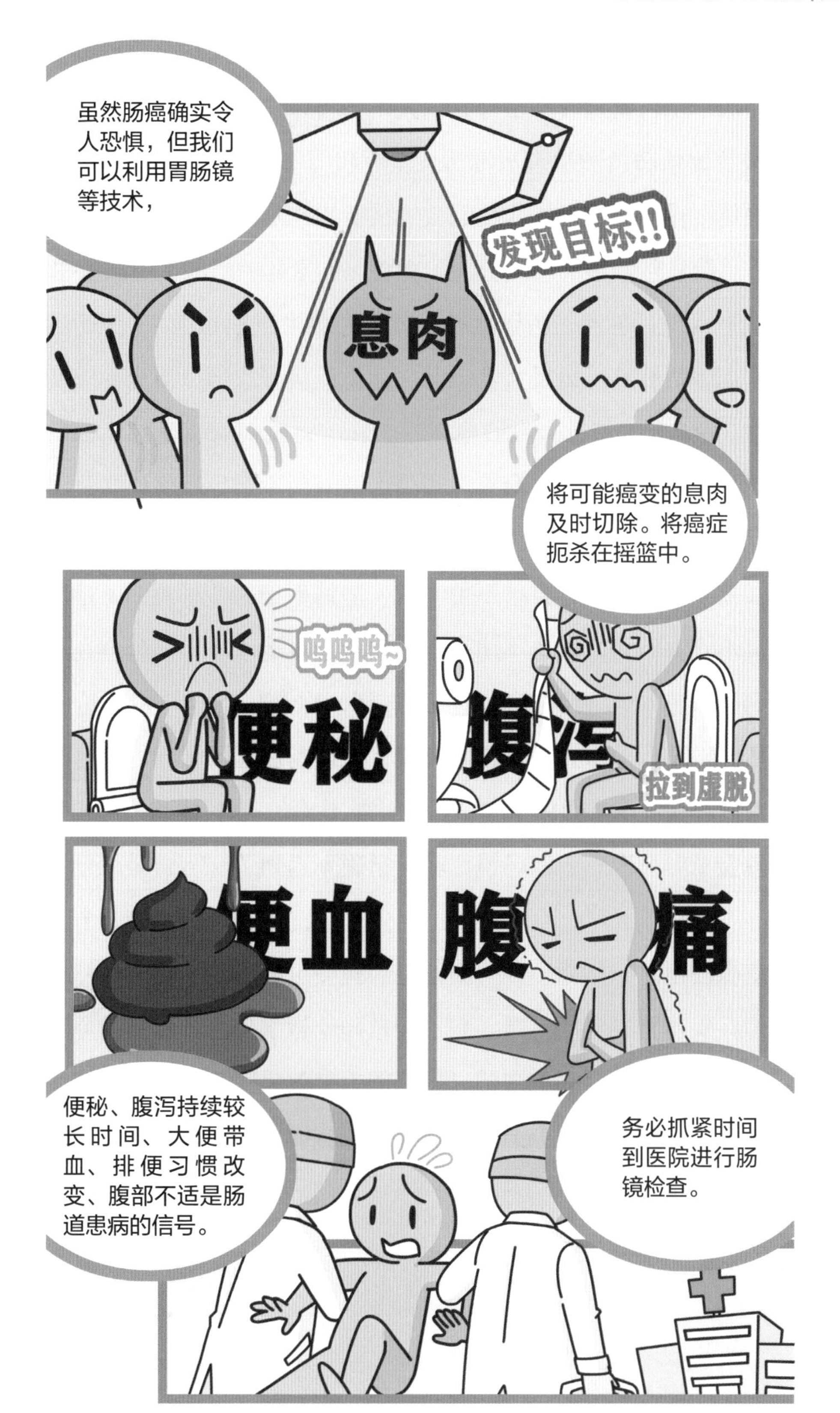

虽然肠癌确实令人恐惧，但我们可以利用胃肠镜等技术，
发现目标!!
息肉
将可能癌变的息肉及时切除。将癌症扼杀在摇篮中。
呜呜呜~
便秘
腹泻
拉到虚脱
便血
腹痛
便秘、腹泻持续较长时间、大便带血、排便习惯改变、腹部不适是肠道患病的信号。
务必抓紧时间到医院进行肠镜检查。

值得一提的是，随着技术的不断进步，诞生了一种无痛肠镜，可以使病人在无痛的状态下完成整个内镜检查和治疗，病人不必再望“镜”生畏。无痛肠镜，包括检查前麻醉医生评估病情和检查后苏醒，全程仅需 20 ~ 30 分钟。检查中，病人安静无痛，对操作干扰少，使得操作更高效、快捷，一定程度上缩短了检查时间。在检查治疗后，一般只需休息 5 ~ 10 分钟，就可以在家属的陪同下返回家中。

如果肠镜下发现了息肉，医生在检查过程中就可以把息肉“干掉”。如果息肉很大，或者发现肿瘤等其他可疑病变，医生会做活检，取部分或全部病变组织送去病理科，一般 3 ~ 5 个工作日会发回检查报告，告诉我们病变是什么，是良性的还是恶性的。当然，在肠镜检查后会有一些腹部及肛门不适等，但不必过于担心，一般休息片刻就会自然好转。

因为认知差异，多数人将自己不怕吃苦、坚韧不拔的性格用错了地方，即使身体感到不适，不到万不得已，也不愿意主动去做肠镜检查。但如果现在有一种方便的、没有痛苦、没有风险的检查方式供你选择，你会接受吗？它就是粪便基因检测。上完厕所后别急着冲水，大便留着有用，粪便肠癌基因检测就是这样一种检查项目。这种检测能够发现大便样本中微量的异常 DNA，当人体肠道出现癌变时，通过这种检测就能及时发现。它和肠镜比较，精确率达到了 92%，是无创筛查肠癌最精准的项目。

然而，就像硬币总有两面一样，粪便基因检测也有一些缺点。虽然它对肿瘤发现率很高，但在疾病刚发生的时候，它不能精确地检测出大肠腺瘤、原位癌等早期病变，因此在预防肠癌方面存在缺陷。肠癌的治疗效果随着疾病的发展越来越好，如果在还没癌变的腺瘤性息肉阶段就被发现了，切除后病人的生存率接近 100%，早期癌变的治愈率也能达到 80% ~ 90%，但一旦到了进展期或者晚期，治愈率就大幅降低。

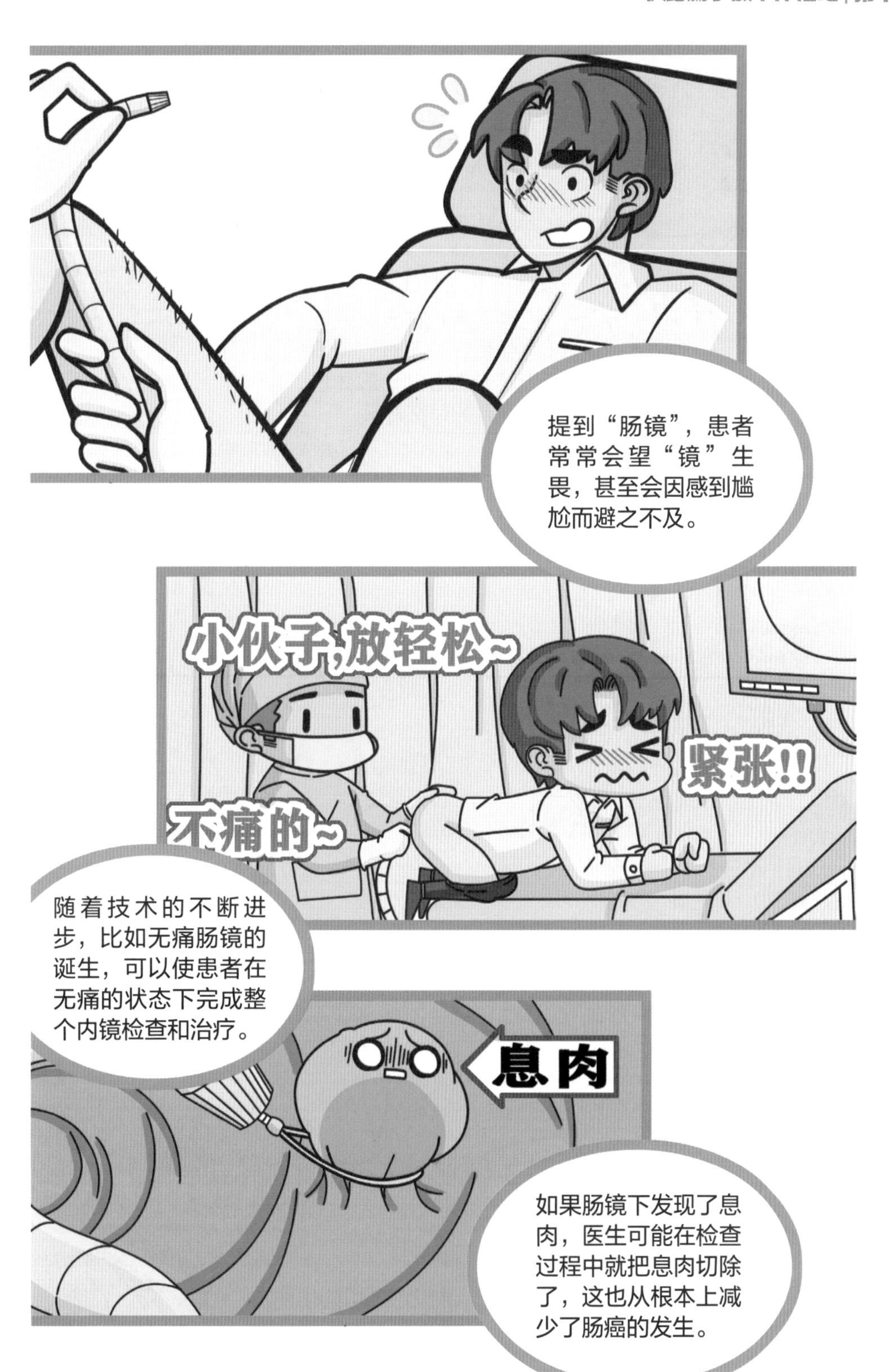
提到"肠镜"，患者常常会望"镜"生畏，甚至会因感到尴尬而避之不及。
小伙子,放轻松~
紧张!!
不痛的~
随着技术的不断进步，比如无痛肠镜的诞生，可以使患者在无痛的状态下完成整个内镜检查和治疗。
息肉
如果肠镜下发现了息肉，医生可能在检查过程中就把息肉切除了，这也从根本上减少了肠癌的发生。

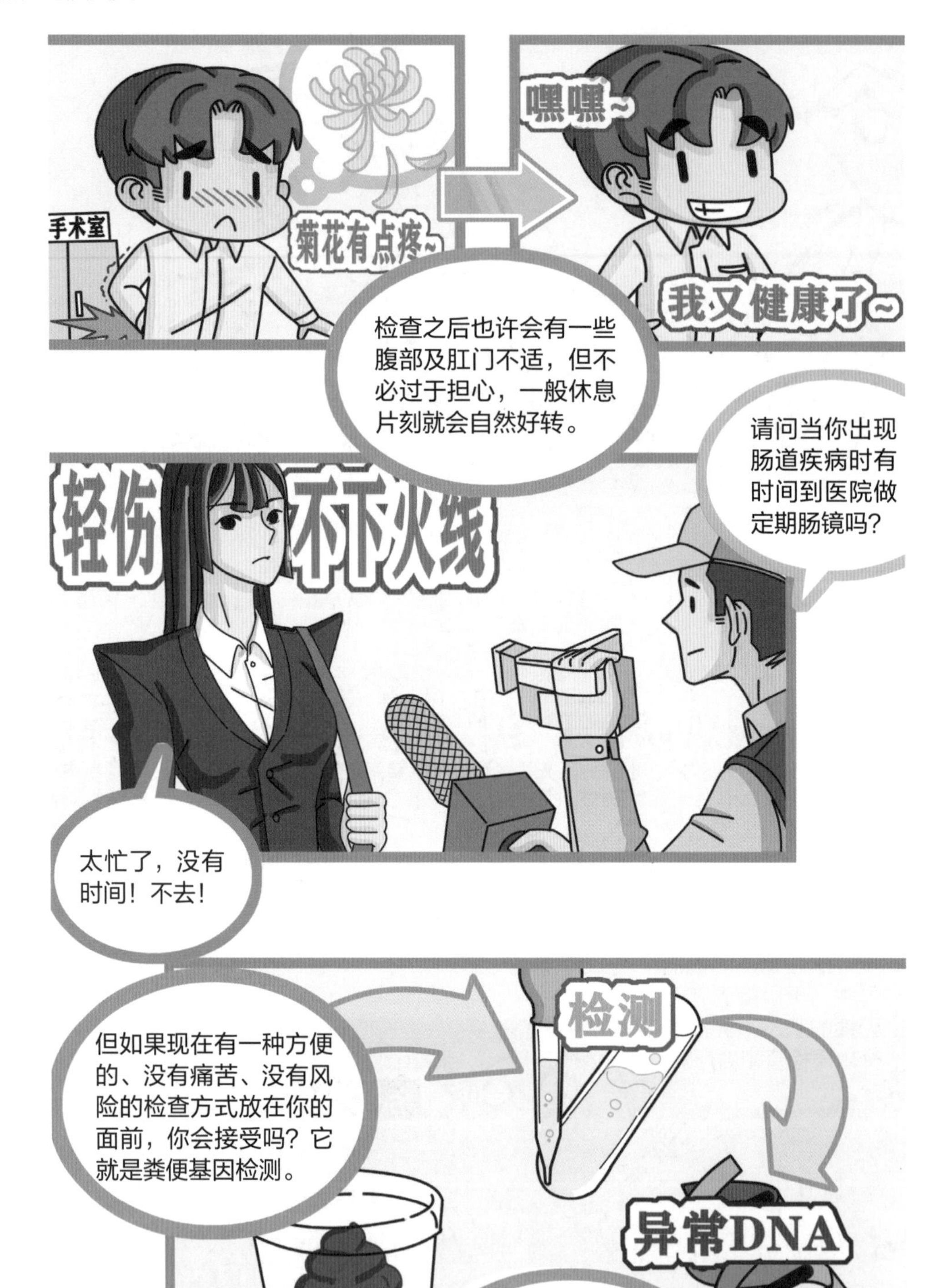
手术室
菊花有点疼~
嘿嘿~
我又健康了~
检查之后也许会有一些腹部及肛门不适，但不必过于担心，一般休息片刻就会自然好转。
轻伤不下火线
请问当你出现肠道疾病时有时间到医院做定期肠镜吗？
太忙了，没有时间！不去！
但如果现在有一种方便的、没有痛苦、没有风险的检查方式放在你的面前，你会接受吗？它就是粪便基因检测。
检测
异常DNA
留取的便便
通过对预留的便便进行检测，发现其中微量的异常 DNA，进而检测出肠癌，其精确率达到了 92%。

另外，肿瘤标志物检测也是诊断肠癌的一项重要手段。肿瘤标志物是指在肿瘤发生和增殖的过程中，由肿瘤细胞合成、释放或者是机体对肿瘤细胞反应而出现的一类物质。这些物质在血液、体液及组织中可以检测到，达到一定的水平时能提示某些肿瘤的存在。

一般来说，肿瘤标志物在健康成人体内是不存在或者水平极低的，而在肿瘤或者其他一些特殊情况下会出现水平异常升高。当然有些肿瘤标志物不仅存在于恶性肿瘤中，也存在于良性肿瘤以及胚胎组织中，甚至在正常组织中也有少量存在。不过这些肿瘤标志物的异常升高往往早于临床症状的出现，所以检测肿瘤标志物有助于肿瘤的早期发现，从而达到早期诊断、早期治疗的目的。

除此之外，肿瘤标志物还可以用于出现肿瘤或可疑物后的鉴别诊断、肿瘤生物学特点和疾病阶段的判断、肿瘤治疗后的疗效观察，以及提示肿瘤的复发、转移等。所以，肿瘤标志物的检测有很大意义，也是非常必要的。

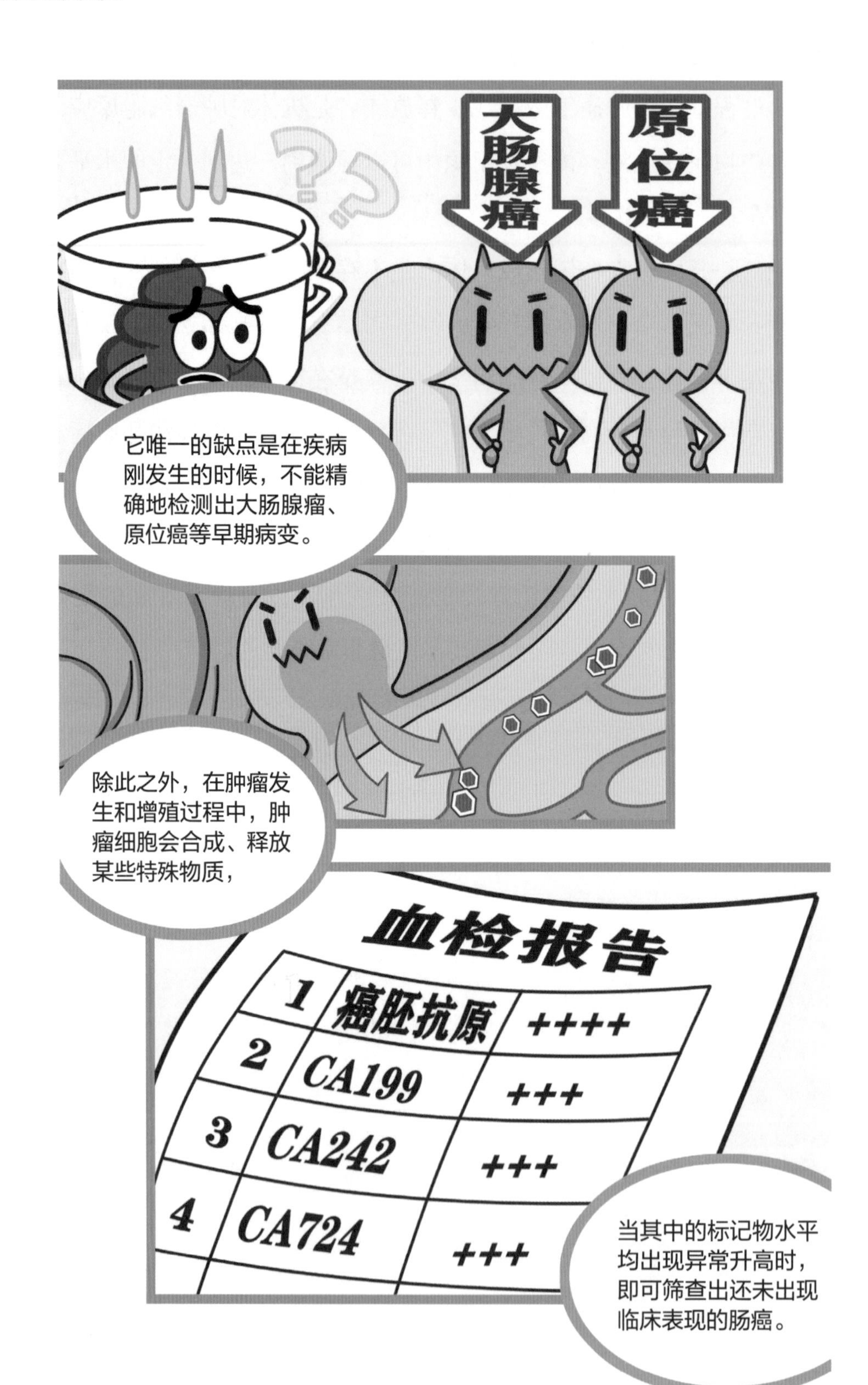
大肠腺瘤
原位癌
它唯一的缺点是在疾病刚发生的时候，不能精确地检测出大肠腺瘤、原位癌等早期病变。
除此之外，在肿瘤发生和增殖过程中，肿瘤细胞会合成、释放某些特殊物质，
血检报告
1 癌胚抗原 ++++
2 CA199 +++
3 CA242 +++
4 CA724 +++
当其中的标记物水平均出现异常升高时，即可筛查出还未出现临床表现的肠癌。

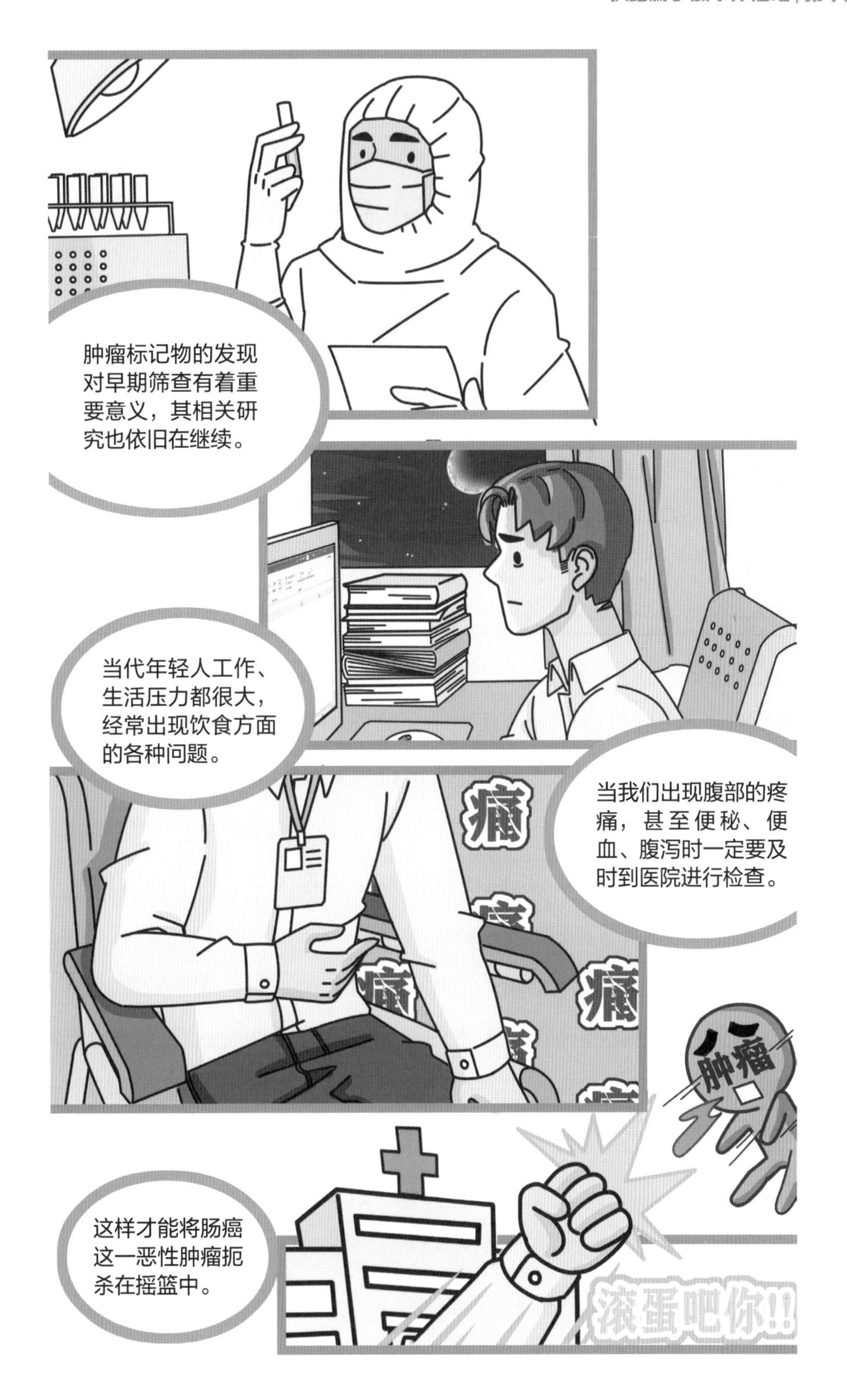
肿瘤标记物的发现对早期筛查有着重要意义，其相关研究也依旧在继续。
当代年轻人工作、生活压力都很大，经常出现饮食方面的各种问题。
痛
痛
痛
当我们出现腹部的疼痛，甚至便秘、便血、腹泻时一定要及时到医院进行检查。
肿瘤
这样才能将肠癌这一恶性肿瘤扼杀在摇篮中。
滚蛋吧你!!

第十三讲 肠癌病人必读秘籍

兵来将挡，水来土掩，随着对疾病的深入了解，主人此时对肠癌并不像刚开始那么恐惧了。得知有那么多成功对抗病魔的生动故事后，他决定不再逃避，直面病魔。采纳医生的建议后，他决定勇敢地走上手术台，为了配合大夫，他还认真学习了手术前应该注意些什么。

对于每个肠癌病人来说手术都有着重要的意义，这是他们勇于面对疾病所作出的选择。一般在手术之前，为了评估病人的身体状态，医生会让他们做一些术前的常规检查，比如抽血、心电图、CT、核磁等。这些并非可有可无，它们更像是一张张确保病人安全的“保险单”，只有做完这些检查，医生才能根据检查结果，评估病人的身体状态是否能进行手术，从而把风险降到最低。一些年龄较大的老年人心肺功能不是很好，通过心电图、胸部 CT 可以了解他们的功能状态。另外，还可以明确肿瘤有无转移，如肝转移、肺转移等。中低位直肠癌肿瘤还需要检查直肠 CT 平扫和增强核磁共振（MRI），以此评估肿瘤浸润的深度及周围有无淋巴结转移，判断是否需要行新辅助化疗或放疗后再手术。

对于有基础疾病的病人，比如高血压、糖尿病，平时会服药控制病情。现在要进行手术，就要考虑到这些药物对手术的影响，适当地调整这些药物的使用。如果近期有口服抗凝药如阿司匹林、华法林、波立维等，应及时告知自己的主管医生，术前须停用一段时间才能接受手术。高血压病人入院后应该密切监测血压，口服降血压药控制血压，血压平稳后才能接受手术。糖尿病病人入院后也应该密切监测血糖，给予糖尿病饮食，术前改注射胰岛素控制血糖。

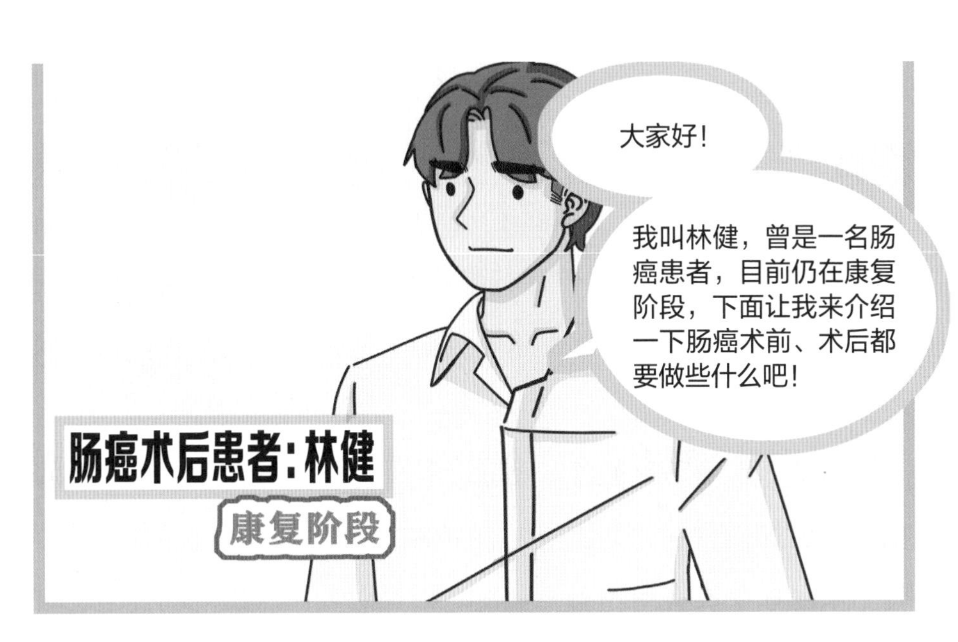
大家好！
我叫林健，曾是一名肠癌患者，目前仍在康复阶段，下面让我来介绍一下肠癌术前、术后都要做些什么吧！
肠癌术后患者：林健
康复阶段

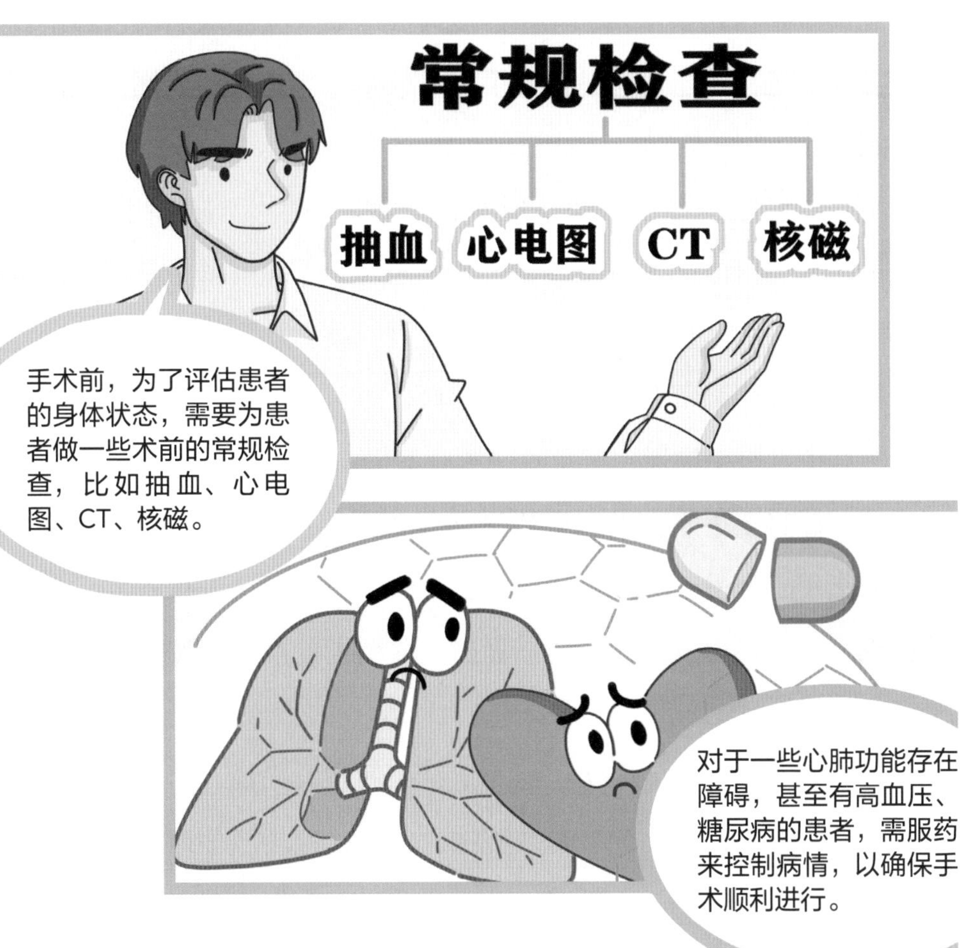
常规检查
抽血
心电图
CT
核磁
手术前，为了评估患者的身体状态，需要为患者做一些术前的常规检查，比如抽血、心电图、CT、核磁。
对于一些心肺功能存在障碍，甚至有高血压、糖尿病的患者，需服药来控制病情，以确保手术顺利进行。

结直肠癌术前，最重要的就是肠道准备。肠道准备从控制饮食开始，手术前的一段时间，病人应该尽量吃柔软、少渣的食物。在术前3天开始，病人要吃半流食，比如稀粥、面条等；手术前2天，病人需要服用泻药以及肠内营养液，为手术做准备，此时依然吃半流食；手术前1天，病人就需要吃流食比如营养液、果汁等，以及服用泻药，必要时还需要进行灌肠；手术当天的凌晨也需要进行一次灌肠，以便排尽肠道内的粪便，保证手术时视野清楚，也避免了粪便对手术区域造成污染的可能。

值得一提的是，术前肠道准备并不意味着牺牲病人的营养。大肠癌病人在准备做手术之前一定要加强营养，如果病人有贫血的情况，需要通过食补甚至药物将血红蛋白提升上来，如果没有用还需要输血。如果病人没有出现肠梗阻，可以多吃高蛋白、易消化的食物，比如牛奶、鸡蛋、瘦肉等。如果大肠癌病人已经出现完全性肠梗阻则需要立即进行手术，这种情况手术过程中出现感染的概率比较大，术后需要给予抗生素治疗。

良好的心态是战胜病魔必不可少的利器。病人在手术前应保持积极乐观的心态，树立战胜疾病的信心，保持规律的饮食起居。为了缓解紧张情绪，可以适当散步或者爬楼梯等，进行适应的锻炼，练习深呼吸、咳嗽、翻身及肢体运动等，为术后早期下床活动、预防肺部感染及下肢静脉血栓等做好充分准备。对手术存在任何疑问最好及时与手术医生沟通，避免过于紧张而影响睡眠及精神状态。

除了这些，即将上手术台了，更要注意自己的个人卫生，提前做好身体的清理工作，比如剪指甲、理发、沐浴等。还要配合医生对手术区进行备皮，也就是剔除手术部位的毛发，清洁皮肤的污垢等。做好这些前期的准备工作，手术的部分放心交给医生吧！

虽说良好的开始是成功的一半，但对于手术的病人来说，术后的管理同样至关重要。功夫不负有心人，我们拥有勇敢抗癌的信念，这场战争最终以主人的胜利宣告结束。他高兴得手舞足蹈，告别了医院，我和主人都憧憬着新的未来，期待书写更加精彩的人生。

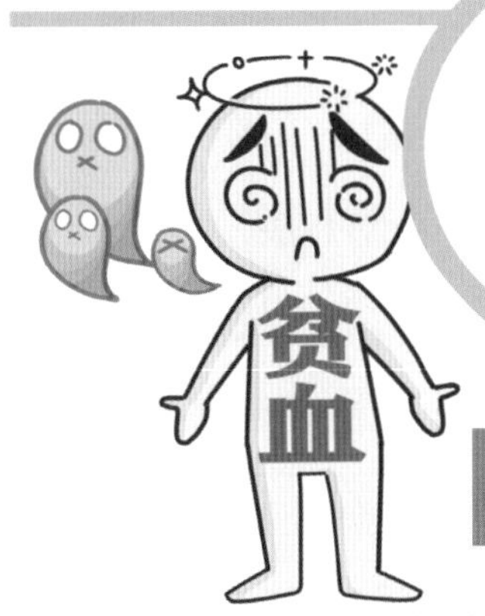
贫血
食补
此外，对于有贫血的患者需多补充高蛋白、高维生素、易消化的食物，尽快将血色素提升上来。
高纤维素+1
高蛋白+1
易消化+1
纯牛奶

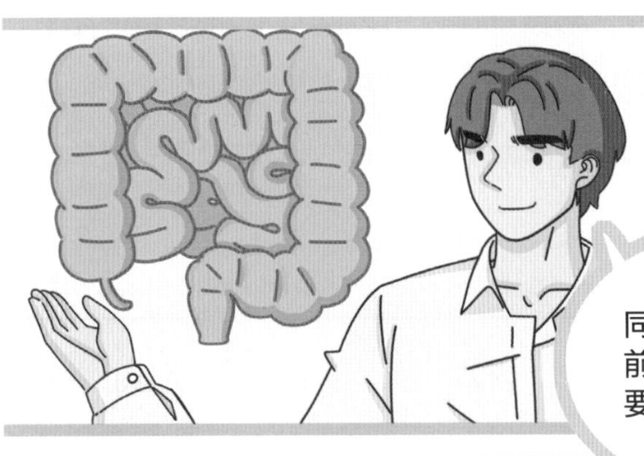
同时，结直肠癌术前，最重要的就是要进行肠道准备。

术前三天
术前两天
术前一天
开始手术

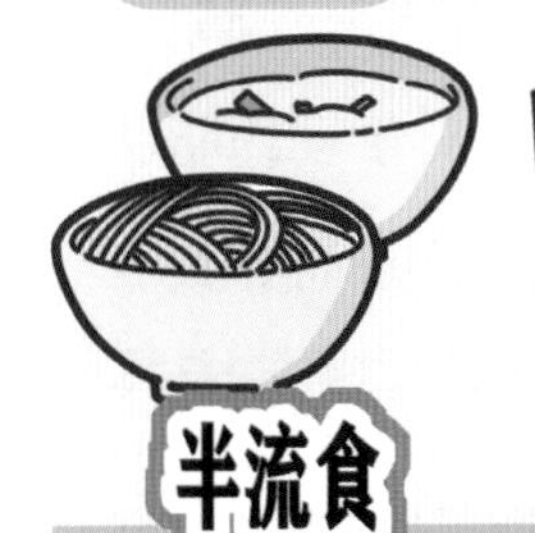
半流食

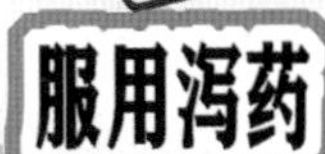
泻药
服用泻药

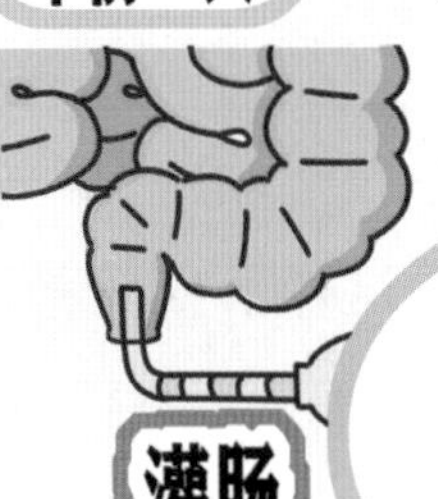
灌肠
完成上述这些步骤，我们就可以进行肠道手术了。

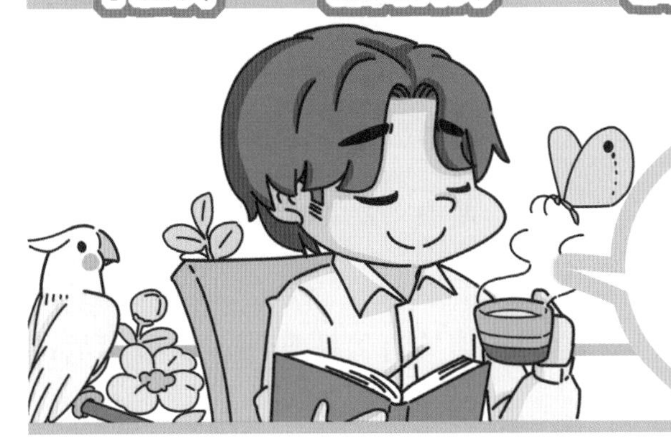
最重要的是，在手术前保持积极乐观的心态，树立战胜疾病的信心，规律饮食起居、注意个人卫生。

经历了生与死的考验，才会明白拥有一个健康的身体是多么幸福，现在的他洗心革面，十分重视自己的身体健康。无论是饮食、作息、工作等都规划得井井有条，使自己向越来越好的方面发展，这还真是浪子回头金不换！

也许是一朝被蛇咬，十年怕井绳。在饮食方面，我的主人从未如此听话过，以前他想吃什么就吃什么，想吃多少就吃多少，但现在的他严格遵循医生的建议，多吃一些纤维含量丰富的蔬菜，比如芹菜、韭菜、白菜、萝卜等绿叶蔬菜。原来，膳食纤维丰富的蔬菜可刺激肠蠕动，增加排便次数，减少致癌物质和肠壁接触的时间，从粪便当中带走致癌及有毒物质。此之外，膳食纤维既可以降低心脏病和糖尿病的风险，还可以帮助病人降低血压，稳定血糖。不仅是蔬菜，在主食中也有不少高纤维食物。

肠癌病人的膳食中也可以补充一些易消化、细软的半流质食品，如小米粥、藕粉汤、玉米面粥、蛋羹、豆腐脑等，这些食品能够减少对肠道的刺激，并顺利地通过肠腔，防止肠梗阻的发生。

经过这件事以后，主人喜欢吃烤串、喜欢大鱼大肉的饮食习惯也没有了，因为医生告诉他，脂肪的摄入一定要合理。有研究证实，脂肪中含有胆固醇，尽管胆固醇本身不会导致癌症的发生，但它与胆石酸发生反应后便可产生促癌作用，所以结直肠癌病人不要吃太多的脂肪。摄入食用油的比例也要适当，每天应控制在 50 克以下。我们的老祖宗讲过“物极必反”的道理，有的人因为害怕，对于动物脂肪的控制非常严格，甚至只吃植物油，这样很容易造成体内过氧化物增多，从而导致一些慢性疾病的发生，这种做法并不合理，对于肠癌病人应注意动物脂肪、植物油的合理摄入。

结直肠癌术后是否可以饮用牛奶？其实牛奶可以分为鲜牛奶和奶粉，鲜牛奶大多为全脂牛奶，而奶粉又可分为全脂奶粉和脱脂奶粉。英国有研究指出，牛奶中含有的维生素 A、维生素 C、钙等物质具有抗癌作用。维生素 A 能使人体鳞状细胞癌及其他细胞癌消退，并刺激人体抗肿瘤的免疫系统；维生素 C 能抑制内源性亚硝胺的合成，并抑制致癌化合物对人体组织细胞的影响；钙能抑制结肠黏膜的增殖，降低结肠癌的发生。但是，牛奶中所含的脂肪却具有致癌作用。所以术后的结肠癌病人更适合于饮用脱脂牛奶。

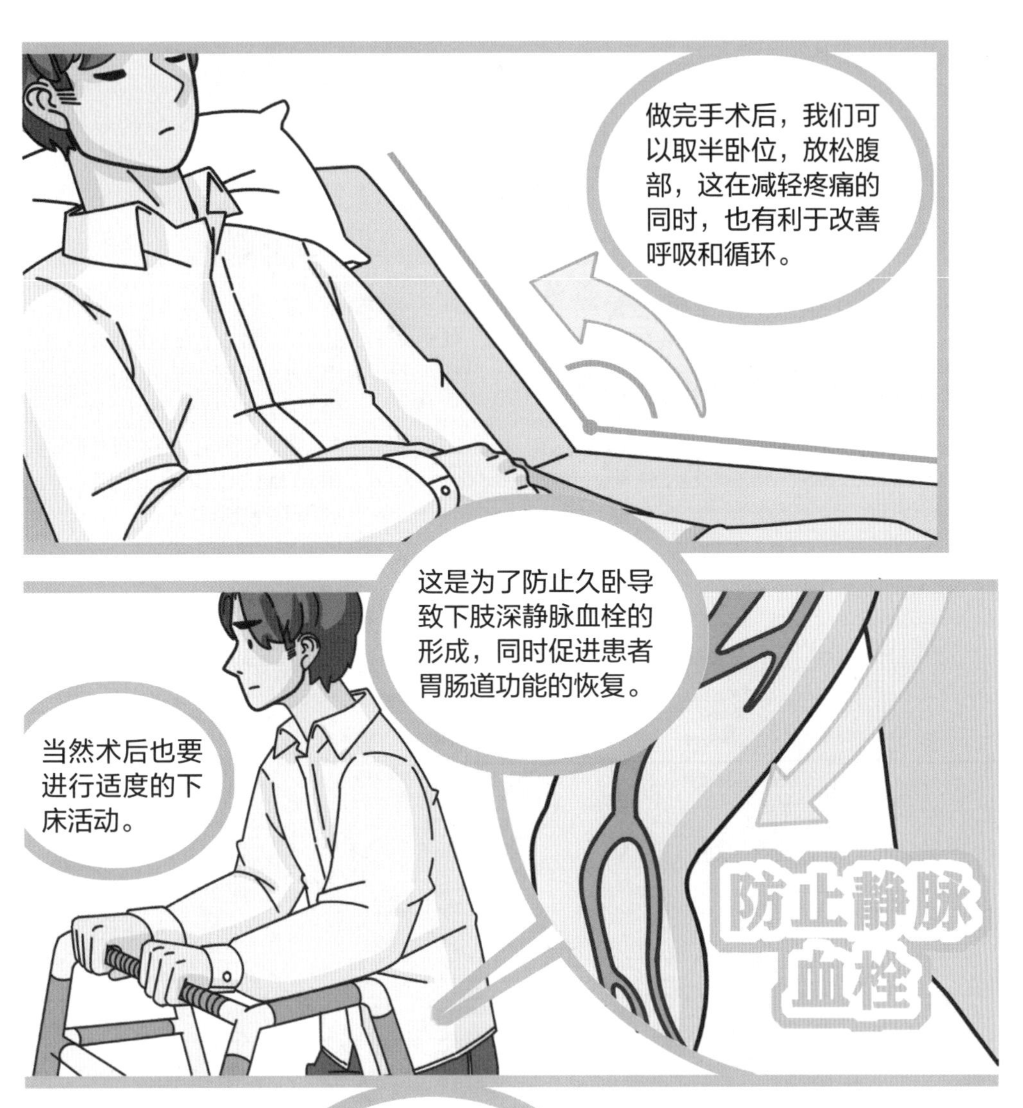
做完手术后，我们可以取半卧位，放松腹部，这在减轻疼痛的同时，也有利于改善呼吸和循环。
当然术后也要进行适度的下床活动。
这是为了防止久卧导致下肢深静脉血栓的形成，同时促进患者胃肠道功能的恢复。
防止静脉血栓

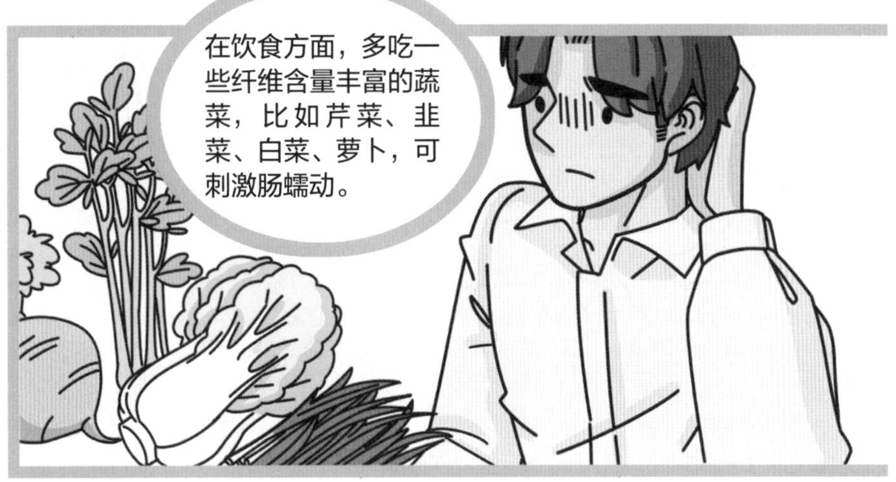
在饮食方面，多吃一些纤维含量丰富的蔬菜，比如芹菜、韭菜、白菜、萝卜，可刺激肠蠕动。

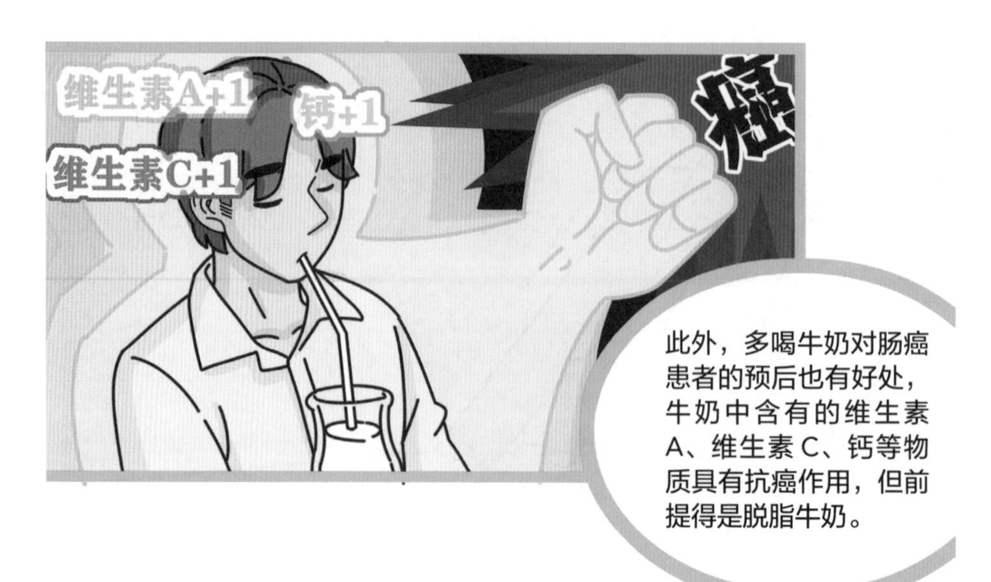
维生素A+1
钙+1
维生素C+1
癌
此外，多喝牛奶对肠癌患者的预后也有好处，牛奶中含有的维生素A、维生素C、钙等物质具有抗癌作用，但前提得是脱脂牛奶。

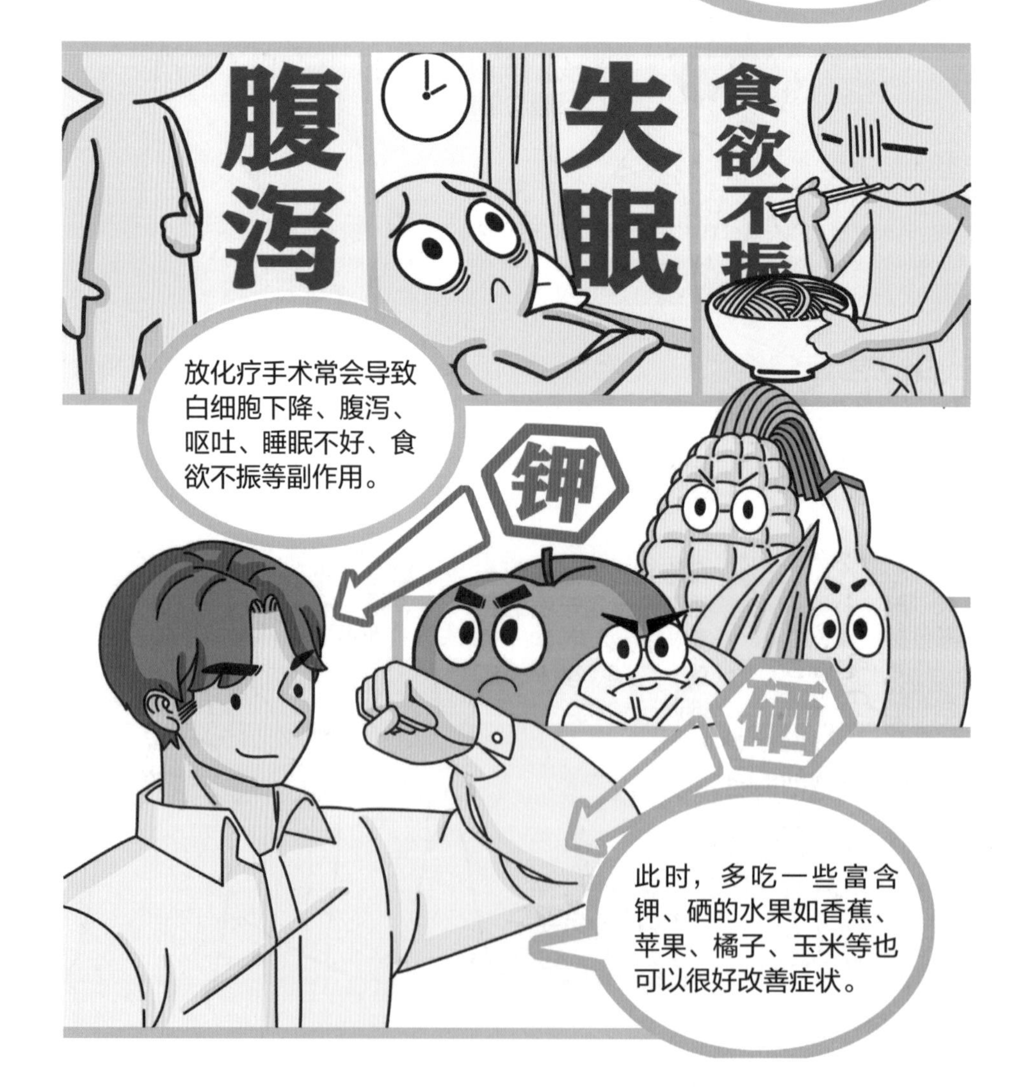
腹泻
失眠
食欲不振
放化疗手术常会导致白细胞下降、腹泻、呕吐、睡眠不好、食欲不振等副作用。
钾
硒
此时，多吃一些富含钾、硒的水果如香蕉、苹果、橘子、玉米等也可以很好改善症状。

老百姓经常会说“久病成良医”，站在个人的自我调养角度，还真是如此。针对大肠癌，主人还知道补充一些富含硒元素的食物，因其可提高免疫球蛋白的含量，比如黑山药、黑芝麻、黑豆、黑米、大蒜等都富含硒元素。癌症治疗中常常使用硒元素辅助治疗，放化疗导致病人的白细胞下降、腹泻、呕吐、睡眠不好、食欲缺乏等副作用，服用硒元素能明显改善这些症状。含硒食物不仅能降低癌细胞的耐药性，使癌细胞始终对化疗保持敏感，易于治疗，对癌细胞的转移也有一定作用。一些含钾的食物像香蕉、苹果、橘子、玉米等对大肠癌也是十分有益，其中香蕉不仅含钾多，膳食纤维也十分丰富，是肠癌病人术后摄入水果的优先选择之一。

生命在于运动，主人不甘心在家过“咸鱼”一般的生活，他期待着自己能继续发光发热，医生同样也鼓励有条件的肠癌病人在治疗结束后可以重返工作岗位。肠癌病人术后参加工作可以更好地融入社会，良好的人际关系，有助于消除疾病对病人造成的心理障碍，培养其乐观、积极的心态。至于手术后多长时间可以工作，不能一概而论，这与病人体质、肠道功能状况、手术方式等有关。如果术后恢复较快，一些人在不觉得劳累的情况下，就可以进行轻体力劳动。而对体质不佳，肠道功能状态一般，手术比较大的病人来说，应该在家休养 3 ~ 6 个月，在这段时间应该注意营养的摄入和身体的恢复，若是身体状况恢复得较好，就可以参加社会活动，进行适当的简单工作。

但值得注意的是，肠癌切除手术毕竟是一种较大的手术，机体的生理功能需要一定时间的恢复，病人即便参加了工作，也要特别注意工作的时间和工作量，不要劳累和精神紧张。除此之外，还应根据病人的体力情况，适当调整工作方式。尽量避免较重的体力劳动以及需要过度用脑或容易影响情绪的工作，肠癌病人特别要避免久坐，以免对身体、心情造成影响。

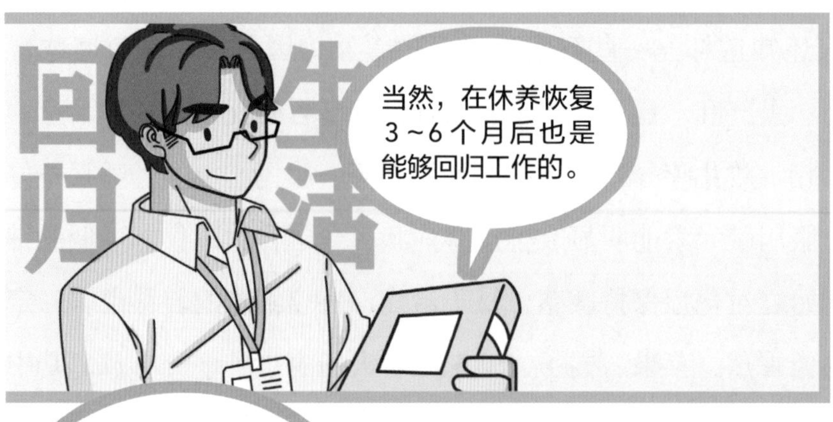
回归
生活
当然，在休养恢复3～6个月后也是能够回归工作的。

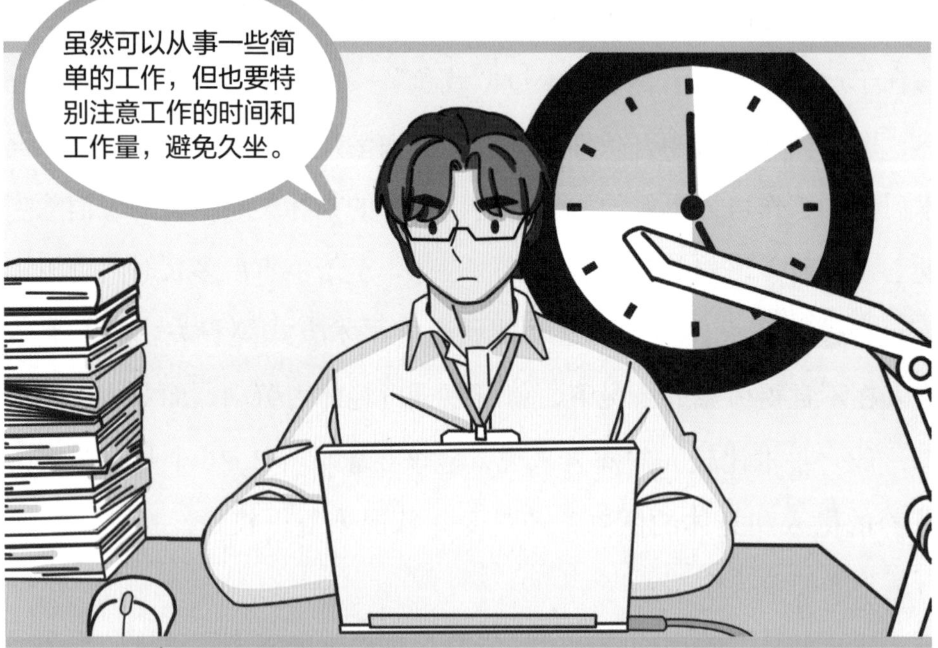
虽然可以从事一些简单的工作，但也要特别注意工作的时间和工作量，避免久坐。

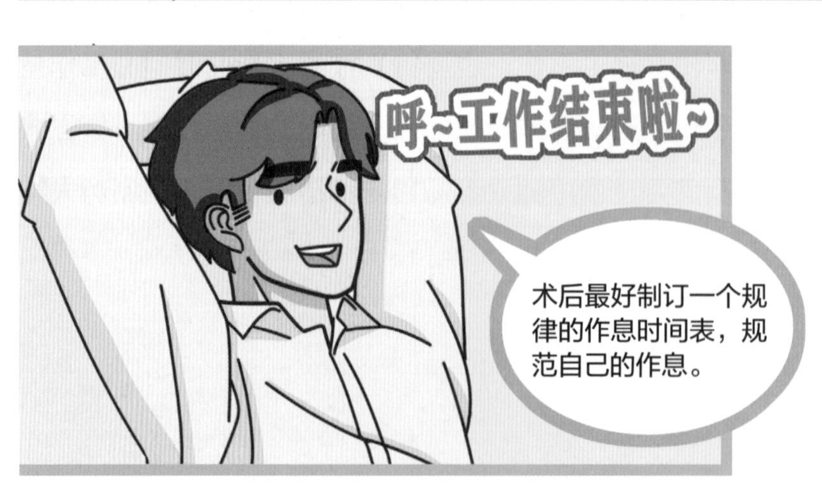
呼~工作结束啦~
术后最好制订一个规律的作息时间表，规范自己的作息。

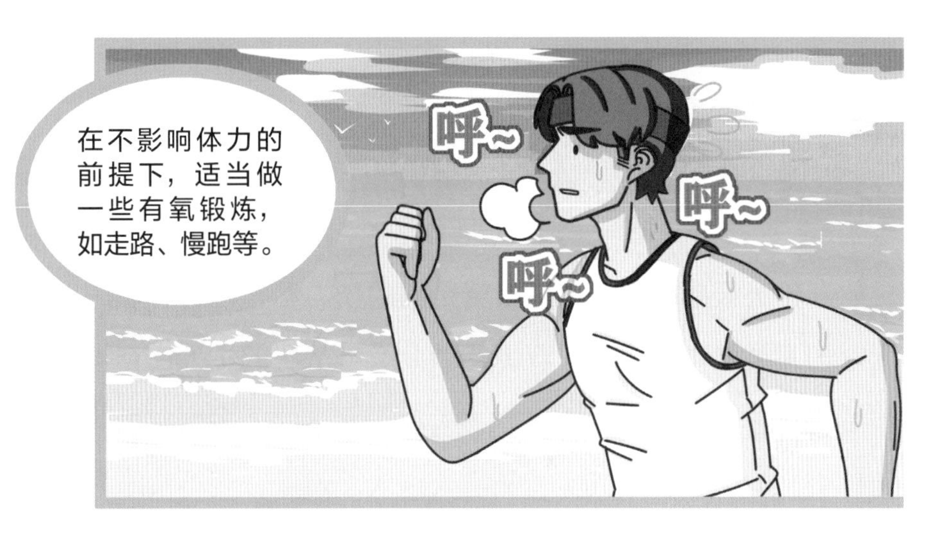
在不影响体力的
前提下，适当做
一些有氧锻炼，
如走路、慢跑等。
呼~
呼~
呼~

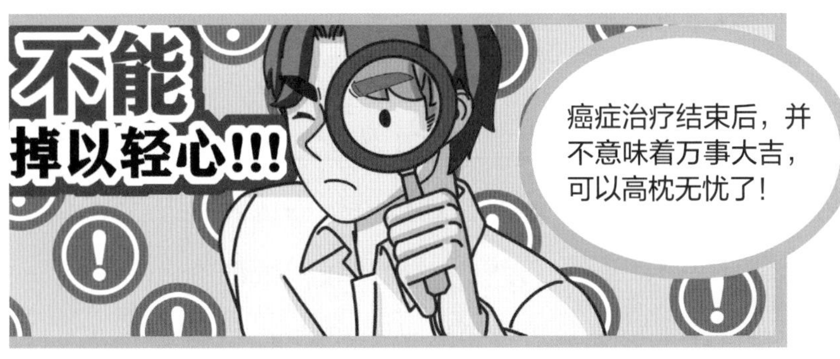
不能
掉以轻心!!!
癌症治疗结束后，并
不意味着万事大吉，
可以高枕无忧了！

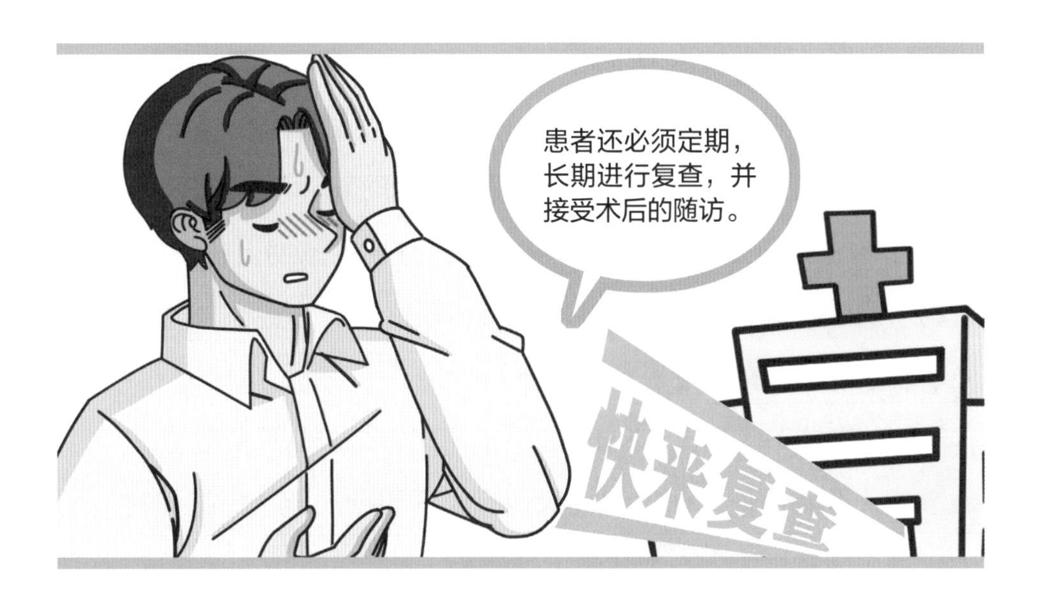
患者还必须定期，
长期进行复查，并
接受术后的随访。
快来复查

第十四讲 揭开肠癌综合治疗的神秘面纱

历史的车轮滚滚向前，科学技术就是它的动力源，各行各业的发展都离不开创新，作为守护人类健康的医疗行业更是如此。自从我的主人决定接受大肠癌的手术之后，他始终怀着紧张的心情，担心“大动干戈”的手术会有风险，自己会忍受不了手术切口带来的疼痛。但其实，从主人进入手术室，到再次睁开眼睛回到病房，他并没有感到疼痛和不适，好像睡了一觉，手术就做完了。

其实，现在人类对结直肠癌的手术治疗早已经进入了“微创时代”，这一点我和主人都深有体会。随着医疗技术的发展，除了传统的开腹手术外，目前常用微创手术治疗结直肠癌。结直肠癌微创手术是指通过特殊内镜装置进行手术，特别适合于良性肿瘤和早期结直肠癌治疗。与传统手术相比较，微创手术具有创伤小、康复快、并发症少等优点，且手术效果与传统手术效果相差无几。

针对癌症的治疗，当下普遍推崇的是个体化治疗，它更加具有针对性，且治疗的效果也更好。随着医学技术的发展，手术方式不断改进，新的治疗方式如雨后春笋般涌现，精准治疗的效果也越来越好。NOSES 手术就是其中一种比较新的手术治疗方式，运用在结直肠癌精准治疗领域取得了不错的效果。NOSES 手术就是经自然腔道取标本手术，它巧妙地结合了无瘢痕理念与常规微创设备，通过人体自然腔道，如直肠、阴道、口腔等将肿瘤标本取出，仅留下腹腔镜手术时的几个小孔，时间久了几乎看不清腹壁有做过手术的痕迹。

与传统的腹腔镜手术相比，NOSES 手术的优势是避免了辅助切口，创伤更小，能显著减少镇痛药物的使用。这种技术使病人的腹壁功能“完好如初”，美容效果更佳，术后病人恢复更快、心理状态更加轻松。并且病人术后第一天就可以下床自由活动，可由饮水逐渐过渡至全流食、半流食等，术后恢复非常快，没有了传统开放手术后卧床时间长、下地需要家人搀扶的不便等。而且康复出院后，也可以快速回归生活，和家人、朋友一起去海边游泳、去山间泡温泉，而不用担心别人对腹部伤口瘢痕的异样眼光。因此，该技术也被同行评价为“微创中的微创”，在原来微创手术的基础上，进一步减少手术带来的创伤，给病人带来更高的生活质量，是一种“好上加好，美上加美”的超微创新技术。

创伤、疼痛、瘢痕以及不良心理暗示一直被认为是外科手术的必然产物。但随着微创手术的发展，我们应该彻底转变对外科治疗的传统观念。现在的肿瘤病人在接受外科微创手术后，能够很快地康复出院，不再需要像以前那样“伤筋动骨一百天”的休养，不仅减少了病人的痛苦，还减轻了病人及家属的负担，真是一举多得！

众所周知，外科手术治疗是结直肠癌优先选择的方案，但如果肿瘤过大或其他因素导致的无法根治性切除，我们该怎么办？有些病人即使接受手术切除了肿瘤，术后仍出现肿瘤复发或转移的情况。这是因为在手术前，微小转移病灶可能已经深藏在身体里的某一处，常规的检测方法很难发现它们。所以，在根治性手术前，有些病人需要通过化学药物、靶向治疗等辅助手段，配合手术治疗从而达到更好的效果。这种在手术前的辅助治疗统称为“新辅助治疗”，手术后的治疗称为“辅助治疗”。

我们经常会说“是药三分毒”，毕竟化疗和放疗对于细胞而言属于“杀伤性武器”，子弹可不长眼睛，在杀死肿瘤细胞的同时难免会误伤到正常细胞，可能会降低身体机能状态，让病人感到不适。如果病人仅仅做手术效果就很好，那么就没有必要再“劳民伤财”，进行术后的辅助治疗。比如Ⅰ期或不伴临床高危因素的Ⅱ期肠癌，目前并不主张术后辅助治疗。高危的Ⅱ期、Ⅲ期病人才建议接受术后辅助化疗。

说起化疗，很多人的第一反应就是光秃秃的头皮，身体十分虚弱。还有一些常见的副作用比如拉肚子、食欲缺乏、消化不良以及骨髓抑制等。化学药物治疗主要是针对长得很快的细胞，虽然癌细胞会被杀死，然而正常的组织也会因此受伤。我们的黏膜、头发、皮肤，是一直处于不断新生的组织，化学治疗最容易影响这些正常组织，造成很多副作用，如头皮的毛囊受影响，表现的症状就是掉头发。

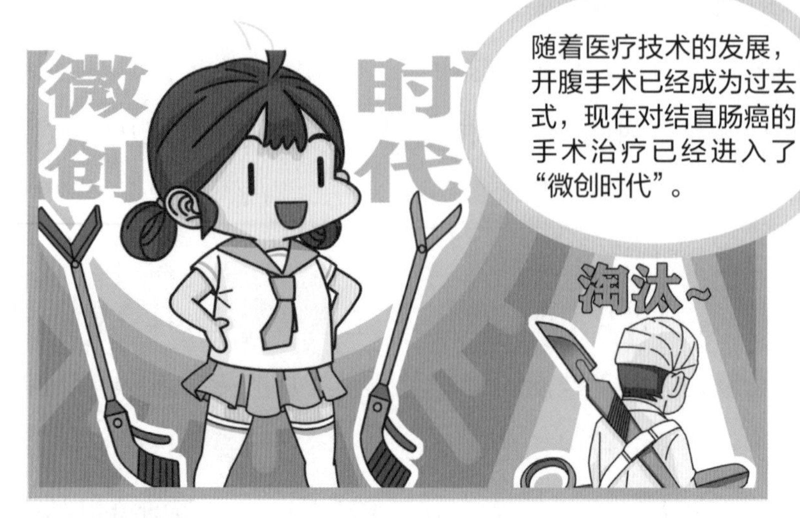
微创时代
随着医疗技术的发展，开腹手术已经成为过去式，现在对结直肠癌的手术治疗已经进入了“微创时代”。
淘汰~

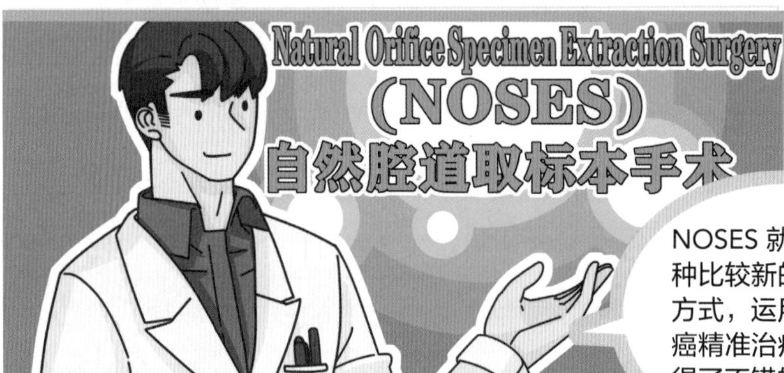
Natural Orifice Specimen Extraction Surgery
(NOSES)
自然腔道取标本手术
NOSES 就是其中一种比较新的手术治疗方式，运用在结直肠癌精准治疗领域，取得了不错的效果。

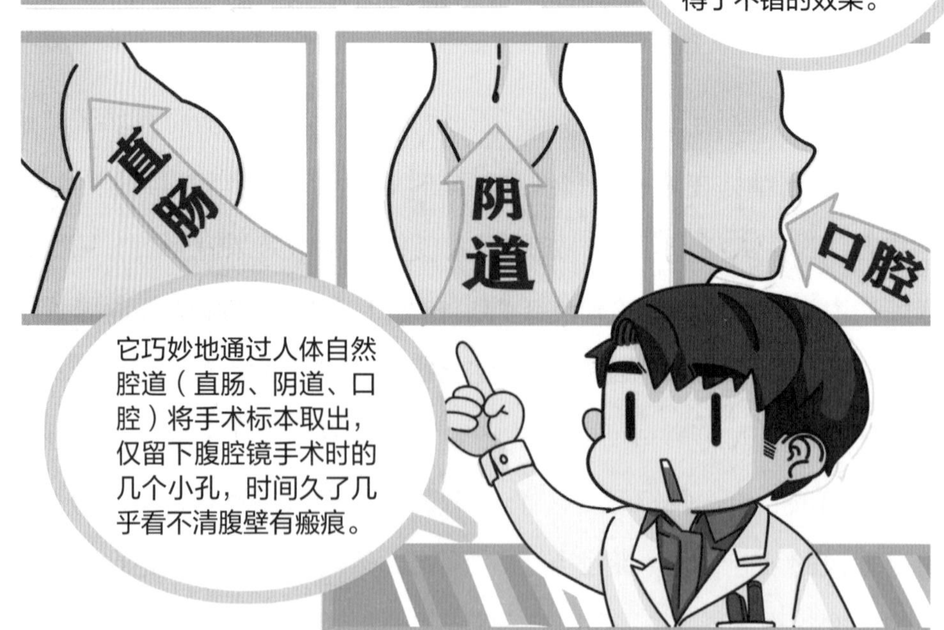
直肠
阴道
口腔
它巧妙地通过人体自然腔道（直肠、阴道、口腔）将手术标本取出，仅留下腹腔镜手术时的几个小孔，时间久了几乎看不清腹壁有瘢痕。

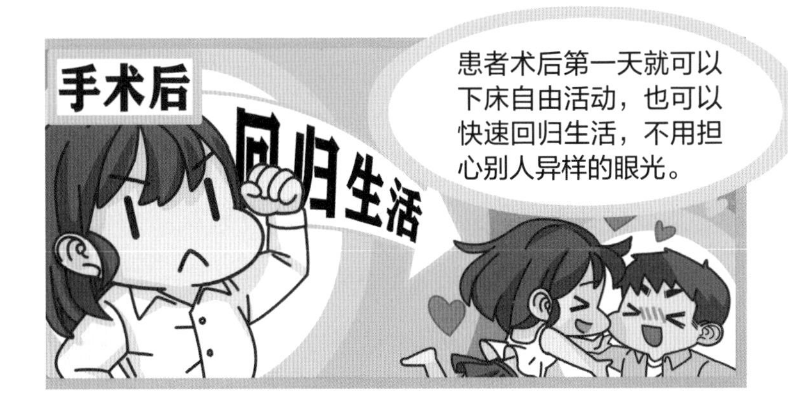

辅助治疗

除了外科手术治疗，我们还可以采取一系列具有个体差异性的辅助治疗，如化疗、放疗、靶向治疗和免疫疗法等。

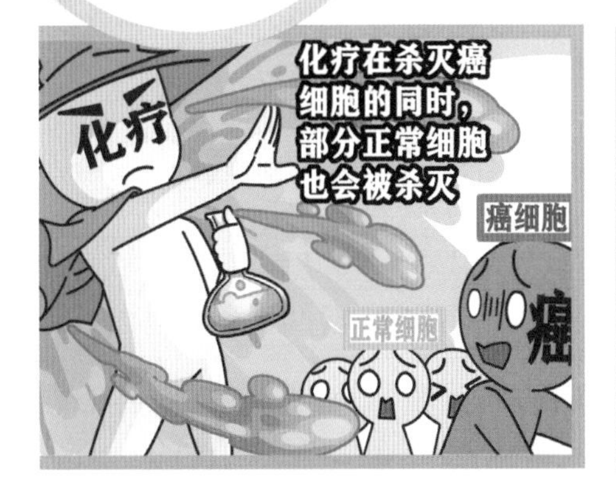

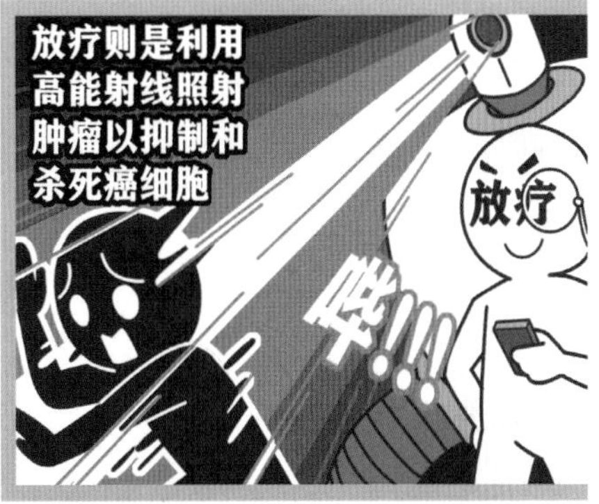

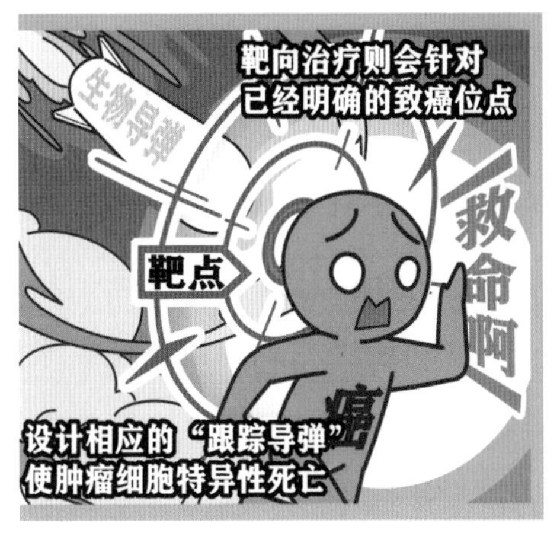

针对这些症状，我们该怎么办？首先，针对腹泻、食欲缺乏、消化不良等症状，家属在料理病人饮食时，一定要少吃多餐，适量多喝水来补充腹泻所流失的水分。另外，对化疗造成的骨髓抑制等问题，病人应补充高蛋白饮食，比如牛奶、大豆、瘦肉、动物肝脏等以提高白细胞。至于因为化疗而掉的头发，不必太过担心，它们几乎都会长回来。通常在最后一个化疗周期结束的六个月后，就差不多能长回原来的样子，只是这些重新长回来的头发，有可能质地会比较软、颜色偏于灰白。

另外值得注意的是，病人进行辅助治疗具有个体差异性，医生会在病人接受化疗期间定期为病人做全面检查，如血常规、血生化、心电图、血清肿瘤标志物、胸腹盆腔 CT 检查等，综合评估化疗药物的不良反应，药物是否需要减量或停用，以及监测肿瘤有无转移。全面评估辅助治疗的获益和风险后，会设计出合理的方案供病人和家属选择。了解了这些，再看结直肠癌的化疗，其实这是一种常规治疗手段，没有想象中的那么耸人听闻。

说完了化疗，再来说说“隐形的手术刀”——放疗。放疗是指利用高能射线照射肿瘤，以抑制和杀死癌细胞的治疗手段。直肠癌放疗的副作用与化疗常见副作用类似，还会出现骨骼异常，放疗之后比较容易出现骨质疏松；同时，放疗对皮肤的影响也特别大，皮肤会出现不同程度发干，出现干性皮炎，并且被射线照射的区域内皮肤会有红斑、发痒、脱毛的表现。不过，在不同程度的射线照射后，有病人的皮肤出现充血的症状，有明显的大小不等的透明水疱，程度更重的会出现溃疡或者糜烂，局部非常疼痛，还会因为溃疡出现严重的皮损。为了应对这些不适，可以通过口服或静脉输液的方式适当补充体液。同时，病人应保护好放疗区域皮肤，发痒部位不可以用手挠，一旦有溃疡等情况，应立即寻求医生帮助。

对于结直肠癌晚期，从标准化疗到靶向治疗，再到如今的免疫治疗，整体治疗策略的改变显著延长了病人的生存期。现如今，靶向治疗已经是癌症治疗的常见手段之一，它的治疗原理是在细胞分子水平上，针对已经明确的致癌位点来设计相应的“跟踪导弹”，这些药物进入体内会特异地选择致癌位点结合，发生作用，使肿瘤细胞特异性死亡，而不会波及肿瘤周围的正常组织细胞，所以分子靶向治疗又被称为“生物导弹”。

不同于常规放、化疗的“眉毛胡子一把抓”，靶向治疗定位准确，针对性强，所以毒副反应较少，尤其适于晚期病人或无法耐受放、化疗的病人。另外，靶向药物多为口服用药，服用方便。有研究证明，靶向治疗还可以明显地延长病人的生存期，提高病人的生存质量。靶向治疗作为一种新兴的肿瘤治疗手段，它的费用相对还是比较高的。治疗效果也因个人的体质不同而表现出较大差异，所以并不意味着只要你花费了昂贵的治疗费用之后，就能收获非常好的效果。除此之外，免疫细胞在体内的存活时间是有限的，需要有规律的长期的治疗来维持。

免疫疗法主要是利用药物使人体自身的免疫系统攻击肿瘤。作为人体安全巡逻卫士，正常情况下免疫细胞能侦察到大多数肿瘤，引发免疫系统的反应。但老虎也有打盹儿的时候，仍然有部分肿瘤通过伪装能躲过免疫系统的侦察，比如癌细胞上的某种蛋白，能和免疫细胞上的受体结合，假装友好的样子，让免疫细胞放松警惕无法正常运作。如果能够阻止癌细胞上的蛋白和免疫细胞上的受体结合，那么就可以让免疫细胞重新正常工作。免疫疗法就是用抑制剂破坏肿瘤细胞的伪装，让人体自身的免疫细胞去攻击癌细胞。

免疫疗法较传统方式副作用较少，更具有针对性，效果也更持久。但可能导致免疫介导性炎症如肺炎、结肠炎、肝炎、甲状腺疾病、肾炎等，所以在治疗期间需要密切监测。对此，科学家们还在持续不断地进行着研究，主要集中在阐明其作用机制，旨在改善治疗方法并减少副作用。我们相信，免疫疗法对于恶性肿瘤的治疗，在不远的未来会继续取得更多进展。

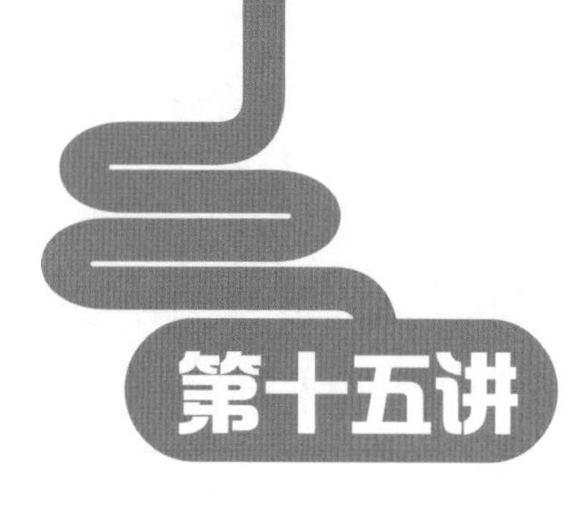

第十五讲 手术成功也需谨慎，定期随访不可掉以轻心

今天我和主人早早就起床出了门，因为我们要去参加一个特殊的“约会”。历经磨难，主人把我当成了手心里的宝，他和医生建立了深厚的友谊，约好定期到医院进行复查。为了自身的健康，他成为医生最听话的病人，现在他的身体状况越来越好。

大肠癌术后可能出现局部复发和远处转移，这就决定了治疗后的处理有别于其他疾病。一般的疾病经过治疗后，只要症状、体征消失，功能恢复，就算是治愈了。但癌症治疗结束后，并不意味着万事大吉、高枕无忧了，病人还必须长期随访和复查。随访对癌症病人的重要性，往小了说，可以改善癌症病人的生存质量；往大了说，直接与癌症病人性命相关。

定期复查是预防癌症复发、转移的不可缺少的重要环节。大肠癌其实是一种全身性疾病，经过了局部的手术和放疗，以及全身性的化疗等手段，肉眼可见的肿瘤常常被消灭，但癌细胞不一定会完全被清除，某些部位甚至可能已潜伏着未被发现的转移灶。当机体抵抗力降低或者肿瘤细胞增殖旺盛时，肿瘤可能再次“兴风作浪”。大规模的临床研究证实，结直肠癌有 15% ~ 25% 病人在确诊时即合并有肝转移，而另外 15% ~ 25% 病人将在结直肠癌原发灶根治术后发生肝转移。因此，定期规范的术后复查有助于及时发现转移病灶，为再次手术根治或病人长期生存提供可能。

随访可以解答肿瘤病人的疑惑。对于肠癌病人关心的一些重要问题，需要通过随访，根据复查的结果才能回答。例如术后辅助治疗应该选择什么样的方案？做完手术后肿瘤会不会复发？复发概率有多大？

随访可让病人得到正确的康复指导。通过随访，癌症病人可在营养饮食、功能锻炼、有氧运动等方面，得到医生的正确指导。同样，医生通过随访、观察可以获得有价值的第一手数据，以供临床研究使用。

随访时，病人一定要详细真实地叙述自己的病史，并且配合医生做好体格检查。因为大肠癌手术后复发和转移大多数发生在治疗后的 2 年以内，所以这 2 年内需要病人密切关注病情并进行复查，大概 3 个月复查 1 次；少数病人复发转移发生在治疗后 3 ~ 5 年，因此术后 3 ~ 5 年需要 6 个月复查 1 次。大多数肿瘤在治疗后 5 年内不复发的话，复发的概率就会很小了，所以 5 年后仅需每年复查 1 次就足够了。具体来讲，肿瘤标志物要监测 CEA、CA199，每 3 个月 1 次，共 2 年；第 3 ~ 5 年，每 6 个月 1 次；5 年以后每年 1 次。胸部、腹部及盆腔 CT 或 MRI，每 6 个月 1 次，共 2 年；之后每年 1 次，共 5 年。术后 1 年内行肠镜检查，如有异常，1 年内复查；如未见息肉，3 年内复查，然后 5 年 1 次。如术前肠镜未完成全结肠检查，建议术后 3 ~ 6 个月行肠镜检查。PET-CT 不是常规推荐的检查项目，对已有或疑有复发及远处转移的病人，可考虑行 PET-CT，以排除复发转移。

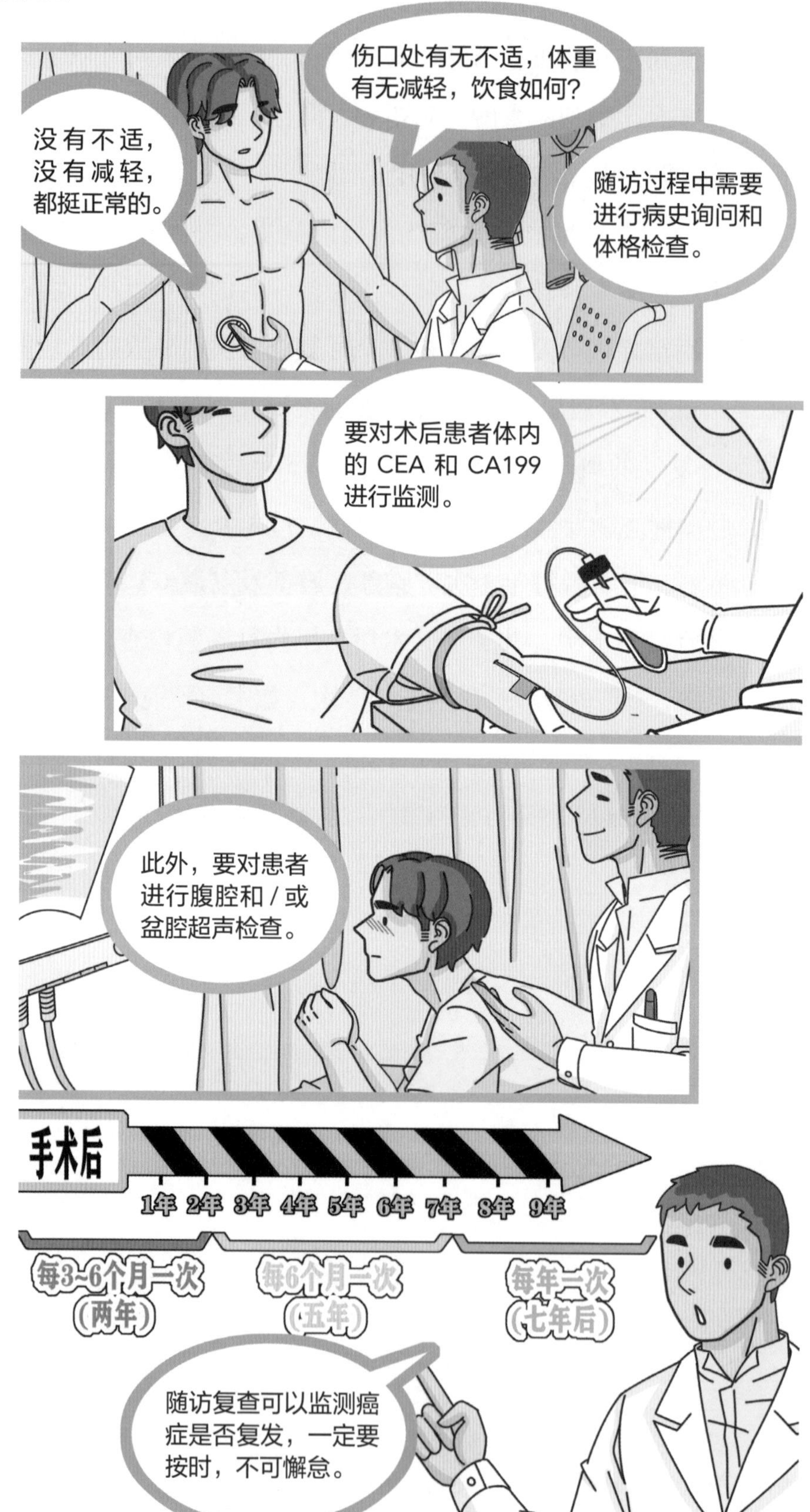
伤口处有无不适，体重有无减轻，饮食如何？
没有不适，没有减轻，都挺正常的。
随访过程中需要进行病史询问和体格检查。
要对术后患者体内的 CEA 和 CA199 进行监测。
此外，要对患者进行腹腔和 / 或盆腔超声检查。
手术后
1年 2年 3年 4年 5年 6年 7年 8年 9年
每3~6个月一次（两年）
每6个月一次（五年）
每年一次（七年后）
随访复查可以监测癌症是否复发，一定要按时，不可懈怠。

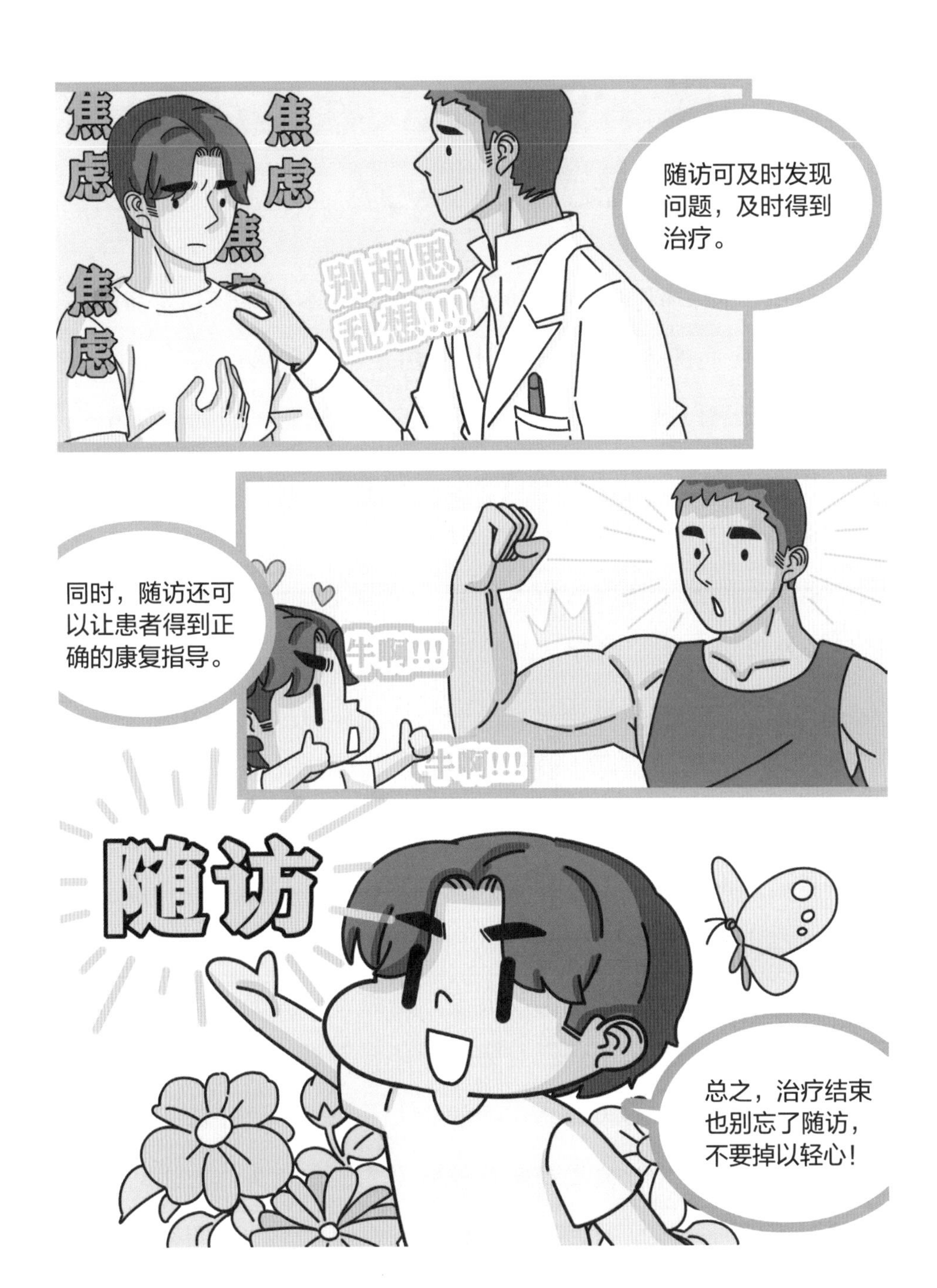
焦虑
焦虑
焦虑
焦虑
别胡思乱想!!!
随访可及时发现问题，及时得到治疗。
同时，随访还可以让患者得到正确的康复指导。
牛啊!!!
牛啊!!!
随访
总之，治疗结束也别忘了随访，不要掉以轻心！

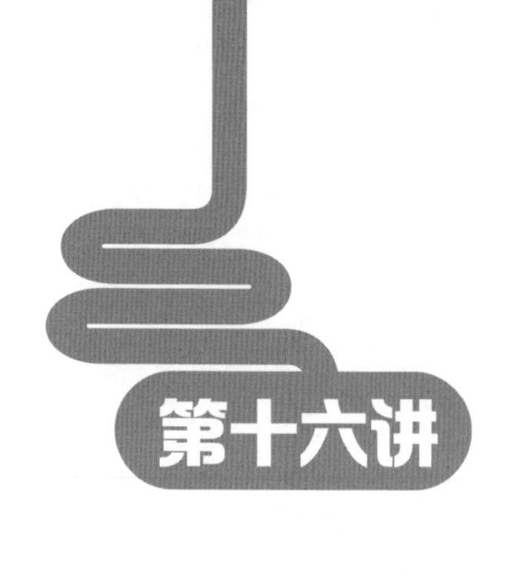

第十六讲 “造口人”也能活出最美的样子

身体是革命的本钱，但在平时的生活中，很多人不会注意到生命的脆弱，像主人这样经历过肿瘤疾病的人，真真切切地明白了生命是多么宝贵。所谓久病成良医，自从我的主人患病以来，不断补充大肠癌的相关知识，当真是奔着“抗癌大师”的名头去的。网络上各个平台上的病友很多，大家来自天南地北，遍布全国，一些病友分享的“造口”生活，又更新了主人的知识库。

据统计，我国每年新增造口的病人在10万人以上，临床上这些病人被称为“造口人”。造口是外科医生为了治疗某些肠道疾病而在腹壁上所做的人为开口，并将一段肠管拉出开口外，并与腹壁固定，从而形成了造口。其作用就是代替人体原来的肛门，行使排便的功能，实际上就是粪便出口的改道。很多人一听到“造口”便浑身写满“拒绝”二字，他们认为“造口”意味着人体自然构造的出口不再完整，造口意味着和普通人不一样了，其实并不是这样的。“造口人”和正常人是一样的，他们几乎能做所有正常人能做的事，唯一不同的就是排便方式不一样。

当然，适应这个外科手术创造的“痕迹”是需要时间的，但这并不意味着病人从此就远离了舒适而又精彩的生活。只要稍加注意，身体慢慢恢复正常后就和以前没有太大的区别了。遇到一些事业心较强的病人，如果条件允许，病人在造口后半年就可以恢复工作，继续为社会发光发热，但要注意避免重体力活动。手术后身体和体力均需要一定的时间来恢复，精神上也需要或长或短的时间来适应，但最终都可以回归工作岗位。

俗话说，心急吃不了热豆腐，过早从事剧烈活动，尤其是腹部运动，容易出现造口旁疝。因为造口旁边的皮肤比较薄弱，容易出现缺损，腹腔内容物通过造口旁的缺损处向外突出，形成造口旁疝。因此，手术后 3 ~ 6 个月尽量少做俯卧撑、仰卧起坐等增加腹部压力的运动，应避免撞击类运动，如打篮球、踢足球等。可以进行散步、快走、活动四肢等有氧运动。老人做造口后尽量不要去抱孩子，尤其是在术后早期。因为抱住孩子时，孩子动来动去容易对造口处造成损伤。另外，腹部长期用力容易引起造口旁疝的发生，做一些比较轻松的家务比如扫地、做饭等是没有问题的，可参加正常社交活动，买菜也可以，但要避免提重物。

民以食为天，在饮食方面，造口病人要注意营养的均衡，适量进食粗纤维食物，从易消化食物开始慢慢恢复。在尝试新食谱的时候，应当限制只吃一种新的食物，并且一次不能吃太多，如果没有出现不舒服，才可以逐渐加量。更要避免进食生冷刺激，易导致腹泻的食物，比如一些辛辣、煎炸的食物，也不要过多进食容易产气和异味的食物，如豆类、萝卜、番薯、碳酸饮料等。病人还可以依据自己的喜好外出就餐，不过刚开始最好选择一个熟悉的饭馆，菜式尽量简单，并且一定要注意饮食卫生。

还有一个问题大家比较担心，造口病人如何洗澡？这一点不必担心，如果手术切口已经愈合，无论是贴着造口袋，还是撕掉造口袋都能与正常人一样，轻轻松松地淋浴，水是不会由造口进入身体内的，也不会影响造口袋的使用时间和身体的康复。洗澡时，可以用造口袋覆盖造口或拿开造口袋，以淋浴的方式来清洗身体及造口，也可以使用中性肥皂，但注意不要用力擦洗造口或碰撞造口。水对造口无害处，以淋浴方式清洗造口及全身皮肤，若戴着造口袋洗澡，可用防水胶布粘贴造口底盘的四周，以免淋浴时水渗入底盘，影响造口底盘的稳固性。游泳时可佩戴迷你型造口袋。造口病人穿衣要以柔软、舒适为原则，不需要制作特别的衣服。不要穿一些紧身衣裤，以免压迫、摩擦造口，影响血液循环，建议穿宽松的背带裤等。

真实案例

当你的身体出现问题时，不应该自暴自弃，而是努力到无能为力，绝不放弃。国外有一位男子于 2003 年被诊断出患有溃疡性结肠炎，当时热爱健身的他正准备参加健美比赛，但疾病已使他的直肠和结肠内壁出现炎症和溃疡，并引发了腹泻和腹痛等。当时病情非常严重，他每天要上 20 多次洗手间，这让年仅二十多岁，梦想参加健美比赛的他陷入了低谷。此后的十年中，他忍受着病痛的折磨，服用了各式各样的药物，然而病情一直无法得到好转。2013 年 10 月，他的结肠已经完全溃烂，医生告诉他如果再不切除，将会有生命危险，迫不得已，他来到医院接受手术治疗，手术切除了他全部的结肠，然后医生给他做了回肠造口术，在他的腹部装了个造口袋收集排出的废物。

在家人的鼓励下，手术后的第 6 个月起，他又重新回到了阔别 10 年的健身房，开始进行举重训练，并逐渐增加重量。梦想一旦被付诸行动，就会变得力大无穷，在接下来的时间，他一路猛练，仅用了 6 个月的时间，就来了一个大变样。他不仅拥有了令人羡慕的身材，还成为一名私人教练，著名健身杂志 *Men's Fitness* 对他做了专访，电视台也对他的故事做了大量宣传报道。在 2014 年，他完成了心中的梦想，报名参加了英国健身大赛，并最终获得了大变革组冠军，75 千克级别以下健身模特的第五名。他的夺冠，激励了不少和他一样的病人，并且向世人和社会证明身上有个造口袋并不会影响自己。造口并不意味着和别人不一样，你仍然可以达成任何愿望，变得有魅力，过正常人的生活。

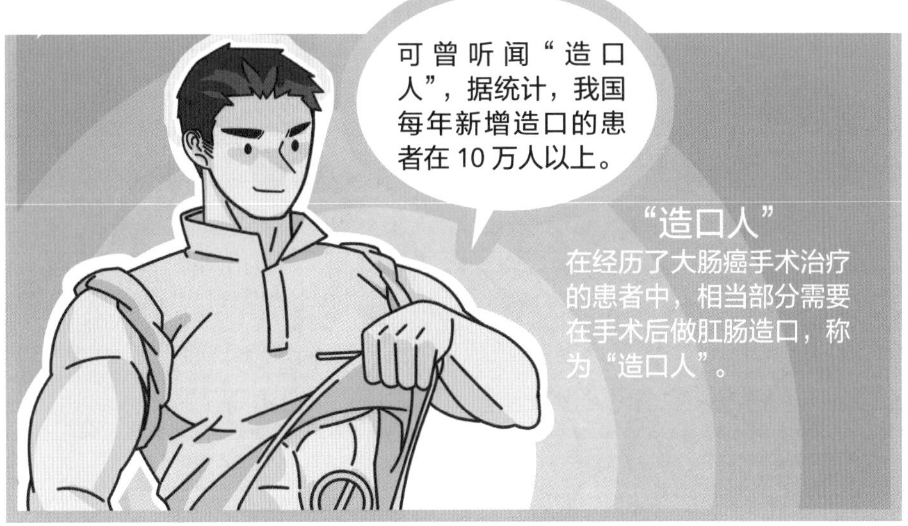
可曾听闻“造口人”，据统计，我国每年新增造口的患者在 10 万人以上。
“造口人”
在经历了大肠癌手术治疗的患者中，相当部分需要在手术后做肛肠造口，称为“造口人”。

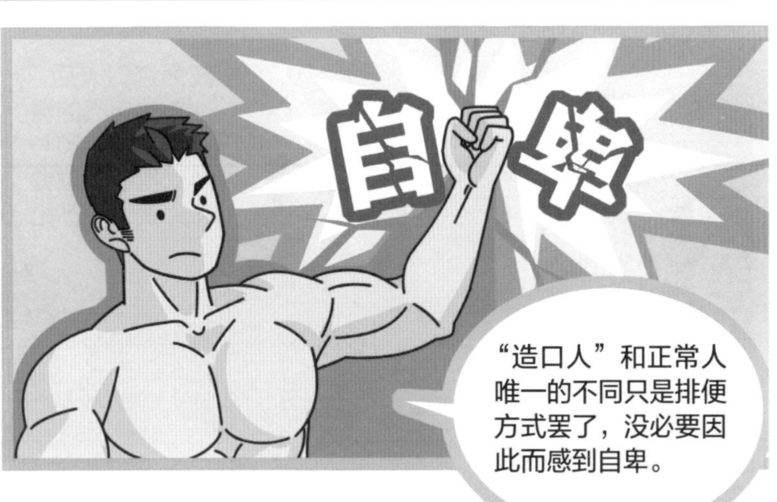
“造口人”和正常人唯一的不同只是排便方式罢了，没必要因此而感到自卑。

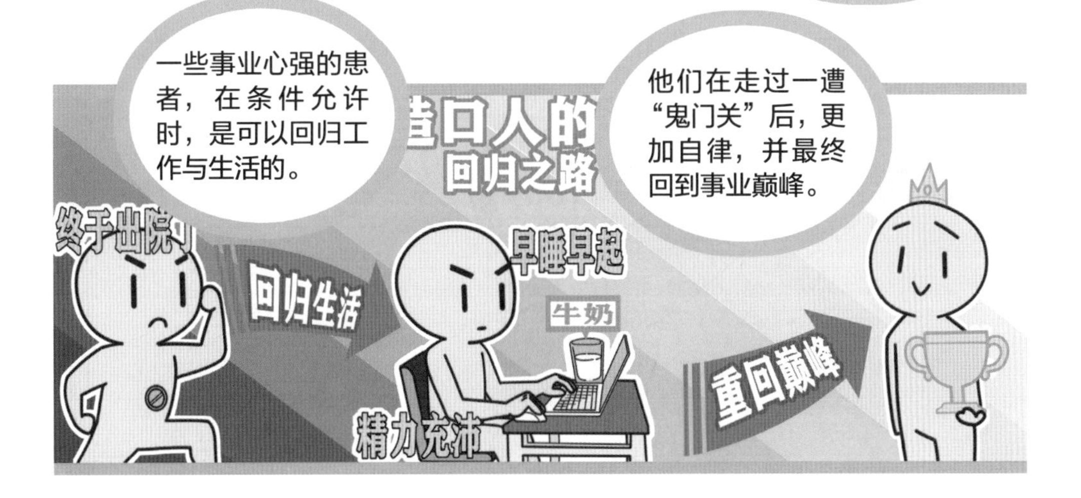
一些事业心强的患者，在条件允许时，是可以回归工作与生活的。
造口人的
回归之路
他们在走过一遭“鬼门关”后，更加自律，并最终回到事业巅峰。
回归生活
早睡早起
牛奶
精力充沛
重回巅峰

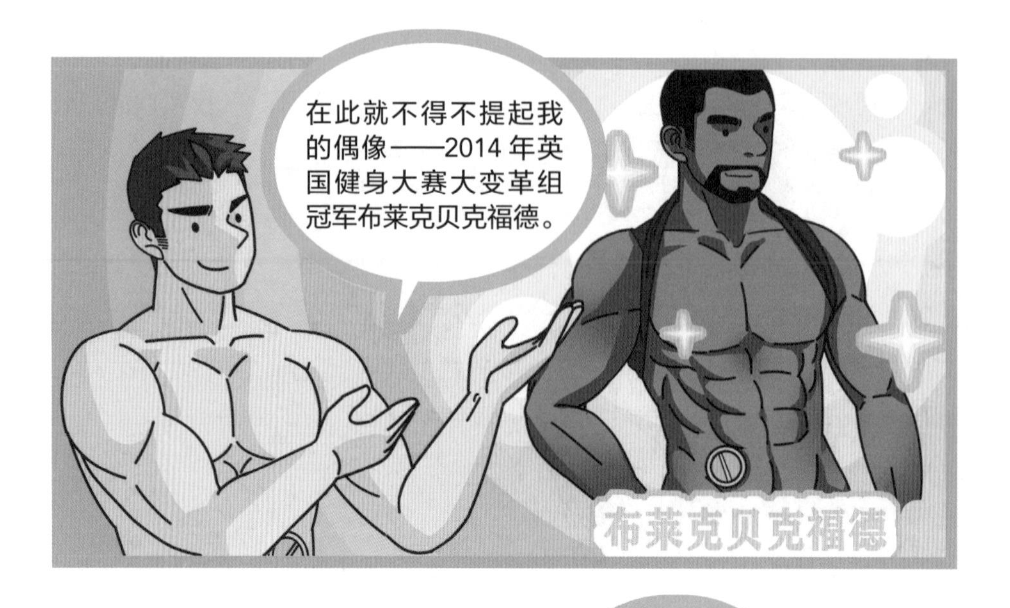
在此就不得不提起我的偶像——2014 年英国健身大赛大变革组冠军布莱克贝克福德。
布莱克贝克福德

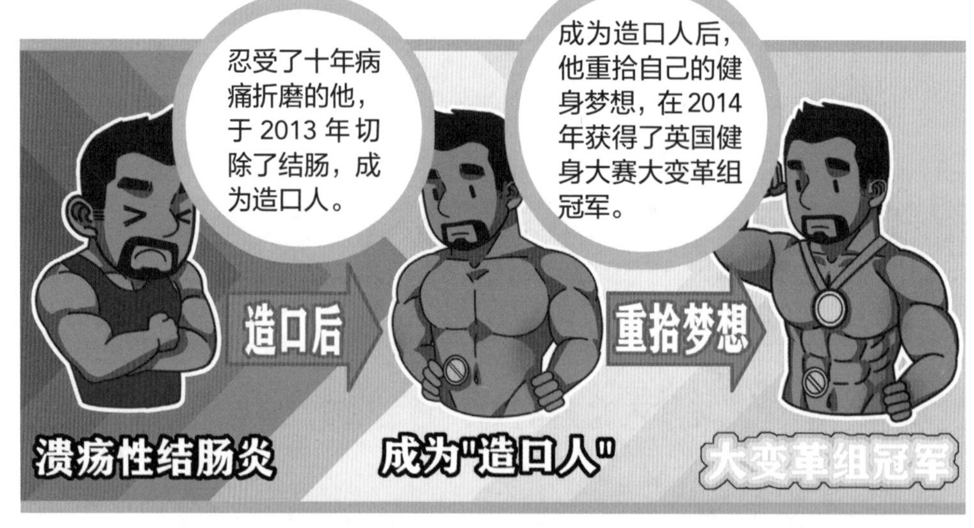
忍受了十年病痛折磨的他，于 2013 年切除了结肠，成为造口人。
成为造口人后，他重拾自己的健身梦想，在 2014 年获得了英国健身大赛大变革组冠军。
溃疡性结肠炎
造口后
成为"造口人"
重拾梦想
大变革组冠军

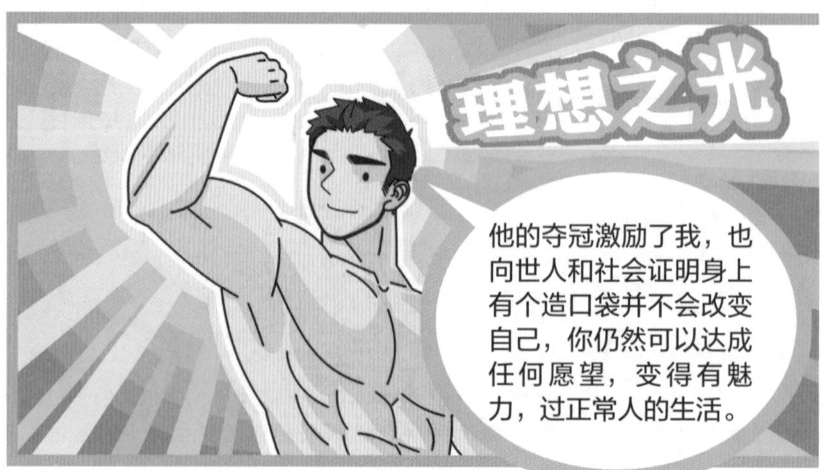
理想之光
他的夺冠激励了我，也向世人和社会证明身上有个造口袋并不会改变自己，你仍然可以达成任何愿望，变得有魅力，过正常人的生活。

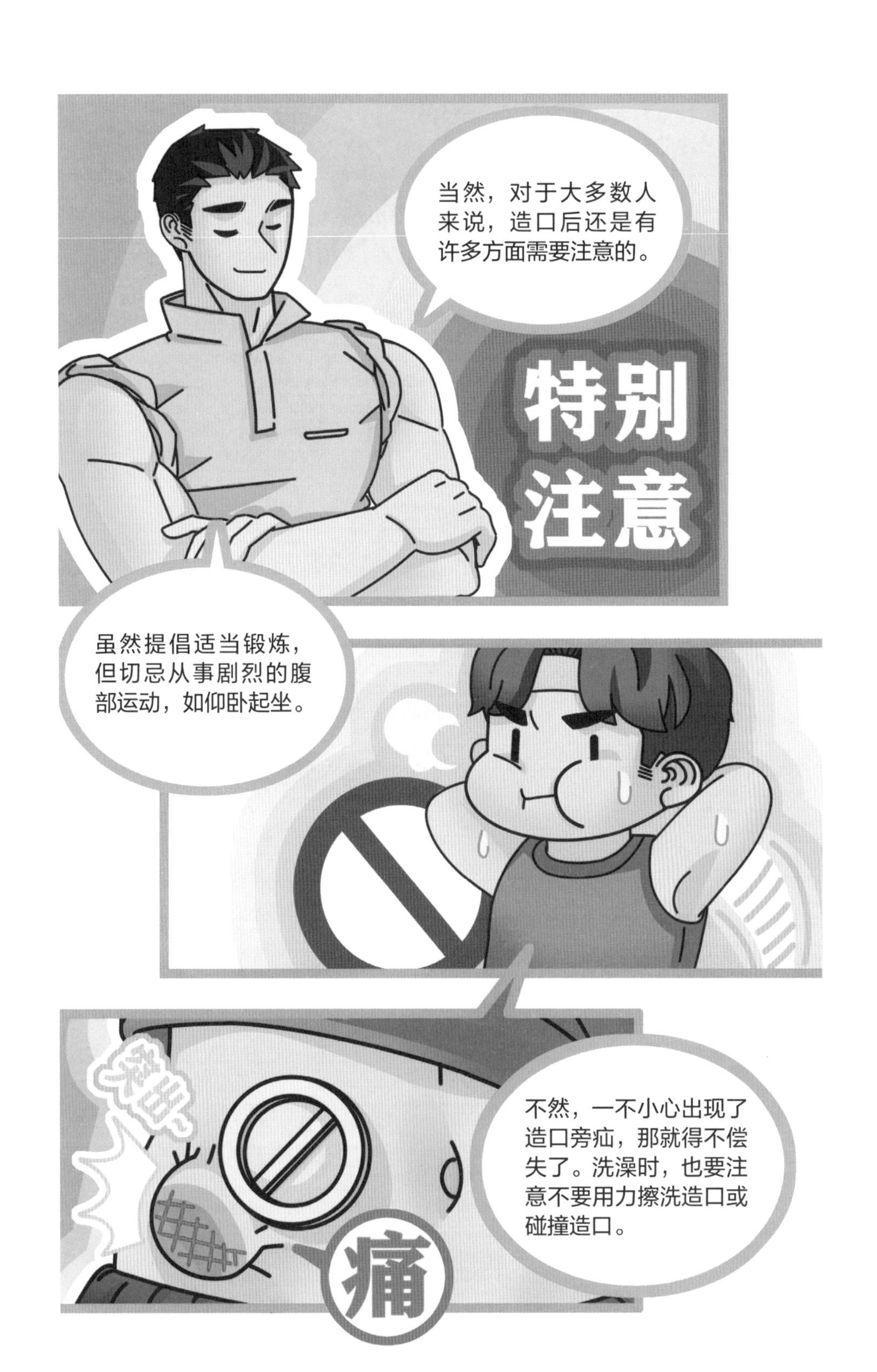
当然，对于大多数人来说，造口后还是有许多方面需要注意的。
特别注意
虽然提倡适当锻炼，但切忌从事剧烈的腹部运动，如仰卧起坐。
不然，一不小心出现了造口旁疝，那就得不偿失了。洗澡时，也要注意不要用力擦洗造口或碰撞造口。
痛

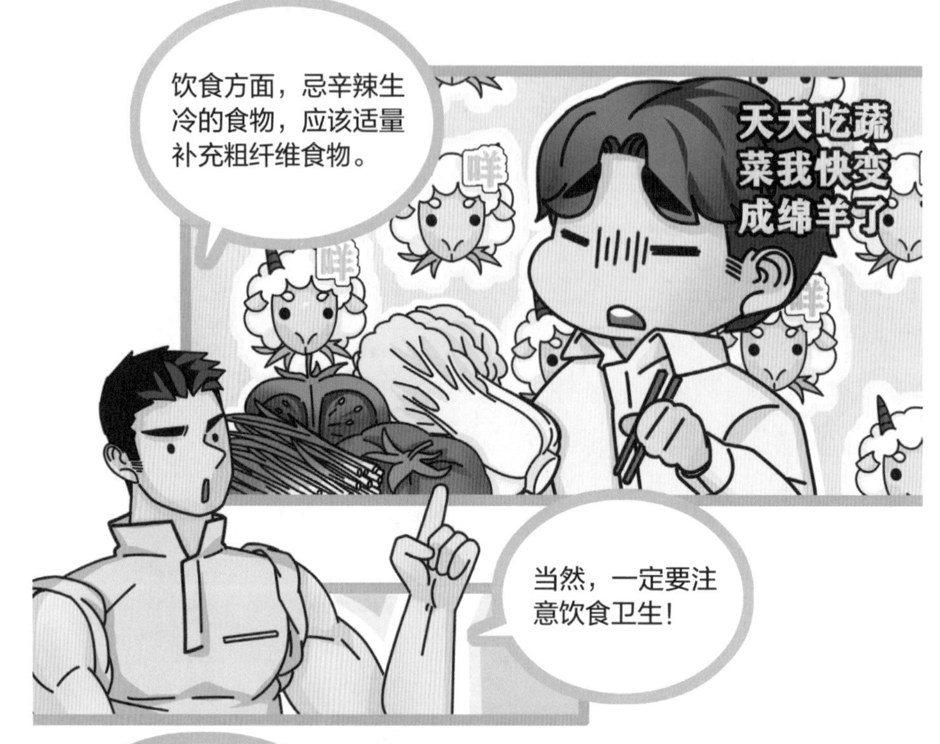
饮食方面，忌辛辣生冷的食物，应该适量补充粗纤维食物。
天天吃蔬菜我快变成绵羊了
咩
咩
咩
咩
当然，一定要注意饮食卫生！

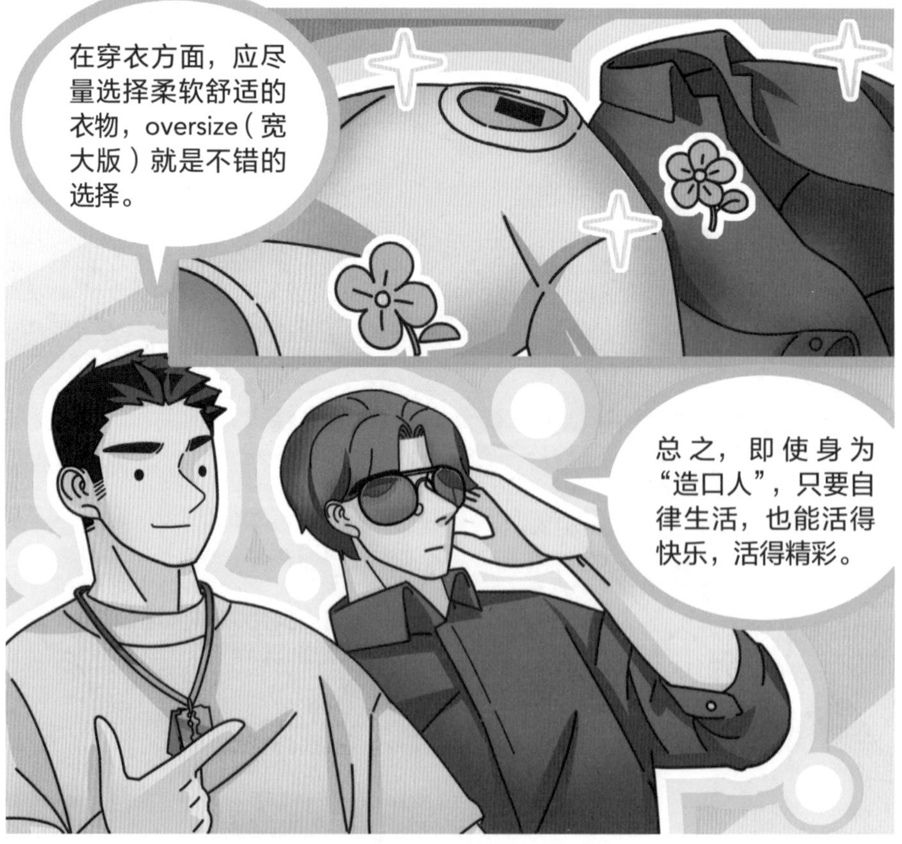
在穿衣方面，应尽量选择柔软舒适的衣物，oversize（宽大版）就是不错的选择。
总之，即使身为“造口人”，只要自律生活，也能活得快乐，活得精彩。

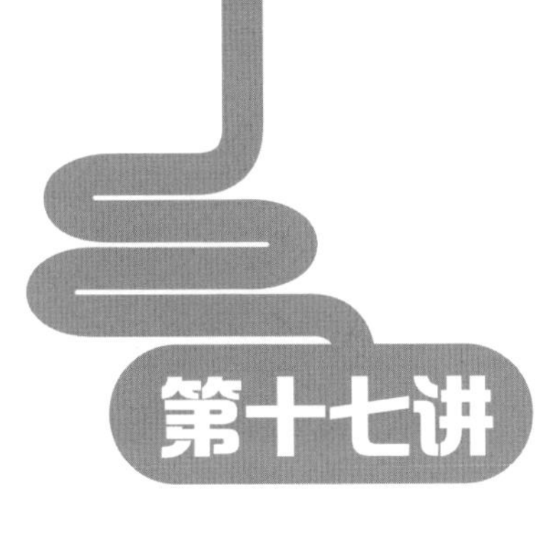

第十七讲 肠癌病人最好的未来是回归社会

经过系统科学的治疗，主人的状态越来越佳，我们一起参加公益活动，彼此不抛弃、不放弃，已然成为大家眼中快乐的抗癌斗士。其实任何治疗方法，都是为了完成预期目标而采取的措施，所以说目标的设定才是极其重要的。肿瘤的治疗也一样，它的最终目的之一就是要让癌症病人真正回归社会，正常生活和工作。随着癌症治疗水平的不断提高，越来越多的癌症病人得到治愈，部分人病情控制稳定还可以实现“带瘤生存”，癌症治疗后的康复越来越受到重视。

所谓癌症病人回归社会，不仅仅是他们能够照顾好自己，因为社会是不断变化的，还要重新恢复应对社会变化的能力，能够以良好心态，积极投身于各项有益的社会活动，并承担相应的社会角色与责任，比如重新回到工作岗位，承担起对家庭的责任等。

肿瘤的发生，其实有着很多因素参与其中。自从主人生病以后，有的人难免戴着“有色眼镜”来看他，不少人认为“癌症病人是危险的异类”，更糟糕的是许多人会有意无意地与他保持距离。这就导致有些癌症病人，包括部分康复的病人，也总认为自己与他人有不同，有自卑倾向，这些极不利于病人的真正康复。因为作为社会的一员，无法心态健康地回归社会，那他的精神伤害是不可能真正康复的。

我们把一个人当宝贝时总会说“捧在手心怕摔了，含在嘴里怕化了”，其实这种状态大可不必出现在癌症病人的身上。做完整套治疗以后，癌症病人应该跟普通人没有多大区别了，可以开始上班了，有的病人在化疗期间就已经上班工作了，这是我们治疗癌症的目的。如果癌症病人治疗后，什么都不做，什么都干不了，那他的生活质量会大打折扣。

试想，如果一个人一直被别人当作“大熊猫”一样特殊对待，刚开始可能感觉没什么，但时间久了难免郁闷，情绪低落，意志消极。长此以往会导致病人免疫功能低下，神经系统、内分泌功能失调，甚至癌症复发，病人的幸福指数不会太高。相反，一些康复后便积极投身于社会、回归社会的病人，包括恢复或部分恢复工作、参加癌症社团活动或参加社会公益事业，或者从事某方面的兴趣爱好，他们的生活质量、情绪状态都明显优于足不出户的病人，转移复发率也要低得多。

因为有着相同的患病经历，所以主人对癌症病人能够感同身受，兼顾自身的同时，也积极参与了抗癌协会，并且光荣地成为一名抗癌志愿者。在此期间，他积极参与抗癌协会的各项活动，也接触到了很多癌症病人。从而立之年的身影到耄耋之年的面孔，大家通过分享自己的抗癌经历，帮助癌症病人们树立起战胜疾病的信心，让一些消极的病友重燃对生活的兴趣。主人乐观向上的人生态度感动了很多人，很多认识他的人都说他不像一个得过癌症的人，开朗乐观是大家对他的印象。他自己也说，他觉得癌症其实没有那么恐怖，不开心是一天，开心也是一天，活一天就要好好地活。

虽然主人比较能干，身体状况已经和正常人差不多了，但他也会量力而行，不会过于劳累，而且要比其他人有更多关于生活的要求：管理好自己的饮食，进行合理的锻炼，调整好自己的情绪；远离一些不必要的人事纷争，看淡一些，少一些压力，少一些烦恼，遇事看开一点，保持良好的心态。培养一些兴趣爱好是必要的，这样会让生活更充实。但需要反复强调的是，回归社会，正常生活和工作，不是要你彻底忘了过去，定期的随访复查要伴随终生，永远不要忘记。

第十八讲 肠癌为什么青睐我

尽管癌症已经伴随人类走过了很长时间，但人们对它的了解仍然不多。古代医生认为，癌症是由于体液在人体内胡乱流窜所致。20世纪后，有人认为癌症是病毒或者外来化学物质引起的。直到1976年，科学家们才给出了一个令人信服的理论，那就是癌症是基因突变的结果。现在我们都知道，所有的癌症都是细胞的异常增殖，在一个正常的细胞中，基因有着强大的程序，调节着细胞的分裂、生长和死亡。如果这个基因程序遭到破坏，细胞就如“脱缰的野马”，不受控制，无限制生长而成为癌细胞。

其实不只是人类，有研究表明，几乎所有动物都会得癌症，有些动物的癌症甚至会传染。袋獾是一种广泛分布于澳大利亚的动物，1996年它们的数量至少是现在的20倍。从1996年开始袋獾的数量逐渐减少，许多袋獾患上了面部肿瘤。起初这件事并未引起科学家们的注意，以为大量袋獾得癌症可能是饮食或环境问题，到了2005年，袋獾的数量已经减少了50%。

无论人类还是动物都不是突然得了癌症，而是突然“发现”得了癌症。生物学家们已经发现，在我们体内存在着致癌基因和抑癌基因，它们就像一杆天平的两端，正常情况下相互平衡、相互制约，细胞就正常繁殖生长。在各种致癌因素的不断刺激下，一旦这个平衡被打破，致癌基因就会占据优势，导致细胞完全失控，疯狂生长。在弱肉强食的世界里，这些癌细胞突然变得强大，就会侵占正常细胞的营养物质，损害甚至杀死正常细胞，导致其功能消失。并且随着癌细胞的不断增长，它会扩张自己的“疆土”，随着血液、淋巴液转移，甚至像蒲公英一样随风飘扬发生种植转移，侵犯到其他的器官和组织。

罗马不是一日建成的，大肠癌的发生也一样。作为一种多发疾病，大肠癌越来越多见，饮食、环境、遗传等因素都与它的发生密切相关。那么我们就一起来看看大肠癌如何一步一步悄悄来临的吧！

一、不良刺激

百因必有果，作为消化吸收的主要场所，食物对于肠道的刺激是最主要的诱因。毕竟，肠道与生俱来的使命注定了它每天和食物“打交道”，但如果“来者不善”，久而久之，肠道就会不堪重负而发病。再者，肠道内有大量的菌群，一旦摄入的食物对菌群平衡造成破坏，也会诱发肠癌。就拿高脂食物来说，摄入过多的脂肪酸不但刺激胆汁的分泌增多，而且促进肠道内某些厌氧菌的生长，胆固醇和胆盐经厌氧杆菌的分解作用所形成的不饱和胆固醇，如脱氧胆酸和石胆酸在肠道内都有增加，后两者都是致癌物质，因此长期进食高脂肪酸饮食，有可能导致直肠癌的发生。

除此之外，人体肠道中还有众多的微生物，这些“小精灵”依赖于膳食纤维而生长，随着纤维摄入的减少，在肠道中生存的细菌种类也会随之减少。食物中的纤维减少可使大便排出量减少，肠道蠕动减慢，因此肠道内致癌物质浓度就会增高，致癌物与肠道壁黏膜作用时间延长，很容易发生结直肠癌。因此，保证摄入足够的膳食纤维，及时排泄有助于预防肠癌的发生。

再者，患有慢性肠道疾病的病人，在炎症的刺激下很有可能诱发大肠癌。例如，溃疡性结肠炎病人，据统计有 3% ~ 5% 的人会发生癌变，大肠癌发生率高于正常人群 5 ~ 10 倍；慢性细菌性痢疾、慢性阿米巴肠病以及克罗恩病的病人比普通人更易患大肠癌，主要是由于长期炎症刺激可形成息肉，进而诱发大肠癌。另外，有研究显示，肠癌流行与血吸虫病的流行区域呈正相关，即慢性血吸虫病也可以引发癌变，主要作用机制是肠壁虫卵沉积与毒素刺激，导致肠黏膜慢性溃疡、上皮增生、炎性息肉形成，进而引起癌变。

二、癌前病变

上面我们提到过，从正常的肠黏膜发展为大肠癌，是不可能一下子形成的，这中间有一个过程，医学上称为癌前状态，大肠癌的癌前状态就是大肠息肉。多数大肠癌是由大肠息肉转化而来，特别是大肠腺瘤性息肉。举个简单的例子，如果一个病人肠道里出现了大肠腺瘤性息肉，但是没有做任何特殊的处理，那么随着时间的推移，仅仅五年的时间就可能转为大肠癌。因此当出现大肠息肉之后首先要进行相关病理检查，了解一下是否是恶性的，即便是良性，也需要“斩草除根”，早日进行切除。

炎症性肠病也容易引起癌变，炎症性肠病包括溃疡性结肠炎和克罗恩病。溃疡性结肠炎主要侵犯直肠和结肠，造成病人拉肚子、大便带脓带血、腹痛等，容易与一般感染性炎症混淆。影响溃疡性结肠炎发展成结直肠癌的两个主要因素是疾病持续时间和病变范围。根据以往经验，病程小于 10 年的病人，很少发生肠癌，之后患癌的危险性每年上升 0.5% ~ 1.0%。曾有调查发现，溃疡性结肠炎相关肠癌的发生率 10 年为 1% ~ 5%，20 年为 5% ~ 25%，30 年之后达 9% ~ 42%。从范围来看，病变范围越广泛，癌变危险性越高，所以说不要“养虎为患”。

再来说说克罗恩病，它可以累及从口腔一直到直肠的整个消化道，主要表现是腹痛、腹泻以及腹部肿块的形成，严重者可有肛门周围病变、腹腔脓肿等。不典型的克罗恩病与急性阑尾炎、溃疡性结肠炎甚至肠道功能紊乱有着相似的表现，故早期误诊率较高，一定程度上影响了该病的早期治疗。有研究报道，克罗恩病病人发生结肠直肠癌的危险性是普通人群的 4 ~ 20 倍。

三、肠癌形成

冰冻三尺，非一日之寒。经过以上不同时期的各种刺激，大肠癌形成了。早期的肠癌是一名“伪装高手”，症状并不明显，使得病人很难发现。但世上没有不透风的墙，细心留意还是会发现它的“踪迹”，肠癌病人早期一般会出现排便习惯的改变，排便次数增多或者便秘，甚至有时便秘和腹泻交替出现。便秘多是由于肿瘤堵塞肠道造成的排便不畅，肠道会变得很狭窄，粪便不易通过。此外，腹泻的病人，每天都会排便很多次，如果用药后腹泻仍不能减轻，也应该特别留意。而且总有排不干净的感觉，这是由于直肠肿块及癌肿溃疡产生的分泌物，可产生肠道刺激症状，排出物多是黏液脓血状物。

肠癌还会引起腹部的不适感，比如肚子胀、消化不良等情况，程度有轻有重，主要是因为肠梗阻造成的。腹部如果有位置不固定的阵发性胀痛、隐痛伴有明显的肠鸣音等，或者便秘和腹泻交替出现，并且腹部能摸到包块，很可能就是肿瘤。

对于那些不幸患癌的人来说，不要把生活想得这么糟，有好的心情对抗癌症才能事半功倍。千万不要轻易放弃治疗的希望，要对自己有信心，要主动学习癌症知识，谨遵医嘱，适当调整自己的生活方式，配合医生进行治疗，会有更好的效果。更要纠正自己的错误观念，“癌症≠死亡”，因为医学发展到今天，这种坦然面对，并积极寻找解决办法的精神正是癌症治疗所需要的关键。

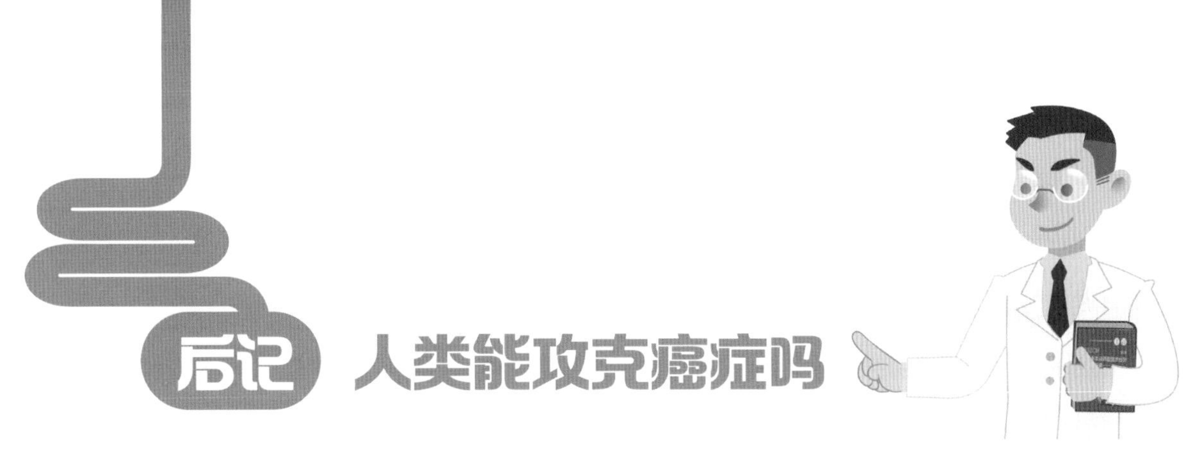

后记 人类能攻克癌症吗

癌症是现在人类最难应对的疾病之一，每年都有百万人被夺去生命。正是由于它的危害如此之大，所以很多人曾设想过，如果有一天人类能像治愈感冒一样治疗癌症，那该有多好啊！

理想还是要有的，不然人类哪里来进步的动力。癌症是一种很复杂的疾病，不是短期内就能解决的，也不是随随便便就能攻克的。但现在医疗技术在不断进步，癌症的治疗水平也比以往有了很大提高。以前得了癌症几乎等于宣布死亡，现在由于早期筛查的普及，让一部分早期癌症病人有了治愈的可能。目前，人类虽然无法彻底攻克癌症，但是可以让癌症病人寿命不断延长，不断尝试进一步减轻癌症病人的痛苦。

癌症之所以如此难以攻克，是因为癌细胞是人体自身细胞发生故障而演变过来的，就像隐藏在人民群众中的犯罪嫌疑人一样。如果在一群人之中藏了几个恐怖分子，我们当然不能为了消灭他们而把一群人都给炸了。理论上，把所有细胞都杀死就一定也能杀死癌细胞，难就难在杀死癌细胞的同时不能误杀正常细胞。

除此之外，有些癌细胞可以“洗脑”周围组织去产生新的血管来支持它们生存。比如说胰腺癌，传说中的癌症之王，是致死性非常高的肿瘤，5年生存率仅为12%。原因在于癌细胞可刺激胰腺正常星状细胞产生胰腺瘢痕组织，相当于癌细胞给自己形成一个“保护壳”，使得化疗药物和血液难以进入胰腺，因此胰腺癌很难治疗。

俗话说技多不压身，癌细胞可能熟读了《孙子兵法》，它们竟然知道“三十六计，走为上计”。因为癌细胞可以扩散转移，这家伙在人体内疯狂生长的时候也在不断扩张自己的领土，它们可以直接蔓延，也可以借助血管、淋巴、种植等方式转移。就像蒲公英的种子一样，癌细胞可转移到一个新的地方再重新长出一个新的肿瘤。如果无法杀死所有的癌细胞，那肿瘤就会再长出来，这就是为什么一旦发生转移，再进行手术切除意义不大的原因所在。

癌症最终能不能被彻底治愈我们尚不可知，但人类从原始社会一路走来，创造出了太多在当时是不可思议的事物。在癌症的治疗上，我们经历过手术切除、放化疗、靶向治疗、免疫治疗等，相信还会有新的治疗技术不断涌现。

科幻电影中用于修复星际战舰船体的纳米机器人，在没有硝烟的战场上，把破损的结构拆除、分解、修复。所以，有人设想把“纳米机器人”植入人体。我们可以闭着眼睛想象一下，血管中穿梭的小小机器人，它们可以有几个尖利的爪子或钩子，巧妙躲避着红细胞、白细胞，或者喷出药物，或者切割钻削，为人类的健康而奔波在血液之中。纳米机器人或许将成为替代化疗和其他癌症疗法的新手段，未来也许它们会有属于自己的“眼睛”，在不伤害正常细胞的情况下，找到并杀死癌细胞。

小肠移植时代已经来临了，大肠移植时代还会远吗？一般来说需要移植的器官是不可或缺的，而且功能相对于人体而言也是独特的，比如心脏、肝脏、肾脏。大肠虽然也很重要，但是切除一部分大肠后人体还是可以生存的，再考虑到移植排异反应等问题，所以目前来讲医疗界对大肠移植还不是很推崇。不过在网络上进行搜索时你会发现，确实有一些肠癌病人渴望接受大肠的移植手术，尤其一些病变范围较广的病人，几乎切除了全部的大肠，每天上厕所可达二十几次。还有部分病人由于造口周围的皮肤经常受到大便的刺激，长此以往，容易出现皮炎、过敏、切口疝等。人类社会的进步就是不断发现问题并解决问题，这些肠道切除遗留下来的问题为大肠移植的开展提供了可能性。也许在不久的将来，我们解决了移植排斥和术后感染等一些并发症问题，大肠移植时代自然也就来临了。

除了肠道移植，肠道克隆在未来也许会成为另一种治疗肠癌的新方法。大家都知道克隆羊多利，1997 年 7 月，一只名叫多利的绵羊，通过克隆技术而诞生的消息传出后，立即引起了全世界的关注，从此，“克隆”成了大家的热门话题。其实，

“克隆”一词是由英文音译而来，原意是指幼苗和嫩枝以无性繁殖或营养繁殖的方法培养植物。后来经过时代的发展，“克隆”一词的内涵已经扩大了。只要是由一个体细胞获得两个以上的细胞、细胞群或生物体，由一个亲本产生的含有相同DNA的另一个体，就是克隆。你以为克隆技术对我们普通人来说遥不可及？其实，克隆与我们并不陌生，没准你就是“克隆大师”，比如每当春暖花开的时候，喜欢种花弄草的人，就会做植物扦插。从一棵植物身上，剪下枝条，通过扦插就会得到许多遗传物质相同的植株，这就是克隆。

在动物界也有类似的做法，如果一个动物患病，我们可以先取一些这个动物的细胞A，把含有遗传物质的细胞核挑出来；再取一些卵细胞B，把细胞核敲除，最后把动物的A细胞核移植到没有了细胞核的卵母细胞B中，再利用电流刺激等手段使两者融合为一体；然后促使这一新组合细胞增殖分裂，由1变2，由2变4……最终繁殖发育成胚胎。当胚胎发育到一定程度后，再被植入动物子宫中使动物怀孕，便可产下与提供细胞核基因相同的动物。这样我们就能得到新的动物器官了，并且和以前的基本一样，从而替换患病动物原来的器官。

当然，这种做法如果用到人类身上就存在很大的争议。所以科学家们就换个方向进行：希望单独培育出所需要的器官，不再是完整的个体。有人设想在猪身上培育出人类的器官，用于器官移植。也有科学家担心这种治疗方式会带来新的疾病，让猪生病的物质可能随着移植的器官进入人体，导致人生病。很多折磨人类的疾病，比如感冒，就是来源于家禽、家畜。

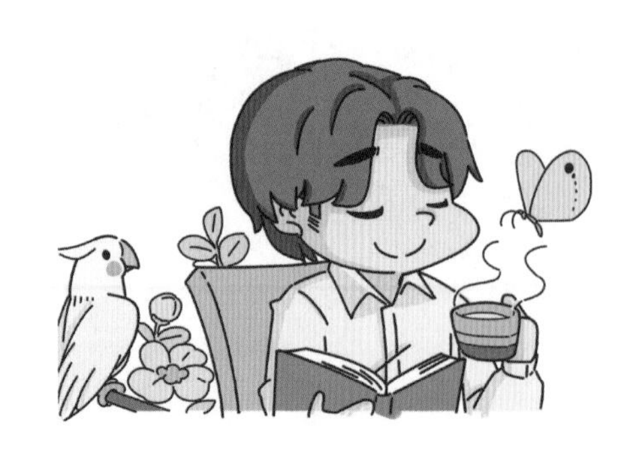

如果将来有一天，我们不需要再借助于动物产生器官，就像培养细胞那样，仅仅依靠营养液就能成功克隆出单独的人体器官，那我们就不会为这个问题困扰了。如果通过克隆技术，科学家能用肠癌病人的一个细胞克隆出一段新的肠道，然后移植到病人体内，病人则不需要通过药物来避免排异反应，因为克隆出的肠道所用的原材料就来自他本人。

这个未来有多远我们不敢揣测，也许几十年，也许要上百年。在 20 世纪，肺痨是最吓人的疾病，所谓肺痨，就是肺结核，在旧时代一般意味着死亡。然而，现在听到肺结核，人们不会像以往那么害怕了因为我们知道它没那么恐怖，是可控可治的。说不定在未来，癌症也会如此，可控可治，人类再也不用“谈癌色变”。也许，将来的一天，生病的你来到医院，医生开出的方子上仅仅写着：“注射 2 毫升剂量的纳米机器人，加强锻炼”。让我们共同期待这一天早日到来！

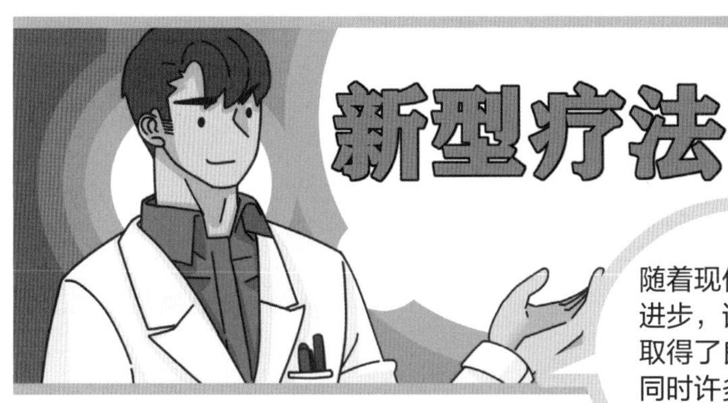
新型疗法
随着现代医疗技术的进步，许多辅助治疗取得了良好的效果，同时许多新兴疗法也不断涌现。

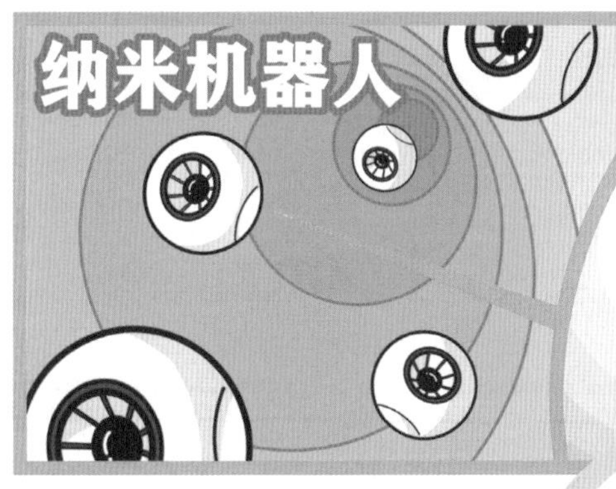
纳米机器人

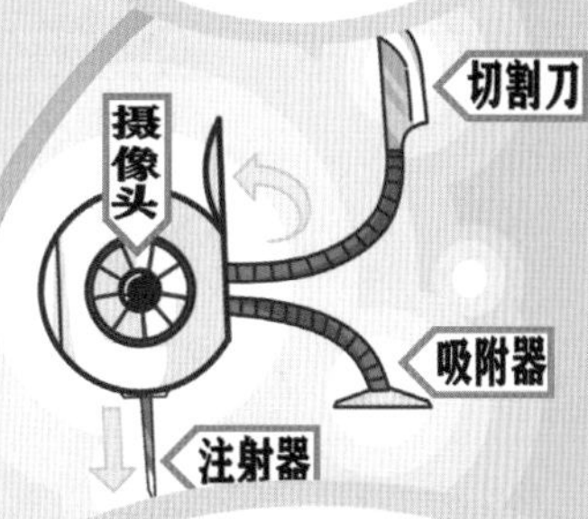
摄像头
切割刀
吸附器
注射器
“纳米机器人”身形微小，可以奔波在血液中，并能精确吸附，注射药物，切割取样，可在不伤害正常细胞的情况下，找到并杀死癌细胞。

肠道移植
除此之外，眼下还有另一种比较靠谱儿的治疗方法，那就是肠道移植。

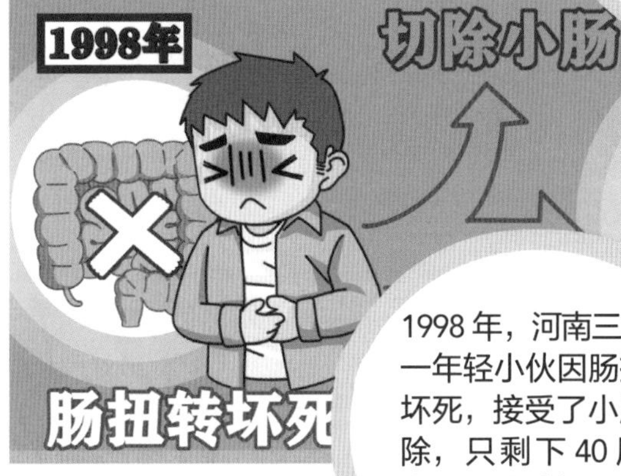
1998年
切除小肠
肠扭转坏死

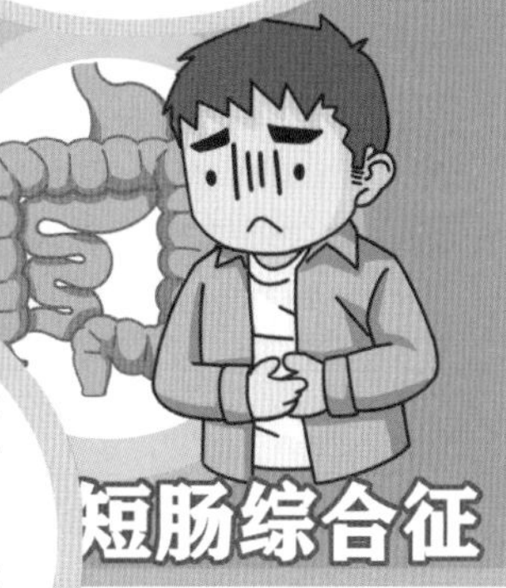
短肠综合征
1998 年，河南三门峡一年轻小伙因肠扭转坏死，接受了小肠切除，只剩下 40 厘米小肠，导致短肠综合征，身体日渐消瘦。

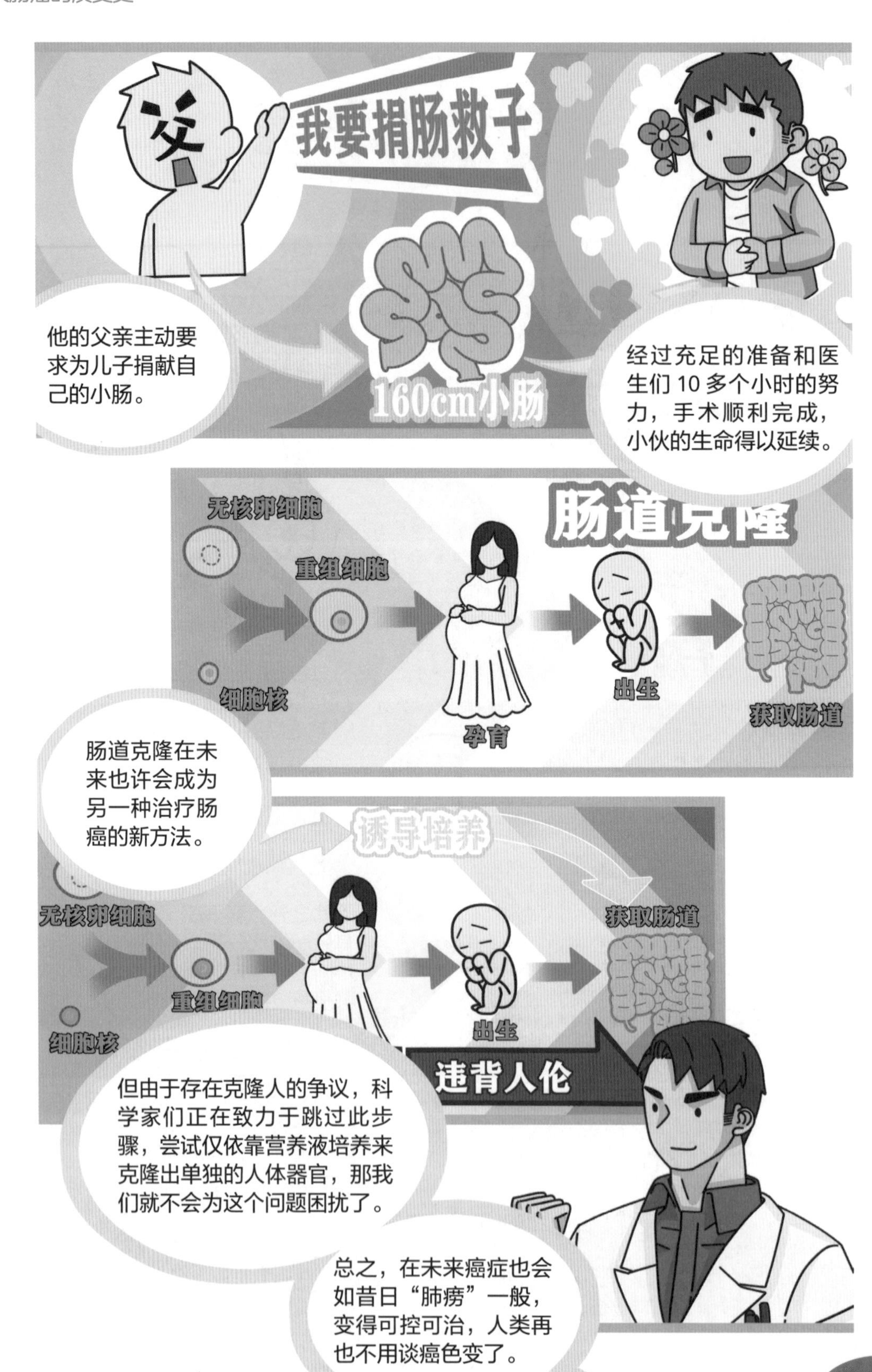
父
我要捐肠救子
160cm小肠
他的父亲主动要求为儿子捐献自己的小肠。
经过充足的准备和医生们 10 多个小时的努力，手术顺利完成，小伙的生命得以延续。
肠道克隆
无核卵细胞
重组细胞
细胞核
孕育
出生
获取肠道
肠道克隆在未来也许会成为另一种治疗肠癌的新方法。
诱导培养
无核卵细胞
重组细胞
细胞核
出生
获取肠道
违背人伦
但由于存在克隆人的争议，科学家们正在致力于跳过此步骤，尝试仅依靠营养液培养来克隆出单独的人体器官，那我们就不会为这个问题困扰了。
总之，在未来癌症也会如昔日“肺痨”一般，变得可控可治，人类再也不用谈癌色变了。